精神行为病志意辨证论治精要

阎兆君◎编著

人民卫生出版社
·北京·

图书在版编目（CIP）数据

精神行为病志意辨证论治精要 / 阎兆君编著 .—北京：人民卫生出版社，2025.11

ISBN 978-7-117-34262-9

Ⅰ. ①精… Ⅱ. ①阎… Ⅲ. ①精神病－辨证论治 Ⅳ. ① R277.79

中国版本图书馆 CIP 数据核字（2022）第 244284 号

人卫智网	www.ipmph.com	医学教育、学术、考试、健康，购书智慧智能综合服务平台
人卫官网	www.pmph.com	人卫官方资讯发布平台

精神行为病志意辨证论治精要

Jingshen Xingweibing Zhiyi Bianzheng Lunzhi Jingyao

编　　著：阎兆君
出版发行：人民卫生出版社（中继线 010-59780011）
地　　址：北京市朝阳区潘家园南里 19 号
邮　　编：100021
E - mail：pmph @ pmph.com
购书热线：010-59787592　010-59787584　010-65264830
印　　刷：天津画中画印刷有限公司
经　　销：新华书店
开　　本：710 × 1000　1/16　**印张**：18
字　　数：333 千字
版　　次：2025 年 11 月第 1 版
印　　次：2025 年 11 月第 1 次印刷
标准书号：ISBN 978-7-117-34262-9
定　　价：69.00 元
打击盗版举报电话：**010-59787491**　**E-mail**：**WQ @ pmph.com**
质量问题联系电话：**010-59787234**　**E-mail**：**zhiliang @ pmph.com**
数字融合服务电话：**4001118166**　**E-mail**：**zengzhi @ pmph.com**

前言

疾病类属不同，各有其主要的辨证方法与思维，各得其法，为相宜。2002年始，我们将中国古代心理思想中志意观、魂魄观、精神观引入中医领域，率先提出和划分志、意、精、神、魂、魄、君、相之类证、类药、类穴的精神心理行为学内涵，在《黄帝内经》"志意者，所以御精神，收魂魄，适寒温，和喜怒"理论指导下，进而修复和构建志意辨证理论体系，命名为"志意辨证"。传承精华，守正创新。将以志意辨证、精神辨证、魂魄辨证、君相辨证等为主要内容的志意辨证理论体系，落实于临床证治实践中，形成了身心病证类属相宜志意辨证诊疗模式和志意脉象诊断及指压点穴特色技术。确定病证类属，区分病理阶段，辨识病机要点，剖析主症归属，辨形志兼症主次伴随，重视舌脉体征，定治法治则，选方药穴位。

志意辨证，通过中医学志意、精神、魂魄、君相辨证方法路径，将精神动作行为疾病表现类分为志有余、志不足、志不定以及意有余、意不足、意任，魄有余、魄不足，魂有余、魂不足，精亢、精弱，神越、神不足等证候类型，从而确立相应的调谐志意、精神、魂魄的治法方药针穴；是对抽动、多动、焦虑、应激、恐惧、抑郁、癫痫、强迫、躁狂、孤独、攻击、自残、成瘾、依赖、癔病、排泄障碍、进食障碍、睡眠障碍等身心病证相适宜辨证体系的有益实践探索和完善补充，与中医学有效的传统辨证方法体系一脉相承。旨在修复构建，守正致用。

山东中医药大学附属医院　阎兆君

2025年9月28日于泉城陶钧阁

目录

上篇　志意辨证体系

中篇　志意辨证临床实践

下篇　志意辨证方药腧穴

上篇

志意辨证体系

第一章 志意辨证理论体系

志意辨证理论是在《灵枢·本脏》所载"志意者,所以御精神,收魂魄,适寒温,和喜怒"理论指导下,通过整理修复中医典籍业已存在的有关志意证治方药文献,进而建立的适用于精神动作行为病证类属的辨证方法体系。该方法将精神动作行为疾病表现出的动作行为目的性、果敢性、控制力、注意力的集中、维持与转移等症状改变类分为志有余、志不足、志不定以及意有余、意不足、意任等证候类型,确立相应的调谐志意、精神、魂魄、君相治法方药,并应用临床实践。

志意辨证理论体系的主要内容:志与意、精与神、魂与魄,志意与精神、志意与魂魄、精神与魂魄,精、神、志、意、魂、魄、君、相与动作行为,生命体精神动作行为呈现复杂非线形调控的特征,因而,志意辨证理论体系修复与重建,是一个系统工程。与精神动作行为障碍病证相宜的志意辨证理论体系,应含概志意辨证、精神辨证、魂魄辨证、君相辨证等主要内容。

志意辨证是多动、抽动、癫痫、躁狂、焦虑、抑郁、孤独、攻击、自残、成瘾、依赖、强迫、恐惧、癔症、排泄障碍、进食障碍、睡眠障碍等精神动作行为异常病证相宜辨证体系的可能选择之一。

第一节 志意辨证理论体系创建

[**摘要**] 创建精神行为病志意辨证理论体系的理由有四:其一,不同疾病类属,应该选择各自相适宜的辨证方法。相应辨证思维和方法的缺失,是影响精神行为病证诊疗技能和疗效提高的瓶颈之一。其二,《黄帝内经》(简称《内经》)已经认识到该病证类属,存在神有余、不足,志有余、不足的类证雏形。其三,概念的厘清界定,是突破瓶颈的切入点,情、欲、性、五志具有异质性,精、神、志、意、魂、魄、君,相对精神动作行为调控呈现多元性,而志意兼具驾驭精神、收放魂魄、适应寒温、调和喜怒等更高层次的作用,先于现代心理行为学意

志与意识、感知、适应、情感结构，并固有对应理法方药。提出精神行为病以五志类证类药为主要内容的志意辨证新方法，进而修复和建立志意辨证理论体系。其四，精神动作行为病证有着病理演变的阶段性规律。初期只有志、意、精、神、魂、魄本身有余或不足，气血无紊乱、五脏无失调和虚损。中期为志、意、魂、魄、精、神异常，渐有气血紊乱、五脏失调、形体损伤病证，心身共病。最终导致血气耗伤、脏腑形体损害病证。初期，适宜志意辨证；中期，方宜志意辨证与脏腑气血辨证并用；脏伤形损者，可选择脏腑辨证。

从中医学健康观出发，我们可以把病证划分为内伤病、外感病、精神动作行为病。前两者已经具有各自类属相宜的成熟有效辨证法则，如伤寒相宜的太阳、少阳、阳明、太阴、少阴、厥阴类证的六经辨证，温病相宜的卫分、气分、营分、血分类证的卫气营血辨证，内伤病的脏腑辨证及气血津液辨证等。而与其病证类属相应辨证思维和方法的模糊和阙如，则是影响精神行为病证诊疗技能和疗效提高的瓶颈。因而，临床需要探寻与精神行为病类属相宜的辨证思维和方法。

（一）志意辨证理论体系的修复与构建

1. 中医经典志意辨证思维和药治理论雏形的丢失　《素问·疏五过论》发现并描述了脱营、失精。认为这种病证的病因为尝贵后贱，意脱失“主营为”职能，出现行为异常，或尝富后贫，病成失精。形成途径不属外感，疾病来源从内发生，病位不在藏府，临床表现不变躯形，洒洒然时惊；病变性质气血无紊乱、躯形结构无损伤；病机演变，病深则五气留连，病有所并，外耗于卫，内夺于荣。尽管当时医生诊断困难，不知病属，犯了五过之首过的错误，但事实上，已经开始认识到该病证类属的存在，并且有了区分志意病、形体病类别及选择各自相宜辨证论治方法的趋向，存在神有余、神不足、志有余、志不足的类证精神行为改变的雏形。《神农本草经》萌芽类分志、意、精、神、魂、魄病证治疗用药体例，南北朝、隋唐时期，丰富发展志意证治理论并运用于临床实践。更为难能可贵的是，《三因极一病证方论》确立了安魂、育神、定魄、守志的药用功效理论。但是，志意证治理论扩展应用至宋代，临床已经出现精神行为异常与脏腑损伤的形体病证辨证方法不能严格区分的端倪。金、明以降，处于雏形萌发状态的志意类证理论一步步被丢失殆尽。从历史观言，中医学原本存在并曾经使用过从志意辨证角度分析解决精神行为问题的思路和方药，论裁志意，本有法则。

2. 概念的厘清界定，是突破临床思维和诊疗技能的切入点　分析中医学传统志意辨证理论雏形和思维有而复失的原因较多。其中，对性、情、欲、五志生理概念具有异质性特点的忽视，是为要点。宋代以后，临证之际，不再重视情与志的不同，及五志之间的区别、七情之间的辨析，淡化了精、神、志、意、魂、魄、君、相，对精神动作行为调控的非线形特征，放弃了对中医学传统思维和理念先进性的自信与坚持。从发展观言，志意是比精神意识、魂魄感知、适应性、七情情感更高层次的调控，我们有必要重提，《灵枢·本脏》所说“志意者，所以御精神，收魂魄，适寒温，和喜怒”，早已是领跑现代精神心理学且层次架构清晰的科学理论指引，中医学精神动作行为调控理论的特点和科学内涵的恢复及其概念的厘清界定，是突破临床思维和诊疗技能的切入点。志、意、魂、魄、精、神藏舍于脏，通过经、髓、节，与呈现精神动作行为改变的形骸等显象器官相联系。精神动作行为的和谐健康，需要精、神、志、意、魂、魄本身量的强盛和质的正常，及其相互间的制约和谐，以及脏腑、经髓、形骸器官的结构和生理功能正常等诸环节的共同参与维护。

3. 创建志意辨证理论体系，并用“志意辨证”命名　精神行为病证的发生，受到多方面的影响，既有先天禀赋或后天因素造成的精、神、志、意、魂、魄本身的有余、不足、异常，又有精、神、志、意、魂、魄之间的失调，脏腑病变引起的藏舍不适当，华显路径经、髓、节的阻滞与开阖失节，形骸器官的结构完整性损伤和感、觉、识、显、用功能的失常。通过中医学志意证治理论及方药文献系列整理聚类分析基础上，将中国古代心理思想中志意观、魂魄观、精神观引入中医领域，进而修复和创建志意辨证理论体系，命名为“志意辨证”。志意辨证是抽动、多动、焦虑、应激、恐惧、抑郁、癫痫、强迫、躁狂、孤独、攻击、自残、成瘾、依赖、癔症、排泄障碍、进食障碍、睡眠障碍等精神动作行为异常病证相适宜辨证体系的可能选择之一，是在《灵枢·本脏》志意理论指导下，通过整理修复中医典籍业已存在的有关志意证治方药文献，进而建立的适用于精神动作行为病证类属的辨证方法体系。志意辨证，通过中医学志意、精神、魂魄、君相辨证方法路径将精神动作行为疾病表现类分为志有余、志不足、志不定以及意有余、意不足、意任，魄有余、魄不足，魂有余、魂不足，精亢、精弱，神越、神不足等证候类型，确立相应的调谐志意、精神、魂魄治法方药针穴，并应用于临床实践。

（二）创建志意辨证路径与架构

中医学的志意体系是比精神、魂魄、适应性、七情更高层次的调控，是先于现代心理学意志与意识、感知、情感架构的经典理论，在《内经》志意理论指导下，结合藏象学说内涵，提出和划分志、意、精、神、魂、魄、君、相的现代精神心理行为学内涵，并落实于临床证治实用中，修复和构建包括以志意辨证、精神辨证、魂魄辨证、君相辨证等为主要内容的志意辨证理论体系框架。

1. 志意辨证路径与架构　志意辨证主要由志证辨证、意证辨证以及志意失谐辨证三部分架构组成。

（1）志证辨证：主要通过比较志行、志功、志敢、志气、志觉关系的路径来实现志坚、志不足证、志有余证、志摇证类分。志不足证，治以强志增志，参考方如益志方、强志散；志有余证，治以抑志安志，参考方如抑志散、安志散；志摇证，治以坚志定志，参考方如坚志方。

志行辨证：把行为与志坚结合起来，实现了从行为辨志证的临床实践。依据动作行为目的性、指向性的强弱、稳定与否，以志与行和谐适度者为志坚，进而判定确立，志较少落实于行动的志不足证、志过分于行动的志有余（志亢）证、志与行互胜的志摇证。

志功辨证：把人志于行为的动机与行为效果联系起来作为观察判断指标。从行为的能力强弱和稳定持久与否，实现志证辨证，以志与功和谐适度者为志坚。判定类分为，动作行为能力差、志少于成功的志不足证；动作行为动机过强，过分志于功果的志有余（志亢）证；动作行为能力不稳定、不持久，志与功互胜的志摇证。

志敢辨证：把志与勇敢联系起来，作为判定志坚的指标之一。从行为的勇怯强弱、志与敢和谐相称与否来辨志证。类分为，怯弱、恐惧、畏缩，志少于果敢进取者的志不足证；果敢过强，过分志于敢的志有余（志亢）证；动作行为勇敢顽强性不稳定、不持久，志与敢互胜的志摇证。

志气辨证：人的意志与情感行为有消长制约的特点，志可以统御情感动作行为，因而，从行为控制力及志气相胜辨志。动作行为控制力强，志与气相和谐者志坚；控制力弱，意志难于制约情感，志常常为情所胜的志不足证；控制力过强，过分志于约束情感，志过胜气的志有余（志亢）证；动作行为控制力不稳定、不持久，志与气互胜的志摇证。

志觉辨证：志是人具有自觉能动性的心理行为活动的主宰，因而可以从志的自觉能动性辨志证。动作行为自觉能动性强，志与觉相和谐者志坚；自觉能动性差，志少于自觉调控的志不足证；自觉能动性过强，过分志于自觉调控的志有余（志亢）证；自觉能动性不稳定、不持久，志与觉互胜的志摇证。

（2）意证辨证：主要通过比较意向、意恒、意营、意欲关系路径来实现意定、意不足证、意有余证、意任证类分。意不足证，治以补意强意，参考方如升补意气方；意有余证，治以小意安意，参考方如强志小意散；意任证，治以强志定意，参考方如强志定意扶相散。

意向辨证：意是具有明确目的与方向的心理活动，临床把意的指向性与选择性作为意证辨证分类指标。精神行为指向性、选择性适度者意定；精神行为指向性、选择性差的意不足证；精神行为指向性、选择性过强的意有余（意亢）证；精神行为指向性、选择性不确定、不保持的意任证。

意恒辨证：通过考察意与恒的关系，进行意证类分。精神行为，尤其注意、记忆、臆度推测的广度、强度的维持、分配、转移适度者意定；精神行为，注意、记忆、臆度推测的广度、强度的维持、分配、转移差的意不足证；精神行为，注意、记忆、臆度推测的广度、强度的维持、分配、转移过强，意有余（意亢）证；精神行为，注意、记忆、臆度推测的广度、强度的维持、分配、转移不稳定、不持久，意任证。

意营辨证：意规定了行为的方向，意“主于营为”，在人的行动中发挥主导作用，可以从意行关系辨分意证。精神行为，意与行相和谐，意定；精神行为，意与行不相和谐，意少落实于行动，意不足证；精神行为，意行不谐，过分有意于行动，意有余（意亢）证；精神行为，意行不和谐，意与行关系不确定，意任证。

意欲辨证：意含有动机范畴，是隐蔽的，非公开的，可以从意的外显性适度与否，进行意证辨证。精神行为，意与欲相和谐，隐蔽适度，意定；精神行为，意与欲不相和谐，意少于欲，隐蔽不足，意不足证；精神行为，意欲不相谐，意大于欲，隐蔽过强，意有余（意亢）证；精神行为，意与欲不相和谐，意欲关系不确定，外显不定，意任证。

（3）志意失谐证辨证：主要通过志与意的比较，实现志不御意证、意不谐志证、志意分离证的类分。志不御意证，志意失谐，志弱意亢，治以强志定意，参考方如强志定意安养散；意不谐志证，志意失谐，意弱志亢，治以强意定志，参考方如强意定志煎；志意分离证，志意失谐，志弱意衰，治以坚志强意，参考方如坚强志意方。

2. 魂魄辨证路径和框架　魂魄辨证主要由魄证辨证、魂证辨证以及魂魄失谐证辨证三部分架构组成。

（1）魄证辨证：临床主要以精神、动作、行为，尤其感觉、运动、反射等本能功能活动驭收能力的观察为路径，驭收正常适当者魄强；驭收不力的魄弱证，治以强魄摄魄，参考方如强魄散；驭收过度的魄亢证，治以安魄抑魄，参考方如镇魄方。

（2）魂证辨证：以精神、动作、行为，尤其思维、想象、评价、决断、情感与外界交流并反馈回机体的活动能力为观察指标，发用正常适当者魂强；发用不力的魂弱证，治以强魂壮魂，参考方如强魂散；发用过当的魂亢（魂越）证，治以安魂定魂，参考方如镇魂方。

（3）魂魄失谐证辨证：主要通过魂与魄的比较，实现魄不谐魂证、魂不谐魄证、魂飞魄散证的类分。魄不谐魂证，魂亢魄弱，治以镇魂强魄，参考方如小志定镇散；魂不谐魄证，魂弱魄亢，治以强魂镇魄，参考方如强魂定魄散；魂飞魄散证，魂魄皆弱，治以敛魂强魄，参考方如敛魂强魄方。

3. 精神辨证框架　主要通过观察各种生命功能聚集充沛的强弱适宜度路径，将精证辨证类分为，精沛，精不足证，精亢证，精淫证；主要通过观察各种生命功能尤其是动作行为等能力显明的强弱与和谐程度，将神证辨证类分为，神明，神不足证，神越证，神乱证；精神失谐辨证类分为精不谐神证，神不谐精证，精神分离证等。

4. 君相辨证框架　把各种生命功能，主要是性、情、欲、行为、动作的动静止用、平衡灵活等的中节适度、和谐得当路径，把君火作为观察指标，将君火证辨证类分为，君火不足证，君火旺证；把相火当位作为观察指标，将相火证辨证类分为，相火不足证，相火妄越证；比较君相关系，将君相失谐证辨证类分为，君不谐相证，相不谐君证，君相分离证等。

（三）精神动作行为异常病证具有阶段性病理演变规律

研究《内经》《千金方》等中医典籍文献发现，中医学对精神动作行为异常病证，存在病机演变阶段性规律的认识。初期为只有精、神、志、意、魂、魄本身有余或不足，气血无紊乱、五脏无失调和虚损阶段；中期为魂、魄、意、志、精、神异常，血气紊乱，五脏失调，渐有形体损伤病证，为心身共病阶段；最终阶段为血气耗伤、脏腑形体损害阶段。初期，适宜志意辨证；中期，方宜志意辨证与脏腑气血辨证并用；脏伤形损阶段，可选择脏腑辨证。同时，精、神、志、意、魂、魄病证，既包括精或者神、志、意、魂、魄本身的有余、不足、异常的本证，又包含精、神、志、意、魂、魄之间的失调的合证，藏舍、华显路径、显象形骸器官异常的兼证。正是由于病因、病机、病程阶段的差异性，导致精神动作行为疾病有精、神、志、意、魂、魄的本证、合证、兼证区别，相应辨治方法的选择随之产生主次侧重和取舍。我们在强调志意辨证是精神动作行为异常病证相宜辨证体系的可能选择的同时，更必须强调，各种病证类属各有其最为适宜的辨证方法和体系，各得其法，为相宜。将志意、精神、魂魄、君相辨证不加选择和取舍的混用于脏腑气血形骸损伤病证及外感病证中，同样是不恰当的。

第二节　志意辨证路径架构

《灵枢·本脏》所载“志意者，所以御精神，收魂魄，适寒温，和喜怒者也”“志意和则精神专直，魂魄不散，悔怒不起，五脏不受邪”的命题，明确了志意在精神、动作、行为驾驭、驭收、发用以及对内外环境的感知、反馈、调适的生理作用、病理表现，提示了志意的辨证路径：

一、志意辨证路径

（一）志证辨证路径

1. 志行辨证　志为心之所之，心之所向，心之所期为，指向于一定目标。有志之行，才是意志行为，无志之行，不能称“为”。即“志行修，临官治，上则能顺下，下则能保其职。”“行法志坚，不以私欲乱所闻，如是，则可谓劲士矣。”只有行为合法、志意坚强，才能不被各种私欲所干扰，也才能称之为志坚意定之士。这里把“行法”与“志坚”紧密联系在一起。因而，可以从行为辨志意。

(1) 动作行为目的性，指向性强，志行相谐……………………………志坚

(2) 动作行为目的性，指向性差，志少于行……………………………志不足

(3) 动作行为目的性，指向性过强，志大于行………………志有余(志亢)

(4) 动作行为目的性，指向性不稳定，不持久，志行互胜 ……………志摇

2. 志功辨证　即把人的行为动机(志)与行为效果(功)联系起来考察。所谓“志善不效成功，义至不谋就事，义有余，效不足，志巨大而功细小，智者觉之，愚者罚之”。因而，可以从行为的能力辨志意。

(1) 动作行为能力强，志功相谐 ……………………………………志坚

(2) 动作行为能力差，志少于功 …………………………………志不足

(3) 动作行为能力过强，志大于功 ……………………志有余(志亢)

(4) 动作行为能力不稳定，不持久，志功互胜………………………志摇

3. 志敢辨证　把志意与勇敢联系起来，把勇敢顽强视为志意的重要特点。因而，可以从行为的勇怯辨志意。

(1) 动作行为勇敢顽强，志敢相谐 ……………………………………志坚

(2) 动作行为怯弱、恐惧、畏缩，志少于敢 ……………………志不足

(3) 动作行为果敢过强，志大于敢 ……………………志有余(志亢)

(4) 动作行为勇敢顽强性不稳定、不持久，志敢互胜…………………志摇

4. 志气辨证　人的意志与情感此消彼长，相互制约。志与情感行为的这种关系，也是志意的本质特点之一。所谓“夫志，气之帅也”“志壹则动气”，意志专注于某一方面，则情感动作会随之而转移；情感动作专注于某一方面，则意志也会随之而转移。志可以统御情感动作行为，因而，从行为控制力可以志气相胜辨志意。

(1) 动作行为控制力强，志气相谐 ……………………………………志坚

(2) 动作行为控制力弱，志少于气，气胜志…………………………志不足

(3) 动作为控制力过强，志大于气，志过胜气………………志有余(志亢)

(4) 动作行为控制力不稳定、不持久，志气互胜………………………志摇

5. 志觉辨证　志是人的心理行为活动的主宰，具有自觉能动性。所谓“志者，人心之主；胜者，相为有功之谓”。因而，可以从志的自觉能动性辨志意。

(1) 动作行为自觉能动性强，志觉相谐 ………………………………志坚

(2) 动作行为自觉能动性差，志少于觉 ……………………………志不足

(3) 动作行为自觉能动性过强，志大于觉 ………………志有余(志亢)

(4) 动作行为自觉能动性不稳定、不持久，志觉互胜…………………志摇

(二) 意证辨证路径

1. 意向辨证　“意是主张要恁地，如爱那物便是意”，“意是有主向，如恶

是情，好好恶恶色便是意”，意是“主张要恁地”“有主向”的心理活动，即它具有明确的目的与方向，是“百般计较做底”，因而，可以从意的指向性，来辨意；另外，意是心上发起一念，思量运用要恁地底。情动是全体上论，意是就起一念处论。合数者而观，才应接事物时，便都呈露在面前。且如一件事物来接著，在内主宰者是心；动出来或喜或怒是情；里面有个物，能动出来底是性；运用商量，要喜那人要怒那人是意，因而可以从意的选择性来辨意。

（1）精神行为指向性、选择性适度 ……………………………意定

（2）精神行为指向性、选择性差 ……………………………意不足

（3）精神行为指向性、选择性过强 ……………………意有余（意亢）

（4）精神行为指向性、选择性不确定、不保持……………………意任

2. 意恒辨证 “恒，常久之意。张子曰：有恒者，不贰其。”指出了意与恒的关系。朱熹提出的“常久之意”概念，说明意也有坚持不懈的恒心的意思。“意”“因时之感动”，随着时间的变化而变化，带有相当的随意性。“意”是“心所偶发”，“乍随物感而起”，旋起旋易。能自行分配、自觉转移。

（1）精神行为，注意/记忆/臆度推测的广度、强度的维持/分配/转移适度…………………………………………………………意定

（2）精神行为，注意、记忆、臆度推测的广度、强度的维持/分配/转移差………………………………………………………意不足

（3）精神行为，注意、记忆、臆度推测的广度、强度的维持/分配/转移过强………………………………………………意有余（意亢）

（4）精神行为，注意、记忆、臆度推测的广度、强度的维持/分配/转移不稳定、不持久 ……………………………………………意任

3. 意营辨证 意规定了行为的方向，但不等于是行动本身，它只是心理的“未动而欲动”的状态。《语类》卷十五：“知则主于别识，意则主于营为。”“营为”就是行动，意“主于营为”，即在人的行动中发挥主导作用，但并不是“营为”本身。这与志行说的实质是一致的。

（1）精神行为，意行相谐 ……………………………………意定

（2）精神行为，意行不相谐，意少于行……………………………意不足

（3）精神行为，意行不相谐，意大于行……………………意有余（意亢）

（4）精神行为，意行不相谐，意行关系不确定 ……………………意任

4. 意欲辨证 “未动而能动者，理也；未动而欲动者，意也。”“意者，心之所发。”这“发”不是“动”，更不是“已动”，乃是“未动而欲动”的状态。显然，“意”含有现代心理学所说的动机的意思。动机与目的一样，也是意志活动的一个重要因素，没有强烈的动机（“意”），也是不可能有真正的意志行为的。意属于动机范畴，它是隐蔽的，非公开的，意的外显性应适度。意是心与身的媒

介，行动必须以“意”这种心理活动为基础，而心理的东西转化为身体的活动，必须“以意为之传送”，即心→意→身由心理至行为的轨迹。

(1) 精神行为，意欲相谐，隐蔽适度……………………………………意定

(2) 精神行为，意欲不相谐，意少于欲，隐蔽不足 ……………………意不足

(3) 精神行为，意欲不相谐，意大于欲，隐蔽过强 …………意有余（意亢）

(4) 精神行为，意欲不相谐，意欲关系不确定，外显不定 ……………意任

(三) 志意失谐证辨证路径

(1) 精神动作行为，志意失谐，志弱意亢…………………………志不御意

(2) 精神动作行为，志意失谐，意弱志亢…………………………意不谐志

(3) 精神动作行为，志意失谐，志弱意衰…………………………志意分离

二、志意辨证架构

(一) 志证辨证架构

1. 志坚　动作行为，目的性，指向性强，志行相谐；能力强，志功相谐；勇敢顽强，志敢相谐；控制力强，志气相谐；自觉能动性强，志觉相谐等。

2. 志不足证　动作行为，目的性，指向性差，志少于行；能力差，志少于功；怯弱、恐惧、畏缩，志少于敢；控制力弱，志少于气，情胜志；自觉能动性差，志少于觉等。

治法：益志，增志，强志。

参考方药：

益志方：人参、巴戟天、当归、百合、柏子仁、生地黄、牡丹皮、赤石脂。

强志散：人参、巴戟天、山药、茯神、远志、大枣。

强志丸：鹿茸、淫羊藿、杜仲、桑螵蛸、芡实、蜂蜜。

增志丸：淫羊藿、巴戟天、山药、石菖蒲。

3. 志有余证　动作行为，目的性，指向性过强，志大于行；动机过强，志大于功；果敢过强，志大于敢；控制力过强，志大于气，志过胜气；自觉能动性过强，志大于觉等。

治法：小志，抑志，清志，开志，安志。

参考方药：

小志扶意丸：独活、石斛、半夏、生姜、甘草。

抑志散：生姜、柴胡、合欢皮、丹参、石菖蒲、牛黄。

安志散：人参、龙眼肉、天麻、龙骨、丹参、茯神、生姜。

4. 志摇证　动作行为，目的性，指向性不稳定，不持久，志行互胜；能力不稳定，不持久，志功互胜；勇敢顽强性不稳定、不持久，志敢互胜；控制力不稳定、不持久，志气互胜；自觉能动性不稳定、不持久，志觉互胜等。

治法:坚志,定志。

参考方药:

坚志方:五加皮、远志、山药、木香、茯神、天麻、苍耳子、乌头、大枣。

(二)意证辨证架构

1. 意定　精神行为,指向性、选择性适度;注意 / 记忆 / 臆度推测的广度、强度的维持 / 分配 / 转移适度;意行相谐;意欲相谐,隐蔽适度等。

2. 意不足证　精神行为,指向性、选择性差;注意、记忆、臆度推测的广度、强度的维持 / 分配 / 转移差;意行不相谐,意少于行;意欲不相谐,意少于欲,隐蔽不足等。

治法:补意,升意,强意。

参考方药:

升补意气方:柴胡、淫羊藿、五加皮、柏子仁。

3. 意有余证　精神行为,指向性、选择性过强;注意、记忆、臆度推测的广度、强度的维持 / 分配 / 转移过强;意行不相谐,意大于行;意欲不相谐,意大于欲,隐蔽过强等。

治法:小意,安意。

参考方药:

强志小意散:人参、半夏、独活、泽泻、白芥子、竹茹、钩藤、菊花、玄参。

4. 意任证　精神行为,指向性、选择性不确定、不保持;注意、记忆、臆度推测的广度、强度的维持 / 分配 / 转移不稳定、不持久;意行不相谐,意行关系不确定;意欲不相谐,意欲关系不确定,外显不定等。

治法:强志,定意。

参考方药:

强志定意扶相散:人参、远志、补骨脂、半夏、茯神、琥珀、竹茹等。

(三)志意失谐证辨证架构

1. 志不御意证　志意失谐,志弱意亢。动作行为,目的性,指向性差,志少于行;能力差,志少于功;怯弱、恐惧、畏缩,志少于敢;控制力弱,志少于气,情胜志;自觉能动性差,志少于觉等。精神行为,指向性、选择性过强;注意、记忆、臆度推测的广度、强度的维持 / 分配 / 转移过强;意行不相谐,意大于行;意欲不相谐,意大于欲,隐蔽过强等。

治法:强志定意,小意。

参考方药:

强志定意安养散:山药、生地黄、地骨皮、车前子。

2. 意不谐志证　志意失谐,意弱志亢。精神行为,指向性、选择性差;注意、记忆、臆度推测的广度、强度的维持 / 分配 / 转移差;意行不相谐,意少于行;

意欲不相谐，意少于欲，隐蔽不足等。动作行为，目的性，指向性过强，志大于行；动机过强，志大于功；果敢过强，志大于敢；控制力过强，志大于气，志过胜气；自觉能动性过强，志大于觉等。

治法：强意益意，定志小志。

参考方药：

定志益意安宁散：防风、柏子仁、五味子。

强意定志煎：柴胡、白术、天麻、胆南星。

3. 志意分离证　志意失谐，志弱意衰。动作行为目的性，指向性差，志少于行；能力差，志少于功；怯弱、恐惧、畏缩，志少于敢；控制力弱，志少于气，情胜志；自觉能动性差，志少于觉等。精神行为，指向性、选择性差；注意、记忆、臆度推测的广度、强度的维持 / 分配 / 转移差；意行不相谐，意少于行；意欲不相谐，意少于欲，隐蔽不足等。

治法：坚志强意。

参考方药：

坚强志意方：淫羊藿、五加皮、远志、柏子仁。

第三节　魂魄辨证路径架构

一、魂魄辨证路径

（一）魂证辨证路径

1. 精神、动作、行为，尤其思维、想象、评价、决断、情感与外界交流并反馈回机体的活动能力，发用正常适当等 ……………………………………魂强

2. 精神、动作、行为，尤其思维、想象、评价、决断、情感与外界交流并反馈回机体的活动能力，发用不力等 ……………………………………魂弱（证）

3. 精神、动作、行为，尤其思维、想象、评价、决断、情感与外界交流并反馈回机体的活动能力，发用过当等 ……………………………魂亢（魂越）（证）

（二）魄证辨证路径

1. 精神、动作、行为，尤其感觉、运动、反射等本能功能活动，驭收正常适当等……………………………………………………………………魄强

2. 精神、动作、行为，尤其感觉、运动、反射等本能功能活动，驭收不力等 ……………………………………………………………………魄弱（证）

3. 精神、动作、行为，尤其感觉、运动、反射等本能功能活动，驭收过度等 ……………………………………………………………………魄亢（证）

（三）魂魄失谐证辨证路径

1. 魂亢魄弱，魄不谐魂证　精神、动作、行为，尤其思维、想象、评价、决断、情感与外界交流并反馈回机体的活动能力，发用过当；精神、动作、行为，尤其感觉、运动、反射等本能功能活动，驭收不力。

2. 魂弱魄亢，魂不谐魄证　精神、动作、行为，尤其思维、想象、评价、决断、情感与外界交流并反馈回机体的活动能力，发用不力；精神、动作、行为，尤其感觉、运动、反射等本能功能活动，驭收过度。

3. 魂魄皆弱，魂飞魄散证　精神、动作、行为，尤其思维、想象、评价、决断、情感与外界交流并反馈回机体的活动能力，发用不力；精神、动作、行为，尤其感觉、运动、反射等本能功能活动，驭收不力。

二、魂魄辨证架构

（一）魂证辨证架构

1. 魂强

2. 魂弱证

治法：强魂，壮魂，敛魂，醒魂。

参考方药：

强魂散：龙眼肉、枸杞子、龙骨、酸枣仁、苏木。

3. 魂亢证

治法：安魂，定魂，清魂，和魂。

参考方药：

镇魂方：桑白皮、牛黄、茯苓、木香。

安魂散：牛黄、羚羊角、龙骨、琥珀、桑白皮、升麻。

（二）魄证辨证架构

1. 魄强

2. 魄弱证

治法：强魄，摄魄，敛魄。

参考方药：

强魄散：龙眼肉、党参、续断、龙骨等。

3. 魄亢证

治法：安魄，定魄，镇魄，抑魄。

参考方药：

镇魄方：龙骨、北沙参、生地黄、牛黄、琥珀、柏子仁、甘草。

安魄散：金樱子、九香虫、山药、远志、茯苓。

（三）魂魄失谐证辨证架构

1. 魄不谐魂，魂亢魄弱证　精神、动作、行为，尤其思维、想象、评价、决断、情感与外界交流并反馈回机体的活动能力，发用过当；精神、动作、行为，尤其感觉、运动、反射等本能功能活动，驭收不力等。

治法：镇魂强魄。

参考方药：

小志定镇散：天麻、龟甲、防风、远志、贯众、龙骨、珍珠、茯神、黄连、吴茱萸、生姜等。

2. 魂不谐魄，魂弱魄亢证　精神、动作、行为，尤其思维、想象、评价、决断、情感与外界交流并反馈回机体的活动能力，发用不力；精神、动作、行为，尤其感觉、运动、反射等本能功能活动，驭收过度等。

治法：强魂镇魄。

参考方药：

强魂定魄散：龙眼肉、龙骨、荆芥、川芎、泽兰、炮姜、花蛇肉。

3. 魂飞魄散，魂魄皆弱证　精神、动作、行为，尤其思维、想象、评价、决断、情感与外界交流并反馈回机体的活动能力，发用不力；精神、动作、行为，尤其感觉、运动、反射等本能功能活动，驭收不力等。

治法：敛魂强魄。

参考方药：

敛魂强魄方：酸枣仁、龙骨、龙眼肉、茯苓。

第四节　精神辨证路径架构

精神互用，精化气生神，神控精驭气。从各种生命功能，主要是动作行为等能力的聚集与显明的和谐、适宜、充沛与否，将精辨证为，精沛，精不足，精亢，精淫；神辨证为，神明，神不足，神越，神乱；精神失谐辨证为，精不谐神，神不谐精，精神分离等。

一、精神辨证路径

（一）精证辨证路径

1. 各种生命功能，主要是动作行为等能力的聚集和谐、适宜、充沛 …精沛
2. 各种生命功能，主要是动作行为等能力的聚集不充沛 ………精弱（证）
3. 各种生命功能，主要是动作行为等能力的聚集过盛 …………精亢（证）

（二）神证辨证路径

1. 各种生命功能，主要是精神意识能力的显明和谐、适宜、充沛 ……神明

2. 各种生命功能，主要是精神意识能力的显明不足…………神不足（证）

3. 各种生命功能，主要是精神意识能力的显明亢越……………神越（证）

4. 各种生命功能，主要是精神意识能力的显明不和谐、不适宜、紊乱…………………………………………………………………………神乱（证）

（三）精神失谐证辨证路径

1. 神亢精弱，精不谐神证　各种生命功能，主要是精神意识能力的显明亢越；各种生命功能，主要是动作行为等能力的聚集不充沛。

2. 神弱精亢，神不谐精证　各种生命功能，主要是精神意识能力的显明不足；各种生命功能，主要是动作行为等能力的聚集过盛。

3. 精神皆弱，精神分离证　各种生命功能，主要是精神意识能力的显明不足；各种生命功能，主要是动作行为等能力的聚集不充沛。

二、精神辨证架构

（一）精证辨证架构

1. 精沛

2. 精弱证

治法：益精，养精，健精，壮精。

参考方药：

壮精丸：鹿角胶、枸杞子、仙茅。

3. 精亢证

治法：泻精，利精，镇精。

参考方药：

利精方：金箔、扁青、黄柏。

4. 精淫证

治法：安精，止淫。

参考方药：

安精饮：人参、绿豆、白薇。

（二）神证辨证架构

1. 神明

2. 神不足证

治法：养神，益神，助神。

参考方药：

养神方：桂枝、黄连、芡实、何首乌。

3. 神越（亢）证

治法：定神，宁神，镇神。

参考方药：

三仁宁神方：柏子仁、益智仁、桃仁、炮姜。

4. 神乱证

治法：安神，清神，定志。

参考方药：

安神定志散：天麻、天竺黄、川芎。

（三）精神失谐证辨证架构

1. 神亢精弱，精不谐神证　各种生命功能，主要是精神意识能力的显明亢越；各种生命功能，主要是动作行为等能力的聚集不充沛。

治法：安神，强精。

参考方药：

守神添精方：红参、麦冬、知母、赤芍、竹茹、熟大黄、莲心、灯心草。

2. 神弱精亢，神不谐精证　各种生命功能，主要是精神意识能力的显明不足；各种生命功能，主要是动作行为等能力的聚集过盛。

治法：养神镇精。

参考方药：

养神镇精方：金箔、黄柏、桂枝、黄连、何首乌。

3. 精神皆弱，精神分离证　各种生命功能，主要是精神意识能力的显明不足；各种生命功能，主要是动作行为等能力的聚集不充沛。

治法：敛神，添精。

参考方药：

敛神添精方：肉苁蓉、五味子、厚朴、淫羊藿、枸杞子、杜仲、补骨脂、雄蚕蛾。

第五节　君相辨证路径架构

君火主于神明，君火以明；相火听从君火指令，发挥各自作用，相火以位。从各种生命功能，主要是性、情、欲、行为、动作等动静、止用、平衡性、灵活性等的中节、适度、和谐与否，将君火辨证为，君火明，君火不足，君火旺；相火辨证为，相火当位，相火不足，相火妄越；君相失谐辨证为，君不谐相，相不谐君，君相分离等。

一、君相辨证路径

（一）君火证辨证路径

1. 各种生命功能，主要是性、情、欲、动作、行为等动静、灵活性等显明，中

节、适度、和谐……………………………………………………………君火明

2. 各种生命功能，主要是性、情、欲、动作、行为等动静、灵活性等显明节度不足……………………………………………………………君火不足（证）

3. 各种生命功能，主要是性、情、欲、动作、行为等动静、灵活性等显明节度亢奋……………………………………………………………君火旺（证）

（二）相火证辨证路径

1. 各种生命功能，主要是性、情、欲、动作、行为等止用、平衡性等控制，中节、适度、和谐……………………………………………………………相火当位

2. 各种生命功能，主要是性、情、欲、动作、行为等止用、平衡性等控制节度不足……………………………………………………………相火不足（证）

3. 各种生命功能，主要是性、情、欲、动作、行为等止用、平衡性等控制节度亢盛……………………………………………………………相火妄越（证）

（三）君相失谐证辨证路径

1. 君不谐相，君弱相亢证　各种生命功能，主要是性、情、欲、动作、行为等动静、灵活性等显明节度不足；各种生命功能，主要是性、情、欲、动作、行为等止用、平衡性等控制节度亢盛。

2. 相不谐君，君亢相弱证　各种生命功能，主要是性、情、欲、动作、行为等动静、灵活性等显明节度亢奋；各种生命功能，主要是性、情、欲、动作、行为等止用、平衡性等控制节度不足。

3. 君相分离，君相皆弱证　各种生命功能，主要是性、情、欲、动作、行为等动静、灵活性等显明节度不足；各种生命功能，主要是性、情、欲、动作、行为等止用、平衡性等控制节度不足。

二、君相辨证架构

（一）君火证辨证架构

1. 君火明

2. 君火不足证　各种生命功能，主要是性、情、欲、动作、行为等动静、灵活性等显明节度不足。

治法：济生君火。

参考方药：

清神济君益智方；黄连、玄明粉。

3. 君火旺证　各种生命功能，主要是性、情、欲、动作、行为等动静、灵活性等显明节度亢奋。

治法：清泻君火。

参考方药：

泄热汤：泽泻、栀子仁、黄芩、桂心、通草、石膏、大黄、甘草。

（二）相火证辨证架构

1. 相火当位

2. 相火不足证　各种生命功能，主要是性、情、欲、动作、行为等止用、平衡性等控制节度不足。

治法：助益相火。

参考方药：

添精助相散：肉苁蓉、五味子、肉豆蔻、补骨脂、吴茱萸、淫羊藿、雄蚕蛾。

3. 相火妄越证　各种生命功能，主要是性、情、欲、动作、行为等止用、平衡性等控制节度亢盛。

治法：抑相泻火。

参考方药：

安神抑相散：黄芩、白鲜皮、天花粉、天竺黄、知母、黄柏。

（三）君相失谐证辨证架构

1. 君不谐相，君弱相亢证　各种生命功能，主要是性、情、欲、动作、行为等动静、灵活性等显明节度不足；各种生命功能，主要是性、情、欲、动作、行为等止用、平衡性等控制节度亢盛。

治法：济君抑相。

参考方药：

济君抑相散：黄连、黄芩、黄柏、天花粉、知母、天竺黄。

2. 相不谐君，君亢相弱证　各种生命功能，主要是性、情、欲、动作、行为等动静、灵活性等显明节度亢奋；各种生命功能，主要是性、情、欲、动作、行为等止用、平衡性等控制节度不足。

治法：助相安君。

参考方药：

助相安君散：肉苁蓉、五味子、肉豆蔻、补骨脂、吴茱萸、泽泻、栀子仁、黄通草、石膏。

3. 君相分离，君相皆弱证　各种生命功能，主要是性、情、欲、动作、行为等动静、灵活性等显明节度不足；各种生命功能，主要是性、情、欲、动作、行为等止用、平衡性等控制节度不足。

治法：强君助相。

参考方药：

黄连四神丸：黄连、五味子、肉豆蔻、补骨脂、吴茱萸。

第二章

志意辨证舌诊

第一节　气质、体质、病证舌诊合一

通过望、闻、问、切等手段，诊察疾病显现于外的各种症状和体征，据此了解内脏的病变，推测疾病的病因、病位、病性、病势，从而对疾病做出诊断，并为论治提供依据，这是中医学的一大特色。但把证的确立基础主要建立在症状之上。其准确性、可靠性、客观性难以保证，因此证候诊断疗效标准的规范便难以实现。因此，应该把证的辨识和研究重心向舌诊、脉诊等体征方面转移。

脉象内在，不随意支配，呈即时自然态，时序性强，更适合病证诊断，且敏感性高；而舌象外在显象，相对稳定固态，即时变化性差，空间性强，既具有随意支配适合气质志意诊断，又有不随意支配也适合体质病证诊断，且特异性高。因而，完整的中医临床舌诊，应该是气质舌诊、体质舌诊、病证舌诊合一。

第二节　舌诊方法领悟

"舌之有苔，如地之莓苔，故以为名，由肺胃气化熏蒸而成。"舌苔乃胃气熏蒸于上，附着于舌面形成。所以正常舌苔的生成、舌质舌体的变化，有赖于以下四个基本条件和要素。即：有胃气，阴血不亏，有物可蒸，水谷精微是生成舌苔舌质舌体的物质基础；动力充足，阳气鼓动有力，气机升降有序，气化作用正常；道路通畅，无因湿致滞，无因积致郁。脾胃经脉与舌体相联。正如《灵枢·经脉》云："脾足太阴之脉……连舌本，散舌下。"《灵枢·营卫生会》曰："上焦出于胃口……上至舌，下足阳明。"同时，脾胃与其他脏腑经络相互密切联系，所谓"十二经脉，三百六十五络……其浊气出于胃，走唇舌而为味"。水谷精微之气，沿通路运行，在动力条件的推动下，气化上行，运输敷布，覆盖舌面化生成苔质体；另外，局部舌体无损伤也是舌苔形成的重要条件之一，所谓皮之不存，毛将安附。因而,舌苔的腻、薄、厚、浊、垢、腐、浮、熟、滑、润、涩、燥、紫绛灰白黄黑,可以用于决判疾病的虚实寒热。但“色泽变迁,主病奚若,变化万端”,所以,察舌常有两大误区,一是不凭经验而徒从事于颜色的图片与描述,按图比色,“意固可取,而形神大有误会”;二是固守于舌的部位分属五脏。应该,根据具体病人的舌象,动静结合,病生对照,诸诊合参,直知综合。验之于脉(脉象)、征(体征)、症(症状)、质(体质)、气(气质)、情(情志)、性(禀性),证之于治效转归。

第三节　临证察舌要点

诊舌不拘泥于色,而重视舌质、苔质;不拘于位而重视动态趋势变化。临证察舌要点:

1. 首先,别苔垢,区别内生舌苔与外成舌垢。舌垢外成,望诊虽然也可以呈现厚浊,但刮擦即净,根底不固;舌苔内生,望诊确有根底,即使刮去秽腻,而苔质不露,仍然腻浊。

2. 其次,辨舌质,辨析舌质滑润、殷红、淡白。从血管分布、神经支配、味觉、腺管解剖入手,分部位辨析皮、肉、筋、腺、血管的滑润、殷红、淡白,以及舌质的颗粒粗细、疏松程度、结黏、通透性、保养性、吸收分泌。

3. 析舌体,辨识舌体的厚薄大小、敛散松实、点痕星刺、尖苛圆钝、软硬裂纹。

4. 识舌神,综合观察舌的感-觉、伸-缩、收-放、至-止、应-变、动态、势能、形态顺应性、相称性。通过气质舌诊辨识个体的志意、精神、魂魄。

5. 参四诊,多坐标结合验证于闻诊、问诊、切诊,重质、势、气,勿拘泥于色、位,勿视而不见,多经验临床,必须结合病人实况,动态观察舌象。正如张山雷所谓:“病人在侧,随时讲解,领悟体会。”视而见,识出实在理由,符合脉征,循证验明,处方肯綮。

第三章

志意辨证脉诊

精神动作行为异常疾病类属是躯体、功能、社会心理行为改变的复合体，更重要的是以精神动作行为状态的异常为核心，而不是脏腑形体结构损伤为主。因而脏腑形体结构损伤病证最相宜的辨证方法未必与精神动作行为疾病也最相宜。疾病类属不同，各有其主要的最为相宜的辨证方法。各得其法，为相宜。“论裁志意，必有法则。”志意辨证是多动、抽动、癫痫、躁狂、焦虑、抑郁、孤独、攻击、自残、成瘾、依赖、强迫、恐惧、癔症、排泄障碍、进食障碍、睡眠障碍等精神动作行为异常病证相宜辨证体系的可能选择之一。因而，志意脉诊作为志意辨证的主要内容亦应运而生。

第一节　志意脉象图

志意脉诊定位：三部、六带、浮中沉、十二品、七十二格。共同形成志意辨证脉诊定位方法。

1. 三部　分候精、神、魂、魄、志、意。

左寸：候心神。

左关：候肝魂。

左尺：候肾志。

右寸：候肺魄。

右关：候脾意。

右尺：候命门精。

2. 六带　分候本能、情感、意志之精、神、魂、魄、志、意。

左寸：候心神。

尺侧带：候本能心神。

中间带：候情感心神。

桡侧带：候意志心神。

左关:候肝魂。
尺侧带:候本能肝魂。
中间带:候情感肝魂。
桡侧带:候意志肝魂。
左尺:候肾志。
尺侧带:候本能肾志。
中间带:候情感肾志。
桡侧带:候意志肾志。
右寸:候肺魄。
尺侧带:候本能肺魄。
中间带:候情感肺魄。
桡侧带:候意志肺魄。
右关:候脾意。
尺侧带:候本能脾意。
中间带:候情感脾意。
桡侧带:候意志脾意。
右尺:候命门精。
尺侧带:候本能命门精。
中间带:候情感命门精。
桡侧带:候意志命门精。

3. 十二品　分候精、神、魂、魄、志、意之优良低劣。

寸:上品——优
中上品——良
中下品——低
下品——劣
关:上品——优
中上品——良
中下品——低
下品——劣
尺:上品——优
中上品——良
中下品——低
下品——劣

4. 七十二格　三部、六带、十二品交汇形成志意辨证脉诊的七十二格。

第二节　志意脉象综合诊法

1. 来去、出入、止至来去以诊动作行为状况，出入以诊言语举止状况，止至以诊精神动作行为节度果敢。

（1）来、去——判断行动。

（2）出、入——判断举止。

（3）止、至——判断行动举止的到位、节制。

2. 形状态势

（1）形状

（2）态势：脉诊秘诀，大约三十八字尽之。而每字实有秘要，非一言可尽。

3. 散敛、紧松、圆棱、刚柔

（1）散—敛

（2）紧—松

（3）圆—棱

（4）刚—柔

4. 清浊、兼独、高下、邪正

（1）清—浊

（2）兼—独

（3）高—下

（4）邪—正

5. 曲直、宽窄、凸凹、滑涩

（1）曲—直

（2）宽—窄

（3）凸—凹

（4）滑—涩

6. 指压刺激反应

第四章

志意辨证方药理论

疾病谱的演变，医学模式的更新，精神动作行为异常疾病的不断增多趋势，已成为无法回避的社会现实。在心身疾病这个我们中医学一直以来引以自豪的领域，有关精神动作行为异常疾病中药药治指导理论零金碎玉，其强势特色未得以更充分彰明。面对生命体精神动作行为异常状态，中医文献典籍是否存在与精神动作行为异常病证相宜的药治理论？中医学志意精神魂魄药治理论源流有待我们发掘与修复。

第一节　《神农本草经》初具类分精、神、魂、魄、意、志药物雏形

在“五味，养精神，强魂魄；五石，养髓，肌肉肥泽”“凡欲治病，先察其源，先候病机。五脏未虚，六腑未竭，血脉未乱，精神未散，服药必活。若病已成，可得半愈。病势已过，命将难全”等药治理念指导下，《神农本草经》萌芽了志、意、魂、魄、精、神病证的药治分类雏形。文献研究显示，《神农本草经》调志意类中有增志类、益志类、强志类、安志类、定志类、和心志类等调志药物 20 味和强意类药物 1 味；调精神类有安神类、益精类、养精神类、通神类、养精类、养神类药物 16 味；调魂魄类有安魂类、安魄类、安魂魄类、强魂类、定魂魄类药物 8 味。调志意类，如白芝味辛平，“强志意勇悍，安魄”；木香“味辛温。强志。久服不梦寤魇寐”；巴戟天“味辛微温。强筋骨，安五脏，补中，增志，益气”。调魂魄、调精神类，如龙眼“味甘平。主治五脏邪气，安志，厌食。久服强魂，聪明，轻身不老，通神明”；茯苓“味甘平。主治胸胁逆气，忧恚惊恐，心下结痛，寒热烦满咳逆，口焦舌干，利小便。久服安魂养神，不饥延年”；人参“味甘小寒。主补五脏，安精神，定魂魄，止惊悸，除邪气，明目，开心益智”。

一、志相关药物

增志类:1 味,巴戟天。

益志类:1 味,鲤鱼胆。

强志类:16 味,葈耳实、莨菪子、熊脂、石蜜、白马茎、鹗鸡、蒲陶、篷虆、鸡头实等。

安志类:1 味,龙眼。

定志类:1 味,酸浆。

和心志类:1 味,合欢。

益智类:2 味,人参、远志。

增智类:2 味,赤芝、巴戟天。

强智类:1 味,远志。

二、精神相关药物

安神类:2 味,人参、黄芝。

益精类:9 味,石钟乳、紫芝、茨胡、析蓂子、杜若、翘根。

养精神类:1 味,女贞实。

通神类:1 味,莨菪子、牡桂。

养精类:1 味,水芹。

养神类:2 味,茯苓、空青。

三、魂魄相关药物

安魂类:3 味,丹砂、茯苓、青芝。

安魄类:1 味,白芝。

安魂魄类:1 味,玉泉、丹砂。

强魂类:1 味,龙眼。

定魂魄类:1 味,人参。

第二节　《名医别录》扩展了精、神、魂、魄、意、志相关药物

文献研究显示,《名医别录》神、魂、魄、意、志相关药物范围进一步扩大,调精神药物,有益神类、保神类、定神类、通神类、镇神类、养神类、利神类 32 味;调魂魄药物,有安魂类、定魂类、治失魄类、安魄类、定魄类 15 味;调意药物,有强意类 3 味;调志药物,有高志类、益志类、定志类、少志类、立志类、增志类、强志类 27 味。如“干姜,微温,辛,归五脏。久服小志少智,伤心气”。

一、精神相关药物

益神类:1味,丹砂。

保神类:2味,茯苓、麦门冬。

定神类:1味,金屑。

通神类:19味,络石、千岁蘽汁、檗木、白青、景天、兰草、蘼芜、云实、雄鸡、竹叶、莨菪子、荧火等。

镇神类:1味,金屑。

养神类:7味,茯神、龙骨、万石华、旷石等。

利神类:1味,扁青。

二、魂魄相关药物

安魂类:6味,檗木、玉泉、青芝等。

定魂类:2味,龙骨、琥珀。

治失魄类:1味,鬼臼。

安魄类:5味,檗木、玉泉等。

定魄类:1味,琥珀。

三、意相关药物

强意类:3味,五加、白芝、马肉。

四、志相关药物

高志类:3味,空青、云母、菖蒲。

益志类:2味,蓼实、鲤鱼胆。

定志类:3味,酸浆等。

少志类:1味,干姜。

立志类:1味,马肉。

增志类:1味,巴戟天。

强志类:15味,防葵、乌贼鱼骨(肉)、天雄、远志、石蜜、葡萄、蓬蘽、鸡头实、桑耳、白马茎、莨菪子等。

第三节　唐代《千金方》丰富了精、神、魂、魄、意、志相关药物

《千金翼方》所载神、魂、魄、意、志相关药物,更注重实用,调志药物有增志

类、益志类、强志类、安志类、定志类、高志类33味;调精神药物有安神类、益精类、养精神类、利精神类、镇精神类、安精神类、通神明类、保神类、定神类、养精类、养神类67味。调魂魄药物有安魂类、安魄类、安魂魄类、强魂类、定魂魄类10味。

尤其需要指出的是《备急千金要方》《千金翼方》业已存在志意药治实践运用,仅《千金翼方》就有相关志意辨证立方28方,如人参丸用治心中畏恐夜不得眠的志意不安证;“心悸第五”所载人参方论治恍恍忽忽,言语错乱的志意不定证。《备急千金要方·风虚惊悸》可谓志意药治篇,风经五脏,大虚惊悸,辨证为神不安志不定证,治法安神定志,处方安神定志方茯神汤;奄奄忽忽,朝愈暮剧,惊悸,心中憧憧,胸满,不下食,不欲闻人声,辨证为志不定证,治法定志下气,处方定志下气方补心汤;心气虚悸恍惚多忘或梦寤惊魇,辨证为志少不足证,治法益志定心,处方志少不足方大定心汤;风虚劳冷,心气不足,喜忘恐怖,辨证为神志不定证,治法定神志,处方神志不定方镇心汤;风虚心气惊弱,恍惚失常,忽怒愤悲,辨证为志意不乐证,治法和志悦意,处方志意不乐方大镇心散;以及惊劳失志方施治失志证、小镇心散施治心神不定证等。

一、志相关药物

增志类:1味,巴戟天。

益志类:1味,合欢、鲤鱼胆。

强志类:15味,防葵、葈耳实、莨菪子、桑耳、石蜜、蒲陶、蓬藟、鸡头、天雄等。

安志类:1味,龙眼。

定志类:3味,酸浆等。

高志类:3味,空青、云母、菖蒲。

益智类:3味,远志、人参、龙胆。

增智类:2味,赤芝、菖蒲。

强智类:3味,远志、樗鸡、乌贼骨。

二、精神相关药物

安神类:2味,黄芝、龙骨。

益精类:30味,扁青、云母、石钟乳、菥蓂子、白棘、原蚕蛾、樱桃、碧石青、石濡等。

养精神类:6味,丹砂、空青、菌桂、萤火、藕实等。

利精神类:1味,扁青。

镇精神类:1味,金屑。

安精神类：1 味，人参。

通神明类：15 味，丹砂、白青、千岁蘽汁、景天、兰草、蘼芜、云实、生姜、莨菪子、橘柚等。

保神类：2 味，麦冬、茯苓。

定神类：2 味，银屑、雌黄。

养精类：3 味，水芹、厉石华等。

养神类：4 味，丹砂、紫芝等。

三、魂魄相关药物

安魂类：2 味，青芝、茯苓。

安魄类：1 味，黄芝。

安魂魄类：4 味，玉泉、丹砂、苏合香等。

强魂类：1 味，龙眼。

定魂魄类：2 味，人参、琥珀。

定惊悸类：8 味，紫石英、白石脂、银屑、铁精、代赭石、蘼芜、龙骨。

止惊悸类：7 味，羚羊角、柏实、远志、人参、龙胆、桔梗、柏实。

此外，王焘《外台秘要》重视志意药治实践，堪与《千金方》媲美，卷十五“风狂及诸风下二十四门”志意药治理法方药渐备。“风惊恐失志喜忘及妄言方六首”，对症见，忽忽善忘，小便赤黄，喜梦见死人，或梦居水中，惊恐惕惕如怖，目视茫茫，不欲闻人声，饮食不得味，神情恍惚不安者，辨证为志不定魂不足证，治以定志养魂，方选人参汤，并嘱“安卧当小汗弥佳。忌海藻、菘菜、羊肉、芜荑”；症见，忽忽喜忘，悲伤不乐，阳气不起者，辨证为宿惊失志证，治以强志却惊，方选龙骨汤，嘱“忌海藻、菘菜、酢物生葱”；对惊劳失志证，用《千金》疗惊劳失志方，对惊悸，心神错乱，或是或非，言语无度者，则治以茯神汤；对风邪狂乱失心，治以《广济》安神定志方；对心气不定，五脏不足，甚者忧愁悲伤不乐，忽忽喜忘，朝愈暮剧，暮愈朝发，发则狂眩的心志不定证，治以定志小丸；对五惊，喜怒不安者，治以定志紫葳丸。“风邪方八首”，治胃气厥实，风邪入脏，喜怒忧愁，恍惚喜忘，夜不得寐的心意不定证，以镇心丸。“五邪方五首”，对五邪气入人体中，鬼语诸妄有所语，闷乱恍惚不定，发作来往有时的意志不定证，治以五邪汤等。

第四节　宋代《三因极一病证方论》明确志、意、魂、魄、精、神证治药用理论

《三因极一病证方论·五脏传变病脉》指出：“人之五脏，配木火土金水，以

养魂神意魄志，生怒喜思忧恐。”《三因极一病证方论·纪用备论》进而确立“安魂、育神、益气、定魄、守志者，百药之功也”“通润、悦怿、轻身、润泽、益精者，百药之能也”的志意精神魂魄药用指导理论，标志着志、意、魂、魄、精、神证治方药理论已初步具备。

同时，更多宋代医家仍沿用《神农本草经》及南北朝隋唐有关志意药治理论，继续付诸临床运用。

《圣济总录》对心中风，恍惚惊悸，辨证为神志不安，治以安神志化痰涎，方用人参丹砂丸；脚气风经五脏，夜卧不安，心中惊悸，小便频数，志意不安证，治以强志安意的木香丸；治肝劳热，恐畏不安，精神恍惚，不能独外的志气错越证，治以茯苓丸。

《太平惠民和剂局方》志意论治方药则更丰富，如牛黄清心丸“又治心气不足，神志不定，惊恐怕怖，悲忧惨戚，虚烦少睡，喜怒无时；或发狂癫神情昏乱”；宁志膏“治心脏亏虚，神志不守”。志弱不定证，治以益心强志的定志丸；心气不足，神情恍惚，语言错妄，忪悸烦郁，愁忧惨戚，喜怒多恐，健忘少睡，夜多异梦，寐即惊魇，或发狂眩，暴不知人，辨证为志意不定证，治以益气养心、安定志意的预知子丸；男子、妇人心气不足，惊悸恐怖，悲忧惨戚，虚烦少睡，喜怒不常，夜多盗汗，饮食无味，头目昏眩，辨证为志意不定证，治以补益气血、安神镇心的妙香散等。

《传信适用方》增减定志丸，养心肾、安魂魄、滋元气、益聪明，治疗健忘差谬、梦寐不宁、怔忡恍惚、精神昏瞀证。

《类编朱氏集验医方》既有清思全志、宽神、通神明的养心丹，益心志、壮心肾、除恍惚惊悸的固心丹，又有壮真元、益心气、使水火既济的既济玉关丸用治忧思过多、心肾不足、水火不能交养的神志不宁证，也有强志丸益心血、活肾水而用治白浊。

不难发现，宋代随着志意药治范围的扩展，精神行为动作与形体脏腑病证各有相宜辨证方法的理念实已显露趋于模糊端倪。

第五节　《志意辨证论裁》初步修复并确立志、意、魂、魄、精、神证治方药体系

宋以后对志意精神魂魄药治仍有不少论述，但金明以降，尤其清中末期，西学东渐，学着重视从形体结构上找原因，在临证实践中，随着形体与精神、生理与心理、精与神、情与志、神与魂与魄与意与志渐以模糊，乃至动作行为异常“万病木郁，百病肝风，动只筋急”，其结果，将精神、心理、动作行为疾患当做身躯形体疾病看待，对生理的东西与心理的东西不加严格区分，使用适宜于形体

损伤疾病的药治模式，来治疗精神动作行为异常病证，始终在七情致病、五脏神的圈圈内周旋。业已形成的与精神动作行为异常相宜的药治雏形和理论，被渐渐变异消磨。志意精神魂魄药治理论终究有意无意地被渐以丢失殆尽。

《志意辨证论裁》以700余部历代中医典籍为参考，通过检索秦汉至清末有关"本草""方剂"文献专著50余部后，对志、意、魂、魄、精、神类药进行了聚类分析，研究的结果，使志、意、魂、魄、精、神证治方药体系得以初步修复(图1)。

1. 调志药物　大致37味，分为10类。分别为：强志类13味，益志类9味，增志类4味，定志类9味，和志类1味，安志类6味，小志类1味，清志类2味，宁志类3味，开志类1味。

2. 调意药物　大致7味，分为6类。分别为：升意类1味，定意类2味，强意类2味，益意类1味，坚意类1味，安意类1味。

3. 调魄药物　大致22味，分为12类。分别为：化魄类1味，炼魄类1味，劳魄类1味，安神魄类1味，安魄魂类5味，定魄魂类6味，敛魄类1味，镇魄类1味，摄魄类1味，强魄类1味，定魄类14味，安魄类2味。

4. 调魂药物　大致27味，分为12类。分别为：生魂类1味，安魂类20味，定魂类8味，壮魂类1味，强魂类1味，清魂类1味，敛魂类2味，醒魂类1味，和魂类1味，劳魂类1味，安神魂类1味，定神魂类1味。

5. 调精神药物　大致76味，分为20类。分别为：养神类20味，益神类7味，安神类31味、敛神明类3味，壮精神类2味，通神明类19味，夺神类1味，添长精神类3味，助神类4味，镇神类4味，振作精神类1味，育神类1味，和神类2味，生神气类2味，宁神类3味，守神类1味，清神类3味，醒神类1味，摄神类4味，定神类4味。

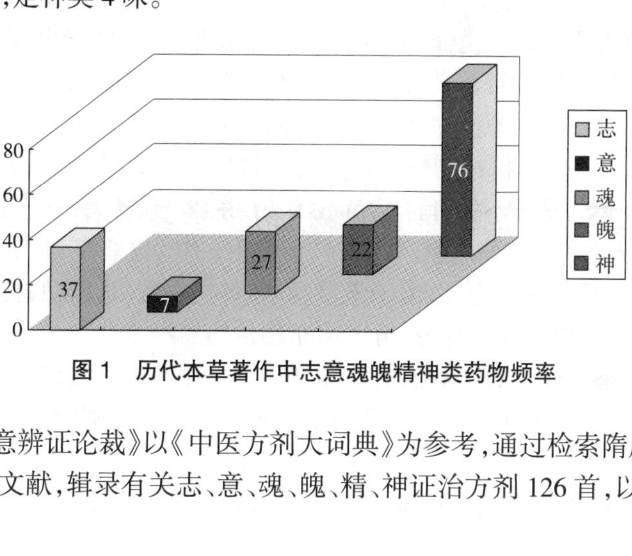

图1　历代本草著作中志意魂魄精神类药物频率

6.《志意辨证论裁》以《中医方剂大词典》为参考，通过检索隋唐至清末有关名家方书文献，辑录有关志、意、魂、魄、精、神证治方剂126首，以及16个志意证治经验方、11 个魂魄证治经验方、39 个精神证治经验方。

第六节　精神行为病志意辨证方药体系架构

志意辨证理论体系明确提出，精神动作行为异常疾病与外感、内伤形体病证属于不同的类属。临床实践要求我们不能一味地从形体结构上找原因。随着对形体与精神、生理与心理、精与神、情与志及神与魂、魄、意、志关系、概念的理清，尤其是“志”“意”的界定，以及志意辨证路径与架构的构建形成，临床需要区分病证类属使用适宜的药治模式，有必要对与精神动作行为异常相宜的志意辨证药治理论体系进行深入探索。

（一）中医学志意精神魂魄药性、治法、组方理论及分类雏形

《神农本草经》曰：“凡欲疗病，先察其原，先候病机。五脏未虚，六腑未竭，血脉未乱，精神未散，服药必活。若病已成，可得半愈。病势已过，命将难全”，“五味，养精神，强魂魄；五石，养髓，肌肉肥泽”。可见当时已经产生了有关精神、魂魄药性理论观念。其后，这种药性理论受到历代医家更多的解读和使用。《备急千金要方》治男子妇人因风虚湿冷、邪气入脏导致的狂言妄语、精神错乱、恍惚多忘等志意不定证候，治法安心定志、聪耳明目、通脏腑，方用排风汤。《圣济总录》治心气虚弱，时发昏闷，惊悸恍惚，忘误心忪，安定神志、补心不足，方用丹砂茯神丸。《太平惠民和剂局方》在宁心保神、益血固精、壮力强志、令人不忘治法下，方用天王补心丹清三焦，化痰涎，祛烦热，除惊悸，疗咽干口燥，育养心气。以上所引，足见隋唐、宋代医家将志意精神魂魄药性理论丰富发展并应用于临证实践。宋代陈言以五脏配五行，以养魂神意魄志、生怒喜思忧恐为指导，在《三因极一病证方论·纪用备论》中有“安魂、育神、益气、定魄、守志者，百药之功也”“通润、悦怿、轻身、润泽、益精者，百药之能也”的论述，标志着志、意、魂、魄、精、神证治药性理论初步确立形成。然而，金元迨至明清此种理论渐趋遗失淡忘，其原因多多，以清代邹澍《本经疏证》反思的较为中肯，“举凡‘身体五脏百病、养精神、安魂魄、益气、明目’诸大用尽遗之，何也？是固古今医学分合所系，不可不知者也”。邹澍认为，东汉班固《汉书·艺文志》“方技”有医经、经方、房中、神仙之别。太古岐伯俞拊，中世扁鹊秦和，汉兴仓公咸能尽通其旨。发展至汉代中叶，由于学重师承，各执一端，难以融通四家，逐渐演变为 4 种类型。医圣仲景处方，分明多是融洽医经经方合二为一，针对六淫进退出入，阴阳盛衰错互，而辨极黍铢，于房中神仙则缺失。“故仲景非特于精神魂魄等义，不备细研究以示人。即所谓轻身益寿不老神仙者，岂复一言述及耶？”仅于“五脏风寒积聚篇”邪入使魂魄不安内容，论及精神离散，魂魄妄行。

同样，历代医家对志、意、魂、魄、精、神病证药治分类的认识，也经历类似过程，由雏形到形成，由简到繁，由局限到较全面，金元以后，有而复失。

《神农本草经》萌芽了志、意、精、神、魂、魄、情、欲药用分类雏形，其中明确记载有调志药用的药物 20 味，分增强补益与安定调和两方面，有增志、强志、益志、安志、定志、和志 6 类；调意药用只有单方向、强意类药物一类 1 味；调神药用的药物 7 味，有安神、养神、通神 3 类；调精药用的药物 10 味，只有养益方向，分养精、益精 2 类；调魂药用的药物 5 味，有增强与安定两方面，分安魂、强魂、定魂 3 类；调魄药用的药物 4 味，仅有安定调和单方向，分安魄、定魄 2 类。

《名医别录》调神药用的药物增加到 32 味，有益神、保神、定神、通神、镇神、养神、利神 7 类；调魂药物增加到 8 味，有安定单方面，分安魂、定魂 2 类；调魄药物增加到 7 味，有补益与安定 2 个方向，分益魄、安魄、定魄 3 类；调意药物尽管只有强意一个作用方向，但已增至 3 味；调志药物 27 味，有增益、减小、定立调和 3 个方向，分增志、强志、高志、益志、少志、定志、立志 7 类。

孙思邈更加注重调谐精、神、魂、魄、意、志药物的临床实践运用。《千金翼方》中，调志药用药物已扩展至 33 味，承袭了《神农本草经》增强补益与安定调和 2 个作用方向认识，分为增志、益志、强志、高志、安志、定志 6 类；调神药物 34 味，有安神、养神、利神、镇神、通神明、保神、定神 7 类；调精药用药物 42 味，益养、安镇、通利 3 个作用方向，分益精、养精、镇精、安精、利精 5 类；调魂药物 9 味，有安定、增强两方面，分安魂、强魂、定魂 3 类；调魄药物 7 味，安定单方向，分安魄、定魄 2 类。

不难看出，宋以前先贤已经具有分类调谐志、意、精、神、魂、魄药物的取向，但是，显然分类不固定、欠清晰，处于规律探索阶段。

（二）中医药文献志意精神魂魄相关方药聚类分析研究

通过收集秦汉至清末记载志意精神魂魄相关方药的中医专书、综合性医著、方书、类书、本草著作、医案、医话等文献，以《历代本草药性汇解》为参考，共检索有关本草专著 37 部，收集药物 400 余味。依据《中药学》(普通高等教育中医药类规划教材，1995 年 6 月）归类后聚类分析。建立相对规范的数据及数据库，使用数据库软件 EXCEL 编程建立数据录入系统。所有统计选用国际公认的权威统计软件“SAS System for Windows v8.2”，通过编程进行分析。

对历代本草调志类药物进行聚类分析研究，结果显示：调志药用药物共 37 味 12 类。强志类 13 味，益志类 9 味，增志类 4 味，定志类 9 味，和志类 1 味，安志类 6 味，立志类 1 味，高志类 3 味，小志类 1 味，清志类 2 味，宁志类 3 味，开志类 1 味。有增强补益、安定调和、减小清开 3 个方向。聚类研究发现，宋代以前本草有关调志药物，与现代中药分类认识有较大区别，调志药物归属《中药学》补益类 12 味，其中补肾类仅 4 味；归属非补益类 25 味，其中解表药 3 味、清热类 3 味、祛风湿类 1 味、利水渗湿类 1 味、理气类 1 味、温里祛寒 1 味、理血类2味、安神类6味、平肝息风类1味、开窍类2味、收涩类4味。

历代本草调意类药物聚类分析研究结果显示：调意药用药物共7味6类。升补意类1味，定意类2味，强意类2味，益意类1味，坚意类1味，安意类1味。有补益、坚定2个方向。聚类研究发现，宋代以前本草有关调意药物，与现代中药分类比较，归属《中药学》解表类1味、清热类1味、祛风湿类1味、安神类2味、补益类2味。

历代本草调神类药物聚类分析研究结果显示：调神药用药物共76味20类。养神类20味，益神类7味，安神类31味，敛神明类3味，壮神类2味，通神明类19味，夺神类1味，添长神类3味，助神类4味，镇神类4味，振作神类1味，育神类1味，和神类2味，生神类2味，宁神类3味，守神类1味，清神类3味，醒神类1味，摄神类4味，定神类4味。有补益强壮、安定宁和、镇摄守敛、通醒清夺多个方向。聚类研究发现，宋代以前本草有关调神药物，与现代中药分类比较，归属《中药学》解表类5味、清热类6味、化痰止咳平喘类3味、祛风湿类5味、利水渗湿类2味、理气类4味、温里祛寒类3味、理血类6味、安神类8味、平肝息风类2味、开窍类4味、补益类23味，另有收涩类5味。

历代本草调精类药物聚类分析研究结果显示：调精药用药物共58味10类。养精类12味，益精类32味，壮精类3味，健精旺精类1味，添精长精类3味，助精类2味，振精类1味，安精类2味，镇精类1味，利精类1味。有补益健壮、安镇清利两大方向。聚类研究发现，宋代以前本草有关调精药物，与现代中药分类比较，差异性更大，如养精类中有桂枝、大蓟根，益精类中有卷柏、车前子。

历代本草调魂类药物聚类分析研究结果显示：调魂药用药物共27味12类。生魂类1味，安魂类20味，定魂类8味，壮魂类1味，强魂类1味，清魂类1味，敛魂类2味，醒魂类1味，和魂类1味，劳魂类1味，安魂类1味。有补益强壮、安定清和、镇醒劳敛多个方向。聚类研究发现，宋代以前本草有关调魂药物，与现代中药分类比较，归属《中药学》解表类1味、清热类1味、化痰止咳平喘类1味、祛湿类1味、理气类1味、理血类1味、安神类6味、平肝息风类1味、开窍类1味、补益类10味、收涩类2味、外用类1味。

历代本草调魄类药物聚类分析研究，结果显示：调魄药用药物共22味9类。化魄类1味，炼魄类1味，劳魄类1味，安魄类9味，定魄类20味，敛魄类1味，镇魄类1味，摄魄类1味，强魄类1味。有补益强壮、安定镇摄2个方向。聚类研究发现，宋代以前本草有关调魄药物，与现代中药分类比较，归属《中药学》解表类1味、清热类1味、祛湿类1味、理气类1味、安神类6味、平肝息风类1味、开窍类1味、补益类8味、收涩类1味、外用类1味。

（三）《志意辨证论裁》初步修复并确立志、意、魂、魄、精、神证治方药体系

笔者根据古代文献，初步修复并确立志、意、魂、魄、精、神证治方药体系。

在志证辨证架构下，确立调志药物分类。针对志不足证的强志类，具有益志、增志、强志功用，代表方如强志散，代表药物如巴戟天、当归、百合、柏子仁、生地黄、牡丹皮、山药、茯神、远志、大枣、鹿茸、杜仲、桑螵蛸、蜂蜜、石菖蒲；针对志有余证的抑志类，具有小志、抑志、清志、开志、安志功用，代表方如抑志散，代表药物如石斛、半夏、生姜、甘草、柴胡、牛黄、龙眼肉。针对志摇证的坚志类，具有坚志、定志功用，代表方如坚志方，代表药物如五加皮、天麻、苍耳子、乌头。

在意证辨证架构下，确立调意药物分类。针对意不足证的强意类，具有补意、升意、强意功用，代表方如升补意气方，代表药物如柴胡、淫羊藿、五加皮、柏子仁；针对意有余证的小意类，具有小意、安意功用，代表方如强志小意散，代表药物如独活、泽泻、白芥子、竹茹、钩藤、菊花；针对意任证定意类，具有定意功用，代表方如强志定意扶相散，代表药物如人参、远志、补骨脂、半夏、茯神、琥珀、竹茹等。

在魂证辨证架构下，确立调魂药物分类。针对魂弱证的强魂类，具有强魂、壮魂、敛魂、醒魂功用，代表方如强魂散，代表药物如龙眼肉、枸杞子、龙骨、酸枣仁、苏木；针对魂亢证的安定类，具有安魂、定魂、清魂、和魂功用，代表方如镇魂方，代表药物如桑白皮、牛黄、羚羊角、龙骨、琥珀、升麻。

在魄证辨证架构下，确立调魄药物分类。针对魄弱证的强魄类，具有强魄、摄魄、敛魄功用，代表方如强魄散，代表药物如龙眼肉、党参、续断、龙骨；针对魄亢证的抑魄类，具有安魄、定魄、镇魄、抑魄功用，代表方如安魄散，代表药物如龙骨、北沙参、生地黄、牛黄、琥珀、柏子仁、甘草、金樱子、九香虫、山药、远志、茯苓。

另外，在精证辨证架构下，针对精不足、精亢、精淫证，确立调精药物的益精、泻精、和精分类。在神证辨证架构下，针对神不足、神越、神乱证，确立调神药物的强神、安神、和神分类。在君火证辨证框架下，针对君火不足、君火旺证，确立调君火药物的强君火、抑君火分类；在相火证辨证框架下，针对相火不足、相火妄越证，确立调相火药物的补相火、泻相火分类等。

参考文献

1. 王克勤，杨秋莉．中医心理学基础理论［M］．北京：人民卫生出版社，2013：129-139.

2. 阎兆君．多发性抽动症志意辨证理论构设与研究［D］．济南：山东中医药大学，2005.

3. 阎兆君．志意辨证论裁［M］．上海：上海科学普及出版社，2006：82-106.

4. 阎兆君．精神行为病中医论治：诠释志意辨证［M］．北京：人民军医出版社，2008：55.

中篇

志意辨证临床实践

第一章

强迫障碍志意辨证论治

强迫障碍是以强迫观念或强迫动作为主要症状,并伴有焦虑情绪和适应困难的一种神经行为病证。发病高峰年龄 15~20 岁,患病率约为 0.5%~1%,女性发病晚于男性。具有慢性持续性病程者占 77.6%,残留问题的发生率占 10%~15%。本病适宜志意辨证论治。

(一)确定病证类属

中国精神疾病分类方案与诊断标准及相关诊疗指南规定强迫障碍以强迫症状为主要临床相,符合症状标准至少已 3 个月,而且必须在连续 2 周中的多数时间存在强迫症状或强迫动作,或两者并存,这些症状引起痛苦或妨碍活动,患者的生活、职业、社会功能受损,多呈慢性迁延病程,诊断要求同时排除其他精神障碍的继发性强迫症状,如抑郁症和精神分裂症等,排除脑器质性疾病。疾病的严重期、慢性期可出现抑郁或其他精神障碍如惊恐发作、摄食、抽动、冲动控制障碍等共病。临床主症表现为强迫思想或强迫动作之一种或混合。疾病的主证及演变,主要症结出现在个体人与社会的失和谐,所以类属为精神行为病证。临床论治强迫障碍,尤其儿童强迫障碍,应区分病证类属,据属择法,各得其法为相宜,而强迫障碍采用志意辨证是其可能相宜的选择之一。

(二)区分病理阶段

中医虽无强迫障碍病名,但对其证候特点、病因病机等已有较早认识。《三因极一病证方论·五脏传变病脉》曰:“人之五脏,配木火土金水,以养魂神意魄志,生怒喜思忧恐。”本病隶属志意、魂魄、君相失调。初起由于魂、魄、意、志、精、神禀赋各异,若不量禀赋,临事过差,则使五志不宁而为病,脏气本有虚实,忧伤、失志、思、怒、喜致脏气不平形成积聚,进而五情失度,动气伤神,致阴阳不和,气结,津液不通,形成形体损伤病症。强迫障碍精、神、志、意、魂、魄病证的发生,受到多方面病因病机的影响,既有先天禀赋造成的精或者神、志、意、魂、魄本身的有余、不足、异常,精、神、志、意、魂、魄之间的失调,病在精、神、志、意、魂、魄本证合证;又有七情内伤、六淫外侵、痰迷心窍等有关先后天因素影响脏腑病变引起的藏舍不适当，华显路径经、髓、节的阻滞与开阖失节，形骸器官的结构完整性损伤和感、觉、识、显、用功能的失常，进而由精、神、志、意、魂、魄渐及与脏腑气血经络津液同病的兼证，甚至最终耗损形骸失养以脏腑气血改变为主五劳六极、脏伤形损。五志禀赋不足，过劳则伤气耗精，过逸则气血壅滞。劳逸无度，则气血难以充养五脏。五脏精气不足则五脏所藏之精不安，正如《灵枢·本神》有“肝气虚则恐，实则怒……心气虚则悲，实则笑不休”。五脏所藏之神不同，损及何脏，乃见何证。若突然遭受剧烈的精神刺激，或某种情志活动持续过久，喜、怒、忧、思、悲、恐、惊七情变化超过了人体生理所能调节的限度，就会导致人体阴阳、气血失调，引起脏腑、经络功能紊乱，从而使精神不能内守而发病。思虑伤脾或肝气乘脾，脾虚则生痰。痰气上逆，迷蒙心窍，亦可致本病发生。

本病性质多属形神共患，临床过程往往以五志异常为先，渐及脏腑气血津液功能及形体改变。病理阶段演变以五志异常为先时，临床可采用志意辨证，病及脏腑气血津液功能及形体改变，则志意辨证结合脏腑气血津液辨证。根据其临床表现，辨证求因，分别不同阶段的神形主次，确定精神、志意、魂魄、君相本证合证兼证，分别审因论治。

（三）志意辨证论治解析

1. 辨识病机要点　初起基本病机以围绕辨五志禀赋虚实为主。五志异常，病机为肾志虚弱，脾意亢奋，志不御意。肺魄强盛，肝魂郁抑，魄不收魂。肾主志，脾主思。肾藏志，志坚则静而不移，志强则意行，志足者自制力强，遇事沉稳，志不足则失于收藏潜静，约束力差，表现为多恐、胆怯，性格多内倾，遇事多采取羞怯、回避、退缩态度。如肾志虚弱，志禀不足则控制力低，同时心神正常，则明知不必要却不能控制；脾藏意主思，若脾意亢奋，志不御意，症见强迫想法并引起烦恼、焦虑不安、恐惧。这些强迫想法是不随意，不能由自己的意志所控制的，总想否定、排除焦虑不安，结果却是力图克制而不能，感到极其痛苦。强迫思维，病在肾志脾意失衡。肺藏魄，肝藏魂。若肺魄强盛，重复进行某些动作或活动，肝魂郁抑，魄不收魂，明知不必要，但无法控制自己的行为，魄盛魂抑故重复活动或过分动作，从而通过重复活动或动作消魄舒魂，以恢复肺魄肝魂平衡。强迫行为病在肺魄肝魂失衡。

强迫形身兼症阶段，围绕脏气不平，七情失度，动气伤神，阴阳、气血，津液不通，形体损伤。基本病机以辨脏腑虚实为主，形神并见改变。“思伤脾，气留不行，积聚在中脘，不得饮食，腹胀满，四肢怠惰，故曰思则气结。”过度思虑，所欲不遂，损伤心脾，心脾不足，气血生化乏源，心气不足，心神涣散，情志郁怫，或平素学习紧张，郁怒伤肝，肝失疏泄，气机失畅，肝郁气结魂郁。肝郁化火，上扰心神；肝郁则胆气不利。饮食伤脾，或肝郁犯脾，脾失健运，痰涎内生，“气有所逆，痰有所滞”，则气郁痰结，痰火内扰；痰郁化火，扰神动志，神不内收。

2. 剖析主症归属

（1）辨强迫主症，别五志归属：强迫主症之辨，以辨五志的本证、合证为主。依据志证辨证路径之志行辨证，强迫障碍患者对强迫观念和强迫动作的控制不足，尽管力图改变，但志较少落实于行动；从志敢辨证角度，个性特征、思维和行为常常呈现怯弱、畏缩，志少于果敢进取，且为之恐惧担心；志气辨证，其意志难以统御情感及其动作行为，控制力弱，难于约束情感，并为之焦虑烦恼；志觉辨证，其自觉能动性差，明知思维和动作不必要，但却不能自觉调控和摆脱。确立志证辨证为志不足本证。依据意证辨证之意向辨证、意恒辨证、意欲辨证，强迫障碍患者精神行为意念反复固定指向选择于一种思维和动作；注意、记忆、臆度推测强度的维持固定目标过久过强；意大于欲，过分隐蔽。属于意证辨证之意亢本证。由于强迫障碍志不足与意亢的兼具性，志意失谐证辨证为志不御意合证。依据魂魄辨证，强迫障碍患者对感觉、运动、反射等功能活动过分驭收而呈魄盛状态本证；对思维、想象、评价、决断、情感与外界交流并反馈回机体的能力的发用受到抑制而呈现魂抑状态本证。由于魄盛魂抑常同时发生，魂魄失谐证辨证为魄盛魂抑合证。

强迫想法：强迫障碍病程中常常产生为减轻焦虑恐惧的强迫思维，重在辨肾志脾意。若见约束力差，胆怯退缩，则病在肾志；强迫想法，穷思竭虑，则病在脾意。强迫障碍初起肾志虚弱，本证志禀不足则控制力低，识神正常，明知不必要却不能控制，本证脾意亢奋，合证志不御意，症见强迫想法并引起焦虑不安、恐惧。这些强迫想法是不随意，不能由自己的意志所控制的，总想否定、排除焦虑不安，结果却是力图克制而不能，感到极其烦恼焦虑痛苦。

强迫行为：强迫行为，重在辨肺魄肝魂。肺藏魄，肝藏魂。若表现为重复刻板进行某些动作或活动，则病涉肺魄强盛；若症见明知动作不必要，但无法控制自己的行为，重复活动或过分动作，则为肝魂郁抑。本证肺魄强盛，重复进行某些动作或活动，肝魂郁抑，合证魄不收魂，明知不必要，但无法控制自己的行为，魄盛魂抑故重复活动或过分动作，从而通过重复活动或动作消魄舒魂，以恢复肺魄肝魂平衡，产生为减轻焦虑恐惧的强迫反应。

（2）辨形志兼症、主次伴随：强迫形身兼症之辨，形志症状并见，以辨恐惧、妄谋多虑及脏腑虚实为主。

恐惧：病机有二，一为“肝虚则善恐，如人将捕之”，一为“肾在志为恐，肾虚则恐惧不安”。二者多为舌淡或舌红无苔，脉多以沉细为主，在临床多为肝血肝魂失养，阴血虚肾志阴精不济等见证。

妄谋多虑：“肝为将军之官，谋虑出焉”。“胆为中正之官，决断出焉”。谋虑决断有肝胆主管，在正常精神活动中，二者互相配合，既有对事物的深谋远虑，又能相应地作出正确的判断与决定。若肝胆失调，肝魂失去正常的深谋远虑能力，而形成病理状态的妄谋多虑。肝胆气盛，志伤魂抑，症见强迫性思维，盲目多思多虑，甚则穷思极虑，犹豫不决，得不出肯定决断；胆虚魂弱失去应有的判断和决定能力，症见妄谋多虑、无决断；肝魂盛胆气虚，则多虑而犹豫不决，强迫性盲目多虑；肝魂胆气俱虚，症见对环境事物不可理解的恐惧感。

脏腑气血形症：情志病和五脏皆有关，强迫障碍呈现以思维和动作异常为主的临床表现，则与肝魂脾意的关系尤为密切。脾藏意，主思。《灵枢·本神》云："心有所忆谓之意……思发于脾而成思"，"脾愁忧而不解则伤意"。思维过程与心脾密切关联，积思久虑则伤脾。由所欲不遂诱发过度思虑，损伤心神脾意，气血生化乏源，则失眠多梦，面白无华，思维贫乏，刻板；言为心之声，心气不足，心神涣散，故喃喃自语；肝藏魂，主气机疏泄，并主筋脉，运动技能多与肝魂有关。情志郁怫，郁怒伤肝，肝失疏泄，气机失畅，则思维动作失常。肝郁化火，魂抑相火盛，上扰心神，则急躁易怒；肝魂郁滞则胆气不利，故胆小多疑；饮食伤脾，或肝郁犯脾，脾失健运，痰涎内生，"气有所逆，痰有所滞"，则气郁痰结，魂郁意结，故见意向强迫，痰郁化火，扰神动志，神不内收，则急躁易怒，动作冲动，失眠多梦。

主次伴随：心虚胆怯神魂不定者，症见经常出现不恰当或不必要的想法，紧张不安，伴心悸，易恐，坐卧不安，少寐多梦。气血两虚神志不足者，以强迫观念为主，迁延不愈，伴面色苍白，头晕目眩，体倦乏力，气短声低。肝郁气结魂抑意强者，多为强迫动作，重复、刻板。伴见情绪抑郁，胆小多疑，虚烦不眠，或急躁易怒，哭笑无常。

3. 重视舌脉体征　舌淡红形滞苔白腻，脉左尺伏弦直，右关滑实，证属肾志虚弱，脾意亢奋，志不御意证；舌质红形硬实苔白腻，脉右寸滑实有力，左关弦涩，证属肺魄强盛，肝魂郁抑，魄不收魂证；心脾不足，气血生化乏源，舌淡，苔薄，脉虚无力为气血不足之象；情志郁怫，肝郁气结，舌淡，苔白或黄，脉弦细数为肝胆气结之象；饮食伤脾，或肝郁犯脾，痰火内扰，舌红，苔黄厚，脉数有力或滑数为痰郁化火之象；跌仆损伤，瘀血阻窍，舌暗甚有瘀斑瘀点，脉细涩为瘀血之象。

4. 定治法治则　本病治疗遵循"损有余，补不足"之准则，根据疾病不同阶段的主要矛盾，采取相应治法。五志异常以调养心神肝魂为主，兼及脏腑气血津液功能及形体证候时，依其实在何腑、虚在何脏，分别施以形志同治法则。治疗除辨证用药选穴外，特别要配合心理治疗。

5. 选方药穴位　强迫障碍的用药选穴始终以心身共治为第一要务。分别神形主次，审因论治。

(1) 初期五志异常本证合证阶段：强迫障碍初期以五志禀赋异常及过用为主，肾志虚弱，脾意亢奋，志不御意；肺魄强盛，肝魂郁抑，魄不收魂。尚未涉及脏腑气血津液功能及形体损伤改变。治以调养心神肾志肝魂为重。

志弱意亢证：症见强迫想法，控制力低，明知不必要且不能控制。不随意，不能由自己的意志所控制，焦虑不安、恐惧。舌淡红形滞苔白腻，脉左尺伏弦直，右关滑实。证属肾志虚弱，脾意亢奋，志不御意证，治宜强肾志、定脾意，选方强志消迫散为主方，药用半夏、白术、茯神、木香。

魄强魂抑证：症见强迫行为，重复进行某些动作或活动，明知不必要，但无法控制自己的行为。总想否定、排除焦虑不安，结果却是力图克制而不能，感到极其痛苦。舌质红形硬实苔白腻，脉右寸滑实有力，左关弦涩。证属肺魄强盛，肝魂郁抑，魄不收魂证，治宜消肺魄、舒肝魂，选方舒魂消魄散为主方，药用竹茹、菊花、玄参、泽泻、白芥子。

参考穴位：补志室、泻意舍，补命门、平泻肝经，泻魄户、分推魂门。

(2) 中后期病及形志兼证阶段：病机渐及脏腑气血津液功能及形体损伤，强迫主症与形身兼症并见。依其实在何腑、虚在何脏，辨明气、血、阴、阳、痰、瘀、水、火及神、魂、志、意兼证，分别选用方药穴位。

心胆气虚，神魂不宁证：症见经常出现不恰当或不必要的想法，并引起紧张不安，又无法摆脱，伴心悸，警惕易恐，坐卧不安，少寐多梦，舌苔薄白或如常，脉动数或虚弦。临床以心神不宁、决断不定的强迫想法及惊恐不安为本证，兼有心气虚胆气不足之证，治宜安魂益志，养心宁神，选方益志定意和魂方为主方加减，用药当以调神与补脏兼顾，人参、远志、山药、茯神、当归、黄芪之类安宁神魂、益志定意，天冬、生地黄、熟地黄、五味子、肉桂、白术之属温养心胆之虚。

肾亏心火，神越志摇证：症状见强迫意向比较明显，如有从高处向下跳的想法，强迫行为难以控制，烦躁少寐，口干咽燥，头晕目眩，手足心热，严重者有潮热盗汗，或耳鸣，腰酸背痛，舌质红、少苔或无苔，脉细数。临床以心神亢越、肾志不宁的强迫意向及行为为本证，兼有肾阴亏虚、心火旺盛之证，治宜滋阴泻火，养心宁神坚志。选方坚志安养散为主方加减，或天王补心丹合朱砂安神丸化裁，用药当以神形兼顾，以生地黄、地骨皮、柏子仁、远志、酸枣仁、五味子、桔梗之类坚志定意、安养神魂，玄参、麦冬、天冬、当归、丹参、黄连、甘草之属滋养心肾之阴、清泻君相之火。

心脾损伤，神意不足证：症见强迫症状以强迫观念为主，迁延不愈，时作时止，病程较长，伴血色苍白，头晕目眩，体倦乏力，气短声低，舌质淡苔白，脉细弱。临床表现以心神脾意不足的强迫观念为本证，迁延不愈，时作时止，兼有心脾损伤，气血生化乏源之证，治宜益气养心，调意强志养神。选方归脾汤合强益安定散为主方加减，用药当以形神双养，益气补血养心，强志意益精神安定魂魄。以人参、黄芪、白术、茯神、炙甘草健脾益气生意，菟丝子、熟地黄、当归、龙眼肉、酸枣仁之属补心血育心神、安养魂魄，芡实、苍术、远志、木香以强肾志、调脾意。

肝郁气结，魂抑意滞证：症见思维强迫，动作重复、刻板。情志抑郁，或胆小多疑，虚烦不眠，或急躁易怒，哭笑无常，舌淡，苔白或黄，脉弦细数。证属肝郁气结证，治宜疏肝解郁，健脾益气。选方坚志抑相方合柴胡疏肝散为主方加减，药用柴胡、郁金、白芍、酸枣仁疏肝魂，白术、茯苓、黄芪、甘草调脾意，黄柏、大枣、荆芥坚志抑相火。

病机演变可渐及脏腑气血津液功能及形体为主时，则以脏腑气血津液辨证论治为主，兼顾志意辨证。临床表现心阳不振之证时，用药温振心阳，安神益志，当以桂枝、炙甘草通心阳，煅龙骨、煅牡蛎潜镇神魂，人参、附子、五加皮温阳化饮、安神魂益志；水气凌心时，用药当以茯苓、桂枝、白术、泽泻、猪苓、人参、黄芪、炙甘草振奋心阳，化气行水，茯神、远志、酸枣仁、琥珀宁心安神强志。心血瘀阻时，用药当以桃仁、红花、丹参、赤芍、川芎、延胡索、香附、青皮、生地黄、当归活血化瘀、通脉，桂枝、炙甘草、煅龙骨、煅牡蛎宁心安养神魂。痰火扰心证，用药当以黄连、栀子、竹茹、半夏、胆南星、全瓜蒌、陈皮、枳实清热化痰，远志、石菖蒲、酸枣仁、生龙骨、生牡蛎定志和志、安潜神魂。

第二章

孤独症志意辨证论治

孤独症又称自闭症，为广泛性发育障碍的心理疾病，常发于婴幼儿时期。主要以社会交往障碍、语言发育障碍及特殊行为表现为基本特征。中医古代文献中无该病名记载，但有相关症状描述，多归属于中医学童昏、语迟、清狂、无慧、胎弱、视无情、目无情等范畴。适宜志意辨证论治。

（一）孤独症类属精神行为病证

该病通常起病于3岁以内，目前世界多国普遍使用DSM-Ⅴ诊断标准诊断孤独症，其核心标准主要围绕社会交往方面存在质的缺陷，行为方式、兴趣和活动内容狭隘、重复和刻板，语言交流和沟通障碍三方面界定。3/4智力落后，大多数患儿存在感觉异常，如对某些声音、图像的恐惧或特殊喜好，还有很多孤独症患儿存在多动和注意力分散，少数可见脾气暴躁、自伤行为等。其病程发展无规律性。通过系统的行为和特殊教育，有2%~15%的患儿认知和适应能力可接近正常，但仍存在刻板行为和语言表达障碍等表现，性格孤僻、不愿与人接触的特点则不易纠正。显然疾病的主证及演变，主要症结出现在个体人与社会的失和谐，所以病证类属当为精神行为病证。临床论治孤独症，应根据病证类属，选择相宜辨治法则，所谓各得其法为相宜，孤独症采用志意辨证是其可能相宜的选择之一。

（二）辨证方法应区分病机演化阶段

孤独症自幼低能，天资不足，生性迟钝。初病年少，患儿形未充，神未定，形体处于不断蓬勃生长之际，神机却有孤闭发育不利之象，病在胎怯神弱，形孤长，神闭育，隶属志魂、意魄、君相失调。初起禀赋魂志不足、魄意偏盛、形孤神闭，此期调治适当，尚有一线完善健全之可能，以益志补精育神为治疗法则，根据志、魂、神、意、魄、君、相盛衰亢抑不同，分别通过滋补志魂、调意养神之品，养精充志以期形充神全。《保婴撮要》曰："夫心主血，肝主筋，脾主肉，肺主气，肾主骨，此五者皆因禀五脏之气虚弱，不能滋养充达。"若忽视五志禀赋差异，临床形志药治调护不当，重使五志偏秉增加为病，加之脏气本有虚实，导致脏气失调，病理因素形成，七情失度，动气伤神，致阴阳不和，痰浊瘀火结滞，引发形体损伤。形神共病，则病位和心肝脾肾脑密切相关，病机以神魂惑乱和髓海失养为主。病延岁长，形长滞，神育停，多致虚火痰瘀交织，演成形神共病痼疾，已失积精全神之良机。

（三）志意辨证论治解析

1. 辨识病机要点　孤独症病机初为其气不等、气血未并、五脏安定之精未充神闭育、志魂虚衰、意魄偏亢、君相虚微的本证合证。次为魂魄意志精神异常，气血紊乱，五脏不调，渐有形损病证合并兼证。终致形长滞、神育停、痰瘀虚火交织的血气伤、脏腑形骸损伤的形神共患的痼疾顽证。

（1）初有先天禀赋志不足，精未充，后致肾精亏虚，脑髓不充：精神互用，精化气生神，神控精驭气。初期志衰，中期合并意亢，后期久延生虚、结痰。《医方集解》云："肾之精与志皆藏于肾，肾精不足则志气衰，不能上通于心，故迷惑善忘也。"肾藏精，肾精生髓，精气充盛，髓海化源不绝，滋养充足，则发育健全、骨骼坚固有力。若禀赋先天志不足、精未充或后天调摄失宜，导致肾精亏虚不能化充髓海，神明之用不足，元神滋养不得，志气不能上达，发为精神活动异常。

（2）先有神育孤闭，后有心神失养，窍阻不通：初期神闭育，中期合并精相对亢盛，后期因盛生火。人体生命活动的全部外在表现及精神、意识、思维活动显明都属神明的表现，心藏之神，显明正常，则精神振奋，神志清晰，思考灵活，反应敏捷。心主舌，"舌者，声音之机也。"心之神气通于舌，舌方能柔软灵活，语言流利。孤独症儿童不识亲疏，表情淡漠，不喜交际，行为怪异，兴趣狭窄，貌聪无慧，语言障碍等症状皆由心神孤闭所致。

（3）初有神闭魂抑，渐至肝失条达，升发不利：初期神闭魂抑，中期精常魄亢，后期肝郁化火。孤独症儿童目不视人，缺少目光对视，主动回避眼神诸表现，皆与神魂不足及抑闭相关。肝主疏泄，调畅气机、情志，若肝失疏泄、升发不利，则肝魂、情志抑郁，表情淡漠；病久肝郁化火，急躁易怒。肝开窍于目，肝魂随神循经上系于目，眼睛的对视交流等活动状态可反映肝魂的盛衰发用。

2. 剖析症状归属

（1）辨孤独症主症五志归属：孤独症主症之辨，围绕初起基本病机以辨五志偏禀相对盛衰的本证合证为主。社交障碍、语言交流障碍、兴趣狭窄刻板：大部分孤独症患儿婴儿期即出现对人缺乏兴趣，不能与人沟通和建立情感关系，对别人的关怀和爱抚没有反应，回避与人目光接触，智能 75% 处于低下水平。依据精神辨证框架，各种生命功能、动作行为能力的聚集相对正常，精证辨证为精沛，只是与旺盛的形体生长相比，仍需不断充实；各种生命功能、动作行为等能力几近衰微，神证辨证为神育闭、神明衰微证；精神失谐辨证为神不谐精证等；极度孤独，无或少有主动的有目的性、指向性的语言和行为动作发生，依据志证辨证之志行辨证，志较少甚或根本没有落实于行动。社会适应性障碍，对个人的生活环境不愿或拒绝做任何变动，不能恰当运用注视、姿势、手势等与人交流，遇到疾病或挫折时，不会寻求支持或安慰，当别人遇到挫折时，也不会主动给予支持或安慰，依据志觉辨证，符合自觉能动性差，志少于自觉调控；境遇不相称的过分或不恰当情感及怪姿势、莫名苦笑、怪异动作行为，对照志气辨证符合控制力弱，意志难于制约情感，志常常为情所胜。以上诸项行为改变确立志证辨证为志不足证或志衰证；若同时伴有意营辨证之意行失谐的坐不住、动不停、眼飘忽、难集中症状，则为志意失谐辨证之志控失用、志不御意合证。依据意证辨证之意向辨证、意恒辨证，孤独症患儿重复一些与环境或正在进行活动无明显联系的词语，言语及动作行为坚持刻板的同一性和仪式性强迫，患儿精神动作行为意念反复固定指向选择于一种意向和动作，维持固定目标过久过强，确立为意证辨证之意亢本证，由于志衰微与意亢的兼具性，志意失谐证辨证为志不御意合证。不能与其他儿童建立伙伴关系，对集体游戏缺乏兴趣，不能对集体的欢乐产生共鸣等社交障碍，同时言语障碍在孤独症中表现较为显著，语言发育延迟或不发育，语言的内容、形式异常，言语理解能力明显受损害，学习和使用语言有障碍，重者几乎没有语言。与此相联系，非语言的交流也有缺陷，缺乏模仿能力，不会玩玩具，情感平淡，没有想象力，依据魂证辨证路径，属于对思维、想象、评价、决断、情感与外界交流并反馈回机体的能力受到抑制甚或缺失的魂抑证或魂微证本证。兴趣刻板、专注、狭窄和不寻常的依恋行为，日常生活习惯不愿被改变，倾向于吃同样的食物、穿同样的衣服、从事同一种单调的动作或游戏。如果加以改变，患儿会表现出痛苦不安，强迫性地进行某种特殊的仪式性行为。刻板重复的动作和姿势，符合魄证辨证，对感觉、运动、反射等功能活动过分驭收而呈魄亢状态本证，由于魄亢魂微常同时发生，魂魄失谐证辨证为魄亢魂微合证。感觉障碍，患儿对疼痛和外界刺激麻木，对光线、噪音特别敏感，感觉麻木和敏感可在一个患儿身上同时存在，异常感知反应辨证为虚魂外显，故作聪明样为虚魂外越。

（2）辨形志兼症：孤独症形志兼症之辨，以辨智迟、语迟、痴呆、健忘及脏腑虚实、痰浊瘀火为主。

智迟、语迟：首辨智迟、语迟之不同。小儿 2~3 岁神识动作行动反应迟钝甚至智力低下为智迟；1~2 岁还不会说话为语迟。次辨脏腑，肾主骨，肝主筋，脾主肌肉，人能动作站行，需要筋骨肌肉协调运动。肝肾脾不足，筋骨肌肉失养，则动作行动反应迟钝；肾精不足，志不达，髓海不充，则智力低下、发育迟钝；言为心声，脑为髓海，若心气心神不足，肾精肾志不充，髓海失养，则言语迟缓，智力不聪。智迟主要在肾志，语迟多究于心神。再辨轻重，智迟、语迟并见，病情较重;仅见一症者,病情相对较轻。

痴呆:痴呆有虚实之分。属实者,多因痰瘀阻扰神魂,痴呆伴见口角流涎,言语不清或喃喃自语,表情淡漠等多为痰浊内生,迷蒙清窍;痴呆不识人,伴见言语謇涩,头痛,头晕,健忘,失眠,舌质暗或有瘀点,脉细涩,则辨为瘀阻脑络、神魂闭抑。属虚者,缘于肾虚精亏、髓海不充。如有禀赋遗传缺陷,伴见齿发难长、生长发育迟缓,形体羸弱无力,精神呆滞委顿,头晕目眩,健忘失眠,行动迟钝,表情淡漠,听力障碍,腰酸腿软,小便清长或尿频、遗尿等症,则辨为肾气虚,精亏髓空,神志失充;如伴见前囟迟闭,牙软不牢,智力障碍,表情淡漠,面色淡白,四肢不温,腰酸腿软,形寒尿频,则属肾阳虚损;如伴见发育迟缓,智力发育障碍,形体消瘦,头晕目眩,耳鸣耳聋,健忘少寝,腰膝酸软,心烦热或骨蒸劳热,颧红盗汗,咽干舌燥,则辨为肾阴亏虚。

健忘:“心之昏者,精神既短,则目前不待于伤心,而不能追忆其事矣……设禀质清浊混者,则不耐于事物之扰,扰则失其灵而健忘也。”(《证治准绳·杂病》)自闭症之健忘非记忆力衰退,而表现为易忘,属生性迟钝,自幼低能,天资不足。有虚实新久之分、在肾在心在脾之别。健忘及精神呆滞,齿迟发少,骨软痿弱者,辨证为肾之精志不足,髓海空虚;健忘兼失眠不寐,心烦心悸,腰膝酸软,形瘦盗汗,舌红无苔,脉细者,即有肾虚之象,且阴虚内热明显,多属心肾阴虚,心阳独亢;常常善忘,语迟,神疲,夜惊,少言懒语,多梦易醒,面色少华,四末不温,属心之气血虚表现,兼有食少纳呆,倦怠乏力,脘腹胀满,大便溏泻脾失健运症状,多属心脾两虚。一时健忘,有头晕目眩等痰浊上扰症状,又有胸闷不舒、呕恶等气机阻滞见症,或有咳吐痰涎、喉中痰鸣之痰涎壅塞表现,甚至喃喃自语、哭笑无常之痰迷心窍征象,则辨证为痰浊扰心证。如果突然发病,持久难愈,且伴有头痛、肿块、瘀点暗斑、漱水不欲咽等瘀血见症,则辨证为瘀阻脑络。

3. 重视舌脉　孤独症患儿舌淡红形小苔薄白或类剥,脉左尺沉弱或弦细者,提示肾精气虚;舌淡白形胖或有齿痕苔润,脉右尺沉弱或沉迟者,常提示肾阳虚;舌红形瘦苔少,脉左尺细而数者,常提示肾阴虚;舌淡体胖大苔白腻,脉右关滑者,常提示脾常不足,痰蒙清窍;舌质暗红或有瘀点,脉左寸关细涩者,往往提示瘀阻脑络;舌红尖甚形实苔黄或剥脱,脉左寸关弦数者,常提示心肝火旺;舌淡红形常苔薄白,脉双关细弱者,常提示心脾两虚。

4. 确定治法治则　孤独症初期五志异常本证合证阶段,基本病机,志魂衰,君相微,魄意亢,治则强魂志、收意魄、补君相。中后期病及形志兼证阶段属形神共病,治宜形神共治。根据在肾、在心、在脾、在肝之不同,分别通过补肾填髓、滋补肝肾、健脾养心之品,养形充志以期形神共健。此时治疗以保障形体健康为要,调畅气血,避免虚火痰瘀之后患,根据虚实兼杂在气在血,分别施以补肾养肝、健脾养心、疏肝泻火、化痰开窍、化瘀通络之法，兼以志意辨证方药穴位，一般用散剂、膏剂等中成药长期服用，并配合针灸按摩、音乐绘画、教育训练等法，健形谐神，缓图进步。

5. 选方药穴位

（1）初期五志异常本证合证阶段：神明衰微，神不谐精证：婴儿期即出现对人缺乏兴趣，缺乏相互性人际交往，表现为不能与人沟通和建立情感关系，对关怀和爱抚没有反应，回避与人目光接触，智能低下，象征性、抽象思维和逻辑程序的测验较差。舌淡白形软偏小，苔白根略厚，脉双寸微弱，右大于左，右尺沉陷感。治宜养神摄魂，坚志安魄，选方养神定摄散为主方，药用远志、天冬、莲子肉、薄荷。

志衰失控，志不御意证：极度孤独，无或少有主动的有目的性、指向性的语言和行为动作发生，社会适应性障碍，对个人的生活环境不愿或拒绝做任何变动。不能用姿势或手势进行交往，遇到困难时，不会寻求支持或安慰，当别人遇到挫折时，也不会主动给予支持或安慰，呈现情感平淡，或与境遇不相称的过分或不恰当情感及怪姿势、莫名苦笑、怪异动作行为，坐不住、动不停、眼飘忽、难集中。舌淡红形小，苔莹白薄。脉左尺沉微边细孤单，右关浮散中带细直涩感。双寸微弱沉静。治宜强志定意，摄魂安魄，选方强志定意摄魂汤为主方，药用远志、益母草、赤石脂、禹余粮、莲子肉、黄芩。

志微意亢证：言语及动作行为具有刻板的同一性，重复一些词语，与环境或正在进行的活动无明显联系，坚持同一格式和仪式性强迫行为。舌红形常偏实，苔白厚浊黏，脉左尺沉微边细直涩，右关结聚滑中带细直硬感。治宜强志定意，选方强志消迫散为主方，药用半夏、白术、茯神、木香。

魄亢魂微，魂魄失谐证：社交障碍，不能建立伙伴关系，缺乏集体游戏兴趣和欢乐共鸣；言语障碍，言语的理解能力明显受损害，学习和使用语言有障碍，甚至几乎没有语言。语言发育延迟或不发育，有以手势或其他形式来代替言语倾向，语言内容、形式的异常，非语言的交流缺陷，缺乏模仿能力，没有想象力。兴趣刻板、专注、狭窄、依恋，日常生活习惯不愿被改变，喜从事同一单调动作或游戏，加以改变则痛苦不安，强迫性进行特殊仪式性行为，重复刻板动作和姿势。舌淡形滞有齿痕，苔白厚浊，脉右寸聚实小涩，左寸弱微，左关小散沉伏。治宜强魂志、收意魄、补君相，选方强魂胜孤散为主方，药用人参、鹿茸、补骨脂、茯神、龙眼肉、紫石英等。

虚魂显越证：感觉和动作障碍，对疼痛和外界刺激麻木，对光线、噪音特别敏感，感觉麻木和敏感同时存在，故作聪明样。舌淡形小，苔白莹，脉右寸左寸弱微，左关微散虚浮无根。治宜强魂镇魄、补君相，选方强魂定魄散为主方，药用龙眼肉、龙骨、荆芥、川芎、泽兰、炮姜、花蛇肉等。

配合针刺按摩治疗，参考穴位：补魂门、志室，捏拿意舍、魄户，平补命门、任督。

（2）中后期病及形志兼证阶段：严重自闭症患儿常常极度孤独、社会适应性和言语交往障碍、怪异动作、异常感知反应，在肾在心在脾在肝辨证用药的基础上，结合志意辨证。

病发年少，以“补、养”为主，需选择血肉有情之品，填精补髓，滋养肝肾，甘温之品，激发生化之源，健脾养心。若肾精未充，神闭志微，自闭，社会交往障碍，发育迟缓，形体羸弱无力，精神萎靡，头晕目眩，健忘失眠，行动迟钝，表情淡漠，腰酸腿软，小便清长或尿频、遗尿者，可选用紫河车、鹿茸、熟地黄、山茱萸、山药、枸杞子、益智仁等；若心脾两虚，神虚魂弱，届年不语，发育迟缓，神疲乏力，少言懒语，多梦易醒，时有夜惊，食少纳呆，面色少华，四末不温者，可选用人参、茯苓、龙眼肉、黄芪、白术、当归等。

病久岁长，以“化、通”为主，调畅气血。瘀阻脑络，元神滞闭，髓海失养，症见痴呆不识人，言语謇涩，语言交流障碍，头痛，头晕，健忘，失眠，可选用桃仁、红花、秦艽、木香等。痰迷心窍，神蒙意阻，症见痴呆，喃喃自语，表情淡漠者，可选用制半夏、佩兰、厚朴、陈皮、石菖蒲、枳实、茯苓等健脾豁痰通神之品。心肝火旺，扰神伤志，症见孤独自闭，跑跳喊叫，活动过度，固执易怒，听而不闻，拒绝管教，情绪不宁，夜不成寐，面赤口渴，常有便秘溲黄，口干，可选用牡丹皮、远志、焦栀子、白薇、决明子、莲子心清心平肝之品。

第三章

焦虑障碍志意辨证论治

焦虑障碍是一种以焦虑、紧张、恐怖为临床特征的情绪障碍，常伴有肌肉紧张、运动性不安和自主神经功能异常症状。其紧张惊恐的程度与现实情境不相称。焦虑与处境不相称，即不是产生于确定的客观对象和具体固定的主观内容。本病女性多于男性。中医学无“焦虑障碍”病名，多归属于情志病范畴。焦虑障碍的临床症状与中医学郁证、惊恐、惊悸、怔忡、脏躁、百合病等病证相关，适宜志意辨证论治。

（一）辨病证类属

焦虑障碍属人与社会失去和谐所致的病证，主要表现为焦虑情绪以及以焦虑为内驱力的不安行为和自主神经系统功能紊乱，儿童患者一般没有器质性病变。焦虑、担心和躯体症状给个体的工作、社交和其他方面产生有临床显著意义的困难。情绪上可表现为烦躁、哭闹，难安抚。行为上表现胆小、依恋、惶恐不安、害怕、恐惧、食欲差、入睡难、多梦魇。

患者呈现过度、长久、模糊的无明确原因的焦虑和担心。自主神经功能兴奋，出现呼吸急促、心慌、胸闷、出汗、头晕、肢凉、尿频、喉头阻塞感、恶心、口干等症状。过分唤起或警觉，易惊跳、易激惹、易惊醒。这些症状可以单独出现，也可以合并出现。临床论治焦虑障碍，应根据病证类属及主症，选择相宜辨治法则，所谓各得其法为相宜，而焦虑障碍采用志意辨证是其可能相宜的选择之一。

（二）区分病理阶段

本病属志意、魂魄失调。初起为魂魄、意志、精神禀赋差异的本证，渐及志不定意摇、魂强魄弱、精不任神的合证。进一步发展，若不量禀赋耐受，临事过激过劳，则心身共患，常常由于先后天因素影响，引起病变脏腑的藏舍失当，魂强化火，肝气过疏，魂更难安，终致郁、火、魂亢盛交织。肝血不足，胆失所养，肝胆不足，精不化气，肝不藏魂，决断无权。思虑过度，耗气伤血，心脾两虚，神失荣养，意摇不定。久病失养，精气内亏，肝肾阴虚，肾水不济心火，心火独旺，志伤神惑。或者内外因素感受引起志意魂魄华显路径阻滞失节，形骸器官结构损伤致功能失常，从而形成脏腑、气血、经络、津液与志意、魂魄、精神同病的兼证，最终导致脏伤形损。本病性质多属形志共病，临床过程往往以五志异常为先，渐及脏腑气血津液功能及形体改变。病理阶段演变初起的魂魄、意志、精神本证、合证，选用志意辨证，病及脏腑形体兼证，则脏腑气血津液辨证与志意辨证结合。

（三）志意辨治解析

1. 辨病机

（1）初有禀赋魂亢魄弱，肝气易生郁滞，魂强化生胆火，疏泄太过，魂魄难安，郁、火、魂亢盛交织，症见焦虑，情绪不宁，善怒易哭，时时太息，胸胁胀闷，急躁，口苦干渴，失眠头痛。肝血不足，胆失所养，疏泄失职，精不化气，肝胆不足，肝不藏魂，决断无权，遇事焦虑善恐，多思，胆怯寡断，两胁不适，气短乏力。

（2）意摇神惑，思虑劳倦过度，耗伤气血，心脾两虚，心主神明，神失气血荣养，失其所主故焦虑，心悸易惊，善悲欲哭，神思恍惚，心气虚则身倦乏力，少动懒言，自汗气短；心血亏则面色无华。

（3）初有魄弱精不任神，肾虚失交，由久病失养，或劳力过耗，精气内亏。肾在志为恐，肾虚则恐怖不安；腰为肾府，肾精亏损则腰膝酸软。肾精不足，虚火内扰，故遗精盗汗，失眠虚烦，心慌潮热。肝肾阴虚，肾水不济心火，心火独旺，则焦虑、惊悸。焦虑障碍的病机初为其气不等、气血未并、五脏安定之魂亢意摇、精不任神的本证合证。次为魂魄意志精神异常，气血紊乱，脏腑失调，渐有形损的兼证。

2. 析主症　焦虑障碍的主症为焦虑恐惧、紧张不安、自主神经系统功能紊乱，辨证围绕五志偏禀相对盛衰的志亢意摇、魂强魄弱本证合证为主。依据魂证辨证，对思维、想象、评价、决断、情感与外界交流并反馈回机体的能力的过于发用，魄证辨证对感觉、运动、反射等功能活动过分驭收不力，反应敏感，辨证为魂亢胜魄；意念、注意、臆度推测的广度、强度的维持分配转移指向性、选择性不确定、不保持，过思多虑属于意摇；平时克制自己的能力较强，志意辨证为志相对意摇有余；自尊心强对待事物十分认真负责，过分紧张，为志偏乘魄；自主神经症状，则为志偏意摇、魂强魄弱、精不任神。

惊悸、怔忡，首辨其不同。惊悸为阵发性心悸不宁。《证治汇补》云："惊悸者，忽然若有惊，惕惕者心中不宁，其动也有时。"《医学正传》云："夫所谓怔忡者，心中惕惕然动摇而不得安静，无时而作者是也。惊悸者，蓦然而跳跃惊动而有欲厥之状，有时而作者是也。"惊悸多因惊恐诱发，全身情况好，发作短，病情轻；怔忡外无所惊，自觉心悸不安，劳作继发，全身情况差，病情重。次辨其虚实。辨心胆气虚、阴血不足、肝郁血虚之虚与痰火扰心、心火旺盛之实。心脾两虚焦虑之心悸，多伴有善惊，善悲欲哭，神思恍惚，面色苍白无华，少动懒言，疲倦乏力，不思饮食，便溏见症；心虚胆怯焦虑之惊悸多发生于梦中，以坐卧不安为主症，对声音、光线等刺激特别敏感，善惊，紧张则自汗出；肾阴亏虚焦虑日久之惊悸不安，多同时有善恐易惊、健忘失眠、耳鸣头晕、腰膝酸软等症。

善恐、善惊，先别其异。善恐，表现为未遇恐惧之事或因惊而继发恐惧不安，如人将捕之状。善惊是指遇事容易惊吓，或经常无故自觉惊慌，心中惕惕然不安的症状；恐从惊来，恐甚于惊。善惊病多在心胆，善恐主要在肾肝；惊则气乱，易于化火灼伤心阴胆液，恐则气下，多耗损肝魂肾精；惊则神气失司，见闻夺气而骇出暂时，恐则股颤腿抖，历久惧怕而难于自解。次辨病位。善恐、善惊虽病位多在肾肝心胆，但亦可见精神不足、倦怠乏力、面色无华，详辨其病位，尚需结合不同病位的症状特点。气血不足，心神失养为主，表现自汗气短，心慌心悸；肝胆不足兼见两胁不适，胆小怕事，遇事忧虑寡断；心肾不交焦虑兼见易惊恐，易兴奋，多联想回忆，注意力集中困难，心烦，易冲动，常伴有咽干少寐，头痛，健忘，腰膝酸软；脾肾阳虚之善惊，多兼见嗜卧懒动，多疑易恐，纳少腹胀，便溏，腰膝酸软，动则头晕头痛。

3. 重舌脉　焦虑障碍患儿舌质淡红苔薄白，脉左关弦而不畅者，提示肝郁气滞；舌质红苔黄剥脱，脉左关弦数而躁者，提示肝郁化火；舌质淡、舌体胖大且边有齿痕、苔薄白，脉双关沉细而弱者，常提示心脾两虚；舌质淡苔白，或滑腻或黄腻，左寸关脉弦细或弦滑，提示心虚胆怯，痰火内郁；舌淡红形小苔薄白或类剥，脉左尺沉弱或弦细者，提示肾精气虚；舌红少苔，脉左尺虚数或左寸细数者，提示心肾不交；舌淡白形胖或有齿痕苔润，脉右尺沉细或沉迟者，常提示肾阳虚；舌红形瘦苔少，脉左尺细而数者，常提示肾阴虚。左尺志脉亢，右关意脉摇摆不定，左关魂脉强，右寸魄脉弱，提示志偏意摇，魂强魄弱。

4. 定治则治法　本病辨证，首先须抓住患者主证，辨别病理阶段类属，其次结合发病经过、兼证，审证求因。区分志意，分清虚实，位在何脏，辨析气、血、阴、阳虚之所在；实证以气郁居多，可化火、夹痰。治疗大法则以论裁志意、补虚泻实、缓解焦虑为主。

5. 选方药穴位

（1）初期五志异常本证合证阶段

志偏意摇，魂强魄弱证：反应敏感、多虑，缺乏自信心，常因一件小事而过度焦虑、烦躁不安、担心害怕，甚至哭闹不安。严重焦虑，尤其儿童，平时克制自己的能力较强、自尊心强、对待事物十分认真负责、过分紧张，舌淡白形常偏小，苔白根略厚，右关脉小滑散数，左尺脉紧硬有力，左关脉浮滑来盛，右寸脉弱。治宜小志定意，镇魂强魄。方选小志定镇散，药用天麻、龟甲、防风、远志、贯众、龙骨、珍珠、茯神、黄连、吴茱萸、生姜等。

参考穴位：泻志室，捣意舍，按魂门，补魄户。

（2）中后期病及形志兼证阶段

肝郁魂强证：以“疏、行”为主，兼以调魂。选择肝经气分药，切忌过燥生火。若焦虑，情绪不宁，善怒易哭，喜叹息者，可选用柴胡、枳壳、薄荷疏肝气，茯苓、木香、北沙参安和肝魂；胸闷不舒，胁腹胀痛，选用佛手、郁金。

心脾两虚，意摇神惑证：以“补、养”为先，兼以定意醒神。选择甘温之品。若焦虑，心悸易惊，善悲欲哭，面色苍白无华，少动懒言，神思恍惚，疲倦乏力，不思饮食，便溏者，可选用白术、茯神、黄芪、当归、炙甘草补益心脾，人参、生地黄定意，陈皮、合欢皮醒神；失眠多梦，加百合、炒酸枣仁安神魂；记忆力减退，加益智仁、石菖蒲、木香、远志、龙眼肉增志益智。

肾阴虚弱，精不任神证：以“滋、潜”为要，兼以养精宁神。选择滋肾潜收之剂。若焦虑日久，惊悸不安，善恐易惊，腰膝酸软，头晕耳鸣，失眠健忘者，可选用生地黄、龟甲、天冬、白芍、当归滋养肾阴。山茱萸、女贞子、麦冬养精，远志、柏子仁宁神；心烦失眠，加莲子心、琥珀清心安神。

脾肾阳虚，志偏意摇证：重在“温、补”，兼以调志定意。柔剂阳药，热而不燥。若善惊易恐，思虑多疑，嗜卧肢凉乏力，纳差腹胀，溏泄，腰膝酸软，动则头晕头痛者，选择人参、山茱萸、苍术、白术、干姜、五味子温补脾肾，熟地黄、巴戟天、茯神、石菖蒲、远志强志定意。

心肾不交，神志不定证：则“补、清”结合，补肾阴清心火，兼以安定神志。若易兴奋，注意力集中困难，焦虑心烦，易冲动，少寐口干，头痛，善恐，健忘，腰膝酸软，男子遗精，女子月经不调者，补肾选择生地黄、熟地黄、阿胶、山茱萸，清心选择黄连、莲子心，安定神志佐用牡丹皮、生龙骨、生牡蛎。痰火内郁，神虚魂怯：则“养、化”结合，虚则补之，实则清化，兼以安养神魂。若焦虑善惊，坐卧不安，梦中惊悸，紧张自汗者，益气养心选择人参、地黄、五味子、甘草、大枣，化痰选择半夏、枳实、陈皮，佐以桑椹、茯神、桑白皮安神魂。

第四章

儿童精神分裂症志意辨证论治

精神分裂症是以基本个性改变，思维、情感、行为的分裂，精神活动与环境的不协调为主要特征的一类最常见的精神病。患者一般意识清楚、智能基本正常，部分患者出现随疾病缓解而缓解的认知功能障碍。本病主要发生于16岁以下儿童，年龄越小发病率越低，10岁以上发病者渐多，为区别于成人精神分裂症，将青春期前发病者均归入儿童精神分裂症，本病以学龄期儿童多见，男性多于女性，发病年龄较大，病程在1年以内，有明显诱因，无精神病家族史，起病较急者，一般预后较好，显著好转率可达70%以上。本症临床见症繁多，按其临床表现可归属于中医癫狂、百合病、痴呆等病证中。

（一）剖析病因病机

本病病因主要责之于胎禀和情志因素。先天，胎儿以母血为生，孕母性情抑郁，精神烦乱或暴受惊恐，致使胎儿气血失和，阴阳失调，禀承抑郁、孤僻、胆怯、固执、暴躁等病态性格，生后稍有情绪刺激即易发病。后天，小儿脏腑娇嫩，神气怯弱，长期所欲不遂，所思不得，或骤然耳闻异声，眼视异物，致使气血逆乱，心神失养而为病。《灵枢·口问》云："大惊卒恐，则气血分离，阴阳破败，经络厥绝，脉道不通。阴阳相逆，卫气稽留，经脉虚空，血气不次，及失其常。"

本病发病是遗传因素和环境因素两者共同作用的结果。病机多与气、火、痰、瘀诸因素相关。气滞、火郁、痰结、血瘀可造成阴阳的偏盛偏衰。机体阴阳失调，不能互相维系，以致阴虚于下，阳亢于上，心神失常，神明逆乱而发病。

胎病遗传："人生而有病癫疾者，病名为胎病。此得之在母腹中时，其母有所大惊，气上而不下，精气并居，故令子发为癫疾也。"（《素问·奇病论》）此"癫疾"包括癫狂类疾病，"胎病"即与遗传相关。发病年龄越小，胎禀因素越明显。

情志郁结：小儿虽少七情伤害，然并非无情感。《温病条辨·解儿难》云："小儿但无色欲耳。喜怒悲恐，较之成人更专且笃，不可不察。"若娇生惯养，所玩不遂，所思不得，想入非非，情志内节，均可成为致病因素。此外，外界刺激，使其失去常态。

性格缺陷:小儿性格缺陷与精神分裂症有着密切的内在联系。大多数患儿发病前部分别存在着急躁、任性、孤僻、胆小、沉默、寡言、多疑、敏感、气量狭窄,倔强好强、固执己见等性格,这种“病态性格”对外界刺激的耐受能力下降,渐致难以入寐,幻觉妄想,或呆若木鸡,或狂躁不休。

(二)明确疾病诊断

1. 临床表现　精神分裂症的临床症状极其多样复杂,儿童精神分裂症亦然。一般可为急性、亚急性或慢性。少年儿童急性和亚急性起病者多,急性发作者,以兴奋状态为主,表现为胡言乱语,到处乱跑,打人骂人,毁人伤人,逾垣上屋,登高而歌,弃衣而走,惹是生非,呈现躁狂的现象。慢性、亚急性发病者,早期症状多表现为性格变化,变得孤独,寡言少语,疏远亲人,对人冷淡,不与同伴接近,学习成绩下降,兴趣减少,记忆力减退,情绪紧张,无故恐惧,焦虑,坐立不安,有时无故生气,自责,抑郁,或无故发笑,有时出现奇特动作。年龄较大的儿童可出现强迫症状,如难以控制地重复无意义的动作等。症状发展,患儿出现知觉障碍,以幻视、幻听为常见,如看见多荒诞离奇而属于幻想性。此外,尚可出现思维联想松弛,缺乏中心内容,言语减少,感情淡漠,意志减退,无故旷学,生活懒散,不能自理,终日无所事事。病情严重时,表现为精神衰退,与外界完全脱离。疾病早期不易发现,特别是10岁以下的幼年儿童病程进展缓慢,一般很难引起重视,尤其阴证症状。阴证,情感淡漠,思维贫乏,孤独呆滞,精神萎靡,行为懒散,反应迟钝,语音低微,舌淡苔白,脉沉。阳证,情绪亢奋,思维混乱,答非所问,衣着怪异,动作离奇,打人毁物,逾垣上屋,登高而歌,弃衣而奔,常伴幻听、幻视或幻想。舌红苔黄而腻,脉数有力。

2. 诊断要点　以临床症状特点为主进行诊断。几乎所有精神分裂患儿均表现为人际关系失调,自身失认,改变环境时激起焦虑反应及语言障碍。疾病早期症状常比较隐匿,且无特异性,每易误认为性格顽劣或儿童行为问题,应及早警惕并密切观察。参考国际疾病分类(ICD-11)精神分裂症诊断标准:思维联想和逻辑障碍,思维松弛,或破裂性思维,或逻辑倒错性思维,或病理性象征性思维,或思维内容贫乏;妄想,原发性妄想,或妄想知觉,或妄想具有荒谬、离奇、脱离现实、不体统、不固定的性质;情感障碍,情感淡漠,情感倒错或痴笑;幻听,评论性、争论性或命令性幻听或思维鸣响,行为障碍,紧张症候群或幼稚愚蠢行为;被控制体验;内心被揭露或思维广播;思维插入或思维被夺、思维中断。以上症状如果确定,具备其中两项即可诊断;若症状可疑或不典型,则具备至少3项。并且需与孤独症、精神发育迟滞、颞叶癫痫作鉴别。

(三)辨治思路

精神分裂症以人的思维与情感障碍为主,而小儿的思维与情感均处于幼稚阶段,且缺乏对病情的自知力与自制力,这就给临床辨证带来一定的困难,以往常用泻火涤痰、行气活血、疏肝理气等法治疗。根据疾病的不同阶段配合选用相应心理治疗方法。初病，属实。癫病多为气郁、痰阻、血瘀，狂病常为火郁、痰壅、热郁；久病，虚实夹杂。癫病多脾气心血不足，狂病多心肾阴伤，水不济火，致阴虚火旺。遵照《难经·二十难》"重阳者狂，重阴者癫"原则，把本病分为阴性症状与阳性症状两大类，于儿科尤为适宜。

1. 病机辨识　痰气郁结，神机逆乱，致属阴之癫证。见沉静独处，言语支离，怕见生人，或哭或笑，沉默痴呆，精神抑郁，静而多喜等症。

恼怒惊恐，情志所伤，肝失条达，肝郁气滞见情绪不宁，沉默不语，善怒易哭，时时太息；肝气郁滞不畅，气滞血瘀，肝络失和则见胸胁胀闷等。

思虑太过，所求不得，思则气结，脾气不发，脾失健运，痰浊内生；郁怒伤肝；肝气郁抑不得宣泄，郁而生热，因热生痰，痰气郁结，上蒙清窍，神志逆乱，见精神抑郁，表情淡漠，沉默痴呆，出言无序，喜怒无常，或喃喃自语，秽浊不分，不思饮食等症。

久病心脾受损，气血不足，血不荣心，心神失养，神明失守，心脾两虚，气血俱衰，见神思恍惚，魂梦颠倒，心悸易惊，善悲欲哭，饮食减少，肢体困乏等症。

久病不愈，耗气伤阴，气阴两虚，阴虚不能上制心火，虚火上扰见心烦易怒，躁扰不寐，面红形瘦，口干舌燥等症，心神失养见神志恍惚，多言善惊等症。

痰火壅盛，神机错乱，致属阳之狂证。见躁动狂乱，骂詈叫号，打人毁物，气力逾常，精神亢奋，动而多怒等症。

大怒伤肝，肝火暴张，火势燔灼，酿液成痰，痰火上扰神明，见性情急躁易怒，头痛失眠等症；痰火胶结，阻凝灵窍，则狂乱无知，骂詈号叫，不避亲疏；肝火暴盛，上扰清窍，则面红目赤。

狂久不已，火盛耗气伤阴，气不足则狂势渐减，呼之能止，精神疲惫；阴不足，不制心火，心火上炎见烦躁，形瘦，面红等症；心神失养，虚火上扰，则多言善惊。

病延日久，久病入络，气滞血瘀，心脉瘀阻，心失所养，精不守舍，则少寐易惊；瘀阻络脉，脑脉不畅，阻塞清窍，神失精明，见疑虑丛生，妄见妄闻，言语支离等症。

病久不愈，耗液伤津，气血不足，则病势渐减，呼之能已能自制；营血暗耗，肾阴不足，心肾失调，肾水不能上济于心，心火内动，扰动神明，见妄言妄为，寝不安寐，烦惋焦躁等症。

2. 症状识辨

（1）癫、狂：《证治准绳·癫狂痫总论》指出"癫者或狂或愚，或歌或笑，或悲或泣，如醉如痴，言语有头无尾，秽洁不知，积年累月不愈"；"狂者病之发时，猖狂刚暴，如伤寒阳明大实发狂，骂詈不避亲疏，甚则登高而歌，弃衣而走，逾垣上屋，非力所能，或与人语所未尝见之事”。两者均属性格行为异常的精神疾病，癫证，痰气郁结，神机逆乱，沉静独处，言语支离，怕见生人，或哭或笑，沉默痴呆，精神抑郁，静而多喜，属阴；狂证，痰火壅盛，神机错乱，躁动狂乱，骂詈叫号，打人毁物，气力逾常，精神亢奋，动而多怒，属阳。癫证，初期以情感障碍为主，情感淡漠，生活懒散，少与人交往，喜静恶动；病情进展，思维障碍，情绪低下，沉默寡言，学习成绩下降，直至丧失生活和工作能力；再发展，淡漠不知，喃喃自语，终日闭户，不知饥饱。狂证，初期以情绪高涨为主，兴奋话多，夜不寐，好外走，喜冷饮，喜动恶静。病进，渐至频繁外走，气力倍增，刚暴易怒，登高而歌，自高贤，自尊贵，或出骂詈叫号，不避水火，不辨亲疏。晚期，正气大亏，邪气犹存。

（2）烦、躁：烦躁为脑神动伤引起心中烦热不安，手足躁扰不宁的一种证候。烦与躁实属两证，烦为心热郁烦，为自觉症状。躁为躁急、躁动，为他觉症状。“烦为阳”“躁为阴”。久病耗气伤阴，阴虚心火上扰之心烦、躁扰多伴有易怒，不寐，面红形瘦，口干舌燥及心神失养之神志恍惚，多言善惊见症。痰火壅盛，神机错乱之躁动，属阳狂证，伴见狂乱，骂詈叫号，打人毁物，气力逾常，精神亢奋，动而多怒等。痰火上扰之性情急躁，伴见易怒，头痛失眠，狂乱无知，骂詈号叫，不避亲疏，面红目赤症。火盛耗气伤阴，心火上炎之烦躁，多为狂久不已，狂势渐减，症兼呼之能止，精神疲惫，形瘦，面红，多言善惊。心肾失调，肾阴不能上济于心之烦惋焦躁，常常病久不愈，病势渐减，呼之能已能自制，且多伴见妄言妄为、寝不安寐等。

3. 舌脉特征　儿童精神分裂症患儿，舌淡苔白，脉沉者，多为阴证；舌红苔黄而腻，脉数有力者，多为阳证。舌质淡红苔白薄腻，脉左关弦者，提示肝郁气滞；舌淡白苔白腻，脉弦滑者，常提示痰气郁结；舌质淡红苔腻，脉沉细无力者，常提示心脾两虚；舌红少苔或无苔，脉沉细而数者，常提示气阴两虚；舌质红绛，苔黄腻或黄燥而垢，脉弦滑数，常提示痰火上扰；舌质红，少苔或无苔，脉细数，常提示阴虚火旺；舌青紫，或有瘀斑，苔薄滑，脉脉左寸小弦或左关细涩，常提示瘀血阻窍；舌红尖，无苔或剥脱，脉细数者，常提示心肾失调。

4. 治法与处方原则　儿童精神分裂症有阳证、阴证之别，初病久病之分。初病，属实。癫病，气郁、痰阻、血瘀，治以理气解郁，畅达神机为其大法，初中末各阶段均要恰当运用调气之法；狂病，火郁、痰壅、热郁，降（泄）火豁痰以治其标，调整阴阳，恢复神机以治其本是为大法。癫病，脾气心血不足。狂病，心肾阴伤，水不济火，致阴虚火旺。久病后期，虚实夹杂，正虚为主，则补益心脾，滋阴养血，调整阴阳。同时，移情易性不但是防病治病的需要，也是防止反复或意外发生的措施，这是治疗上又一个基本原则。除药物治疗外，必须注重生活调摄、精神安慰及必要的安全护理。

5. 用药式 癫病，属阴证，仿少阴病论治，重用壮阳之药，即“症见于阴者，以阳法救之”。症见情感淡漠，思维贫乏，孤独呆滞，精神萎靡，行动懒散，音低少语，兴趣索然，未见幻觉，妄想及躁动，舌淡，苔白，脉沉伏细弦者，可选用：附片、干姜、肉桂、巴戟天、仙茅、肉苁蓉、锁阳、熟地黄、甘草等益肾温阳之品。“重阴者癫”，治癫“调气、畅神”为主。初期，若情绪不宁，沉默不语，情感脆弱，叹息，胸闷不舒者，可选用柴胡、青皮、香附、枳壳、郁金等以疏肝理气；中期，若精神抑郁，表情淡漠，沉默痴呆，出言无序，喜怒无常，或喃喃自语，秽浊不分，不思饮食，舌淡白苔白腻，脉弦滑者，可选用半夏、橘红、胆南星、枳实等降气化痰；后期，若神思恍惚，魂梦颠倒，心悸易惊，善悲欲哭，饮食减少，肢体困乏者，可选用党参、当归、黄芪、茯神等健脾养心，半夏、神曲、陈皮等理气化痰；久病，若见心烦易怒，躁扰不寐，神志恍惚，多言善惊，面红形瘦，口干舌燥，舌红少苔或无苔，脉沉细而数者，可选用知母、玄参、黄柏、茯苓等养阴理气。

狂证，属阳证，“诸躁狂越，皆属于火”，治疗慎用强制之法而用和解之剂，以柔制刚。疏肝则郁火得散，潜阳则狂躁得平；活血使气血能充养元神之府，化瘀则使有毒物质得以清除。“重阳者狂”。多见狂躁症状，情感兴奋，思维出轨，答非所问，衣着怪异，动作离奇，打人毁物，逾垣上屋，躁动不安，常伴幻觉幻想，舌红，苔腻黄，脉弦数浮大。可用药：柴胡、黄芩、龙骨、牡蛎、半夏、茯苓等和解少阳，配合丹参、桃仁、红花、赤芍、大黄等活血化瘀，以推陈出新。若性情急躁易怒，头痛失眠、面红目赤者，可选用生铁落、钩藤清泻心肝之火；狂乱无知，骂詈号叫，不避亲疏者，可选用胆南星、浙贝母、橘红涤痰化浊，石菖蒲、远志、茯神、辰砂宁心安神。若狂久不已，狂势渐减，呼之能止，精神疲惫，烦躁，形瘦，面红，舌质红，少苔或无苔，脉细数者，可选用生地黄、麦冬、玄参等清热养阴之品，黄连、竹叶、灯心草等泻心火，伴多言善惊者，可选用茯神、龙齿、远志安神定志；若疑虑丛生，妄见妄闻，言语支离者，可选用桃仁、赤芍、丹参、红花等苦泄血滞，化瘀润燥之品；若病久不愈，营血暗耗，肾阴不足，心肾失调，见妄言妄为，寝不安寐，烦惋焦躁等症者，可选用黄连、黄芩直折心火，清热除烦，阿胶、白芍、生地黄、麦冬、玄参滋养阴液，肉桂引火归原，与黄连共用交通心肾（肉桂：黄连 =3：9）。

（四）证治条辨

1. 阴证 症见情感淡漠，思维贫乏，孤独呆滞，精神萎靡，行动懒散，音低少语，兴趣索然，未见幻觉，妄想及躁动，舌淡，苔白，脉沉伏细弦。阳气不足，病在少阴心肾，神不明，志不治。治以温阳散寒，益肾开窍，显神强志。四逆加桂汤为主方：附片、干姜、肉桂、巴戟天、仙茅、肉苁蓉、锁阳、熟地黄、甘草。

（1）肝郁气滞证：症见情绪不宁，沉默不语，善怒易哭，时时太息，胸胁胀闷，纳呆，脘闷嗳气，舌质淡红，苔白腻，脉弦。情志所伤，肝失条达所致。治以疏肝解郁，行气导滞。柴胡疏肝散为主方：柴胡、枳壳、香附、厚朴、石菖蒲、郁金、远志、白芍、川芎、甘草。

不思饮食，倦怠乏力者，加党参、白术、山药；嗳气频繁，胸脘满闷者，加旋覆花、代赭石、苏梗；易惊者，加灵磁石、生龙齿、桔梗。

（2）痰气郁结证：症见精神抑郁，表情淡漠，沉默痴呆，妄见妄闻，喃喃自语，多疑多虑，喜怒无常，秽浊不分，时时太息，不思饮食，舌红苔腻而白，脉弦滑。肝气郁滞，脾失健运，痰郁气结，蒙蔽神窍所致。治以理气解郁，化痰醒神。导痰汤为主方：半夏、橘红、茯苓、胆南星、枳实、郁金、石菖蒲、香附、苍术、甘草、生姜。

不寐易惊，烦躁不安，舌红苔黄，脉滑数者，加黄连、竹茹；神思迷惘，表情呆钝，言语错乱，目瞪不瞬，舌苔白腻者，先服苏合香丸。

（3）心脾两虚证：症见神思恍惚，魂梦颠倒，心悸易惊，善悲欲哭，面色㿠白，肢体困乏，饮食锐减，言语无序，幻觉、妄闻、妄见，舌淡，苔薄白，脉沉细无力。证由癫证日久，脾失健运，生化乏源，气血俱衰，心神失养所致。治以健脾益气，养心安神。养心汤合越鞠丸为主方：人参、黄芪、茯苓、甘草、当归、川芎、茯神、远志、柏子仁、酸枣仁、五味子、肉桂、香附、川芎、苍术、神曲、栀子。

（4）气阴两虚证：症见见心烦易怒，躁扰不寐，面红形瘦，口干舌燥等症，心神失养见神志恍惚，多言善惊，舌红少苔或无苔，脉沉细而数者。证由久病不愈，耗气伤阴，气阴两虚，心火上扰所致。治以益气养阴。四君子汤合知柏地黄丸为主方：党参、茯苓、白术、知母、黄柏、熟地黄、山茱萸、牡丹皮、龟甲、甘草。

2. 阳证　症见情感兴奋，思维出轨，答非所问，衣着怪异，动作离奇，打人毁物，逾垣上屋，躁动不安，常伴幻觉幻想，舌红，苔腻黄，脉弦数浮大。属狂证范畴，“重阳者狂”。“诸躁狂越，皆属于火”，“五志过极，皆可化火”，情志强烈，心火、肝火、胃火翕然，精亢神惑而致。治以疏肝潜阳，活血化瘀，抑亢醒神。柴胡龙骨牡蛎汤为主方：柴胡、黄芩、龙骨、牡蛎、半夏、茯苓、丹参、桃仁、红花、赤芍、大黄等。

（1）痰火扰神证：症见平素急躁易怒，头痛失眠，两目怒视，面红目赤，突然狂乱无知，骂詈叫号，不避亲疏，逾垣上屋，登高而歌，弃易衣而走，打人毁物，气力逾常，不食不眠，舌质红绛，苔黄腻或黄燥而垢，脉弦大滑数。证由五志化火，痰随火升，痰热上扰清窍，神明昏乱所致。治以清心泻火，涤痰醒神。生铁落饮为主方：生铁落、钩藤、胆南星、贝母、茯苓、橘红、鲜竹沥、石菖蒲、远志、辰砂、茯神、天冬、麦冬、丹参、玄参、连翘。

（2）痰热瘀结证：症见癫狂日久不愈，躁扰不宁，恼怒不休，甚则登高而歌，弃衣而走，妄见妄闻，面色晦暗滞而垢，舌质紫暗，有瘀斑，少苔或薄黄而苔干脉弦细或细涩。证由气郁日久，痰结日深，血气凝滞，瘀热互结，神窍被塞所致。治以豁痰化瘀，调畅气血。癫狂梦醒汤为主方：桃仁、赤芍、柴胡、香附、大腹皮、青皮、苏子、桑白皮、半夏、甘草。

（3）火盛伤阴证：症见癫狂久延不愈，时作时止，其势较缓，呼之能自制，但有疲惫之象，面红而垢，形瘦，口干便难，夜不安寐，烦惋焦躁。舌尖红无苔，有剥裂，脉细数。证由心肝郁火，或阳明腑热久羁，耗津伤液，心肾失调，阴虚火旺，神明受扰所致。治以育阴潜阳，交通心肾。二阴煎合琥珀养心丹为主方：生地黄、玄参、麦冬、当归、黄连、木通、淡竹叶、灯心草、牛黄、茯神、炒枣仁、甘草、茯神、柏子仁、琥珀、龙齿、朱砂、金箔、人参、远志、石菖蒲。

（4）瘀血阻窍证：症见少寐易惊，疑虑丛生，妄见妄闻，言语支离，面色晦暗，舌青紫，或有瘀斑，苔薄滑，脉脉左寸小弦或左关细涩。证由瘀阻络脉，脑脉不畅，阻塞清窍，神失精明所致。治以凉血活血，祛瘀通窍。祛瘀定狂汤为主方：当归、赤芍、炒枣仁、石菖蒲、丹参、桃仁、红花、大黄、郁金、龙齿、琥珀、甘草。

（5）心肾失交证：症见狂病久延，时作时止，病势渐减，呼之已能自制，妄言妄为，寝不安寐，烦惋焦躁，口干便难，舌尖红，无苔或剥脱，脉细数者。证由病久不愈，耗液伤津，营血暗耗，肾阴不足，肾水不能上济于心，心火内动，扰动神明所致。治以育阴潜阳，交通心肾。黄连阿胶汤合补心丹为主方：黄连、黄芩、阿胶、白芍、生地黄、玄参、当归、丹参、远志、茯苓、柏子仁、肉桂、甘草。

（五）其他疗法

1. 针灸疗法　间使、内关、中渚，上穴均为双侧，手法平补平泻，留针 30 分钟，隔 10 分钟针 1 次，可暂时缓解症状。

2. 心理疗法　注意对患儿心理上的支持，诱导其与周围接触，参加集体游戏。选择和具备良好环境，树立良好医风，严格执行保护性医疗制度；启发患儿叙述病情，取得其信赖；启迪患儿领悟能力，分析其中个性、心理因素和社会环境因素，唤醒患儿正确认识本病；积极疏导，略见成效时，应因势利导，顺水推舟；鼓励、宽慰、平舒患儿情绪，使之乐观上进；利用患儿的爱好和兴趣，来转移其对心理矛盾的注意和记忆；给以某种精神和物质上的满足，以弥补其心理上的不足；精神上同情，道义上支持，政策上保护。

第五章

习惯性阴部摩擦症志意辨证论治

习惯性阴部摩擦症临床以小儿发生摩擦会阴部(外生殖器区域)的习惯动作为特征,6个月左右的婴儿可开始出现,多数在2岁以后,见于幼儿时期,女孩较男童多见。病属儿童和少年时期的欲望行为障碍,发于足厥阴肝经循行部位,常按尿频、淋证论治。

(一) 剖析病因病机

本病病因主要有先天不足、情志失调、饮食失节、感受外邪等。病机为相火妄动、心肾不交;肝经湿热、热扰下焦和心肝肾失调、阴阳不和。主要与心肝肾三脏有关。心为君火,肝为相火,木火同气,肾水能涵肝木,一旦上述关系失调则会出现阴阳失和,阴不敛阳,阳气外浮症状。

相火妄动、心肾不交:“相火寄于肝肾二部。”小儿肝常有余,其发病易扰动相火。小儿禀赋薄弱,天癸未成,肾水不足,水不涵木,肝木失养,肝之相火更易妄动,“肾开窍于二阴”,“肝脉循阴器”,《医宗必读》云:“盖火分君相,君火者,居乎上而主静;相火者,处乎下而主动。”病机重点在心肾二经阴血火旺,心火劫越,肝火随动,久则肾阴被耗。相火妄动发为本病。

肝经火旺、湿热下注:喂养不当,恣食肥甘厚味,小儿脾常不足,脾胃功能尚未完善,难以运化,酿湿生热。同时长期使用尿不湿或穿着过紧衣裤,透气不良,湿浊内生,循经下注,热扰下焦,致成外阴湿热。相火为阴火,得湿热则愈烈,痒愈甚,擦腿更频繁。正如李时珍所言:“相火得湿愈焰,遇水益炽,以水折之则光焰诣天。”

心肝肾失调、阴阳失和:心主神明,人之思维、情志、理智等精神活动由心主宰。《灵枢·本神》云:“所以任物者谓之心,心有所忆谓之意,意有所存谓之志,因志而存谓之思,因思而远慕谓之虑,因虑而处物谓之智。”患儿难以抑制的自我刺激与心肾功能失调有关。肝主谋虑,司疏泄。《灵枢·本神》云:“肝气虚则恐,实则怒。”精神、情志变化亦与肝有关,两腿交叉属足厥阴肝经病证。肾藏精,精舍志出技巧,儿童精气未充,相对功能不足,易呈意志神情失调,控制缺损。

（二）明确疾病诊断

1. 临床表现　该症主要以摩擦阴部为特征，表现全身用力状，男孩阴茎勃起，女孩两股内收交叉，上下移擦，伴有面红及眼神凝视或不自然现象。这种情况大都在入睡或刚醒时发生，持续数分钟，甚至为避免大人干涉而暗自进行。年龄较大儿童可在突出的家具角上或骑在某种物品上活动身体进行摩擦。

2. 诊断要点　1 周岁以上至学龄前幼儿；临床表现以大腿内收交叉或强直；上下摩擦阴部，精神紧张兴奋，两颊泛红，双目凝视为主。男孩多伴有阴茎勃起现象；每次发作持续 1~2 分钟左右，意识清楚，常发生在睡前或醒后；排除阴部湿疹和蛲虫病。脑电图检查正常，排除癫痫，即可以考虑诊断小儿习惯性阴部摩擦症。本病需与呼吸暂停症、意识情感障碍等相鉴别。

（三）辨治思路

1. 病机辨识　小儿外感，邪从热化，耗伤阴血；或先天禀赋，肾阴素亏，内寄之相火无所依附而妄动；或情志不畅，劳神太过，心阴耗，心火亢，心神摇，心火动，伤及肾水则水不济火，则君火越于上，相火应于下。则见两腿交叉摩擦发作，安静时抚外生殖器为快，多动不安，少眠多梦等相火妄动、心肾不交诸症。

饮食不节，平素喜食肉类肥甘食品，伤及脾胃，脾不运化，湿郁化热，或感受湿热之邪，湿浊内生，循肝经下注，热扰下焦而致成摩擦发作频繁，面红耳赤，目滞神凝，脾气暴躁，哭闹难抑，口苦咽干，口舌生疮，大便秘结或溏臭、后重不爽，小便短赤，阴部潮红作痒等肝经火旺、湿热下注之见证。

心主神明，人的精神行为活动由心主宰。心肝肾失调、阴阳失和则症见病程日久，时时发作，夜卧不安，遗尿尿频，性格执拗，抑郁沉默。心肾功能失调则自我刺激、难以抑制。肝主谋虑司疏泄，肝之疏泄功能失调多表现为烦躁易怒或抑郁不欢。肝脉抵少腹绕阴器而行，故见两腿交叉、阳事易举，属足厥阴肝经病证。肾藏精，精舍志出技巧，精气未充，功能不足，则见意志神情失调，控制缺损症状。

2. 症状识辨

（1）小便频数：小便频数有虚实之分。实证多因湿热，常兼尿急尿痛或排尿不适感。肝经火旺，湿热下注者，尿频不爽，小便短赤伴有面红耳赤，暴躁哭闹，口苦咽干，口舌生疮，大便秘结或溏臭、后重不爽，或有腹满腹胀恶心。相火妄动、心肾不交者，小便短赤频数，伴见多动不安，喜恐易惊，少眠多梦，口干欲饮。情志失调，肝气郁结，气机不畅累及膀胱则尿频兼有尿后似尽未尽感。虚证以阳虚为多，尿液偏于清长。心肝肾失调、阴阳失和者，尿频病程日久，时时发作，伴见自汗或盗汗，口渴喜冷饮，面色无华，遗尿等。

（2）阴部瘙痒：首先与蛲虫扰动肠道相区分，蛲虫扰动肠道常腹部隐隐作痛，乍痛乍止，来去无定，痛时伴有肠鸣，吐涎、或遗尿尿频，夜间肛门周围及会阴前阴奇痒难忍，且伴有面黄肌瘦、纳呆食少、磨牙咬指、嗜食泥土等。次辨其虚实。实证常由湿热下注，犯扰肝经，阴部潮红作痒，且程度较甚，局部带下量多，色黄而浓；虚证可见肝肾阴虚作痒，局部干涩灼热，有瘙痒感，夜间加剧，分泌物量少。

3. 治法与处方原则　本病心肝肾失调，君相不安。治疗以清心疏肝、安降相火为治则。相火妄动，心肾不交，治以清心泻火，交通心肾；肝经火旺，湿热下注，治以清泻肝胆，分消湿热；心肝肾失调，阴阳失和，治以调养平补阴阳为主，酌情佐以滋肾、益肝气、疏肝、开窍、通心气等法。除中医中药辨证施治外，注意合理喂养，饮食清淡，不宜肥甘厚味。积极治疗局部疾患，注意外阴的清洁卫生，不穿紧身衣裤。对患儿不可强行纠正，加强心理疏导，应转移其注意力，严禁采取惩罚、训斥、讥笑等作法。对年龄较大儿童，要耐心说服诱导，消除顾虑，增强信心；睡觉不要过早卧床，注意多参加户外活动及体育锻炼，以利于疾病早日恢复。

4. 用药式　相火妄动，心肾不交，发作时两腿交叉摩擦，多动不安，少眠多梦，口干欲饮，小便短赤。舌红少津，脉细数。初发重在泻君火，药用黄连清心泻热，当归、酸枣仁、远志、茯神、菖蒲、生龙骨和血安神。病延久耗，兼滋肾阴，安相火，生地滋阴凉血，山茱萸、天冬滋肾水，知母、黄柏泻相火。

肝经火旺、湿热下注，摩擦发作频繁，面红耳赤，暴躁，口苦咽干，口舌生疮，大便秘结或溏臭、后重不爽，小便短赤。阴部潮红作痒。舌质红苔黄厚腻，脉弦滑或濡数。药用龙胆、黄芩、栀子、黄柏苦寒泻火；车前子、泽泻、苍术利湿。

病程日久，时时发作，心肝肾失调、阴阳失和，自汗或盗汗，口渴冷饮，面色无华，夜卧不安，遗尿尿频，药用桂枝、甘草通心阳；龙骨、牡蛎重镇安神敛汗。

（四）证治条辨

1. 相火妄动，心肾不交证　症见发作时两腿交叉摩擦，多动不安，少眠多梦，口干欲饮，小便短赤。舌红少津，脉细数。治以清心泻火，交通心肾。黄连清心饮为主方：黄连、生地黄、当归、远志、茯神、菖蒲、莲子、山茱萸、天冬、生龙骨、酸枣仁、甘草。注意力不集中者，加五味子、益智仁养心益智。

2. 肝经火旺，湿热下注证　症见摩擦发作频繁，伴有面红耳赤，目滞神凝，平素喜食肉类肥甘食品，脾气暴躁，哭闹难抑，口苦咽干，口舌生疮，或有腹满腹胀恶心等，大便秘结或溏臭、后重不爽，小便短赤。或有阴部潮红作痒。舌质红苔黄厚腻，脉弦滑或濡数。治以清泻肝胆湿热，龙胆泻肝汤为主方：龙胆、栀子、甘草、黄芩、泽泻、生地黄、柴胡、车前子、白芍。外阴潮红作痒，加苍术、黄柏，清热泻火燥湿；便秘，加生大黄，通便泻热；脘腹饱胀，加炒山楂、麦芽、槟榔等，消食导滞；心烦易怒，加钩藤、生龙骨，平肝泻火。

3. 心肝肾失调、阴阳失和证　症见病程日久，时时发作，自汗或盗汗，口渴喜冷饮，经常鼻衄。或面色无华，夜卧不安，遗尿尿频。平素性格执拗，抑郁沉默，舌质淡嫩苔白或舌红苔少，脉细弱稍弦。桂枝甘草龙骨牡蛎汤为主方：桂枝、炙甘草、生龙骨、生牡蛎。小便频数或遗尿者，加莲须、金樱子、桑螵蛸等，交通心肾，缩尿补肾；睡眠易醒、梦呓者，加茯神、钩藤、酸枣仁、蝉蜕，镇心平肝，养心安神。

4. 痰热蕴结，扰动心肾证　症见平素咳嗽多痰，胆怯易惊，不良行为反复阵作，每见女孩有外阴分泌物，小便黄赤，大便干结，脉呈弦数，舌苔腻滑。治以清泄化痰，黄连温胆汤为主方：黄连、清半夏、茯神、陈皮、枳实、竹茹。尿赤短少者，加竹叶、黄柏、泽泻；痰鸣时咳，则加杏仁、川贝母、前胡。

（五）其他疗法

1. 针灸　治疗以安神宁心为主，选用平补平泻或泻法。主穴取人中、内关、神门、丰隆、涌泉。也可应用耳针，取神门、枕、心、胃、脑等穴，每次 2~3 穴。

2. 推拿　主要以镇惊安神，清心除烦为主。选穴：推攒竹、清肝经、揉小天心、揉五指节、清小肠、揉内劳宫。

第六章

注意缺陷多动障碍志意辨证论治

注意缺陷多动障碍（ADHD）又称儿童多动症，是指表现为与同一年龄段孩童相比较，具有明显并持续的注意涣散，活动过分多，情绪上冲动、任性、耍脾气，或伴有一定学习方面障碍、品行问题为主要临床特性的一组临床综合征。据国外文献报道，全球学龄期儿童及青少年患病率约为5.29%，男女比例为（4~6）：1。在中医古文献研究中，并无“注意缺陷多动障碍”的记载，现代多将其划于情志病范畴，据其外现症状，可参考“脏躁”“躁动”“健忘”“失聪”等。

（一）辨病证类属

ADHD是学龄期儿童发病率较高的心理行为性疾病，主要表现为与同龄人相比，注意方面缺陷（注意易被外物分散、注意范围明显缩小），难以自控，不分场合、时间的活动太甚，情绪冲动、任性、肆意放纵，并伴有认知障碍、学习困难和品行问题，智力正常或接近正常。其最焦点的症状是以注意缺陷为主的冲动和/或多动。该病积极诊治，其预后是可期待的。若不予重视，病情肆意进展，约有1/3的患儿成长后仍有ADHD的残留症状；部分人出现烟酒依赖、网络成瘾，退缩行为，亦或发展成抽动症、恐怖症、焦虑障碍、癔病、类精神分裂症等精神障碍性疾病。诊断ADHD必须标准包括：①多动症发病≥7岁；②患儿的多动症状需要在学校、家里等≥2个环境中有体现；③在校园交际、学业成绩等方面存在明显障碍；④需排除发育障碍、情绪障碍等精神障碍性疾病。

从该病的主要表现、预后转归及诊断不难发现，ADHD主要在于人生命体与社会的失和谐状态，而非外感病（人生命体和自然界的失和谐状态）和内伤病（人生命体自身的失和谐状态），故该病类属于精神行为障碍性疾病，故志意辨证法适用于ADHD的诊疗。

（二）区分病理阶段

论治此类病证，可归为3个病理阶段。初为血气未并、脏腑未损的志、意、精、神、魂、魄有余或不足证；次为魂、魄、志、意、精、神伤，血气并，渐及脏腑损伤证;终致血气伤、脏腑及形体有损的病证。ADHD 亦不例外。

初起先天禀赋不足,致使胎儿本身志、意、魂、魄、神的不足,随着生长发育,五志失和,为该病的发生奠定基石。后天因产伤、外伤,患儿气血阻滞、经脉不通,又或调护不当,以及情绪意志失其调合,致使五志异常;“精气并于心则喜……并于肾则恐”(《素问·宣明五气》),继之五脏与五志失调,遂致志不足不御意魄,相衰意任魂越。五志异常,逐渐损及脏腑、形体,出现肾志不足,脾脏虚弱,肝火旺盛,肝阴亏损,心神不宁,痰火内扰,终致痰、火、魂越交织,发为ADHD。

综上所述,ADHD 初起为魂、魄、意、志、神禀赋不足的本证,渐及志不足不御意魄,相衰意任魂越的合证,进一步发展渐及脏腑气血津液功能及形体的改变。病理阶段演变初起的魂魄、志意、神本证合证,选用志意辨证;病及脏腑形体兼证,则脏腑气血津液辨证和志意辨证结合。

(三)志意辨证解析

从志意辨证角度分析,ADHD 的基本病机是志不足,难以驾驭意魄,相衰意任魂越。

1. 辨病机

(1) 志不足:从志行讲,志缺乏则动作行为的目的意图不明、指向性不准,志少于行,表现为注意力难以集中,目的难以集中靶点则无意注意占优势,有意注意劣势,指向性不准则注意易被分散,选择性、稳定性差;从志气讲,志气不足则动作行为、注意力、情志的控制力弱,志不胜气,志少于气,表现为:①注意力控制力不足,注意力不集中,注意易被其他事物分散;②情志控制力弱,家长通过奖赏及惩罚机制不能有效的控制 ADHD 患儿过分的情志,患儿多不自控的冲动任性,恣意妄为,耍小脾气,不受常规约束,情绪波动剧烈。

(2) 意任:就意向讲,意任则心理及行为定向性、抉择性难以明确、不能持恒,表现为注意缺乏选择的能力,并且依赖性较强,需家长管束,注意力难以集中。就意恒讲,意任则意难持衡,精神及所行所为、注意和记忆猜度的广度及强度的维系、分派、转移不稳定、不恒久,表现为注意力分配上比较困难,且难以稳定,注意力集中某焦点的时间短暂,且集中点易转移,并不能持之以恒。就意欲讲,意不胜欲,表现为情绪失控,不稳定,波动性较大。

(3) 魄弱魂越:魄属阴神,具有抑制性、被动性;魂属阳神,具有兴奋性、主动性。“动以营身谓之魂;静以镇形谓之魄。”对魂魄而讲,魄弱魂越,则心理及所为所做,尤其是主观的自我感觉和行为表现等本能功能活动,驾驭、收敛失其适宜,心理活动及所为所做,尤其思维模式、事物联想、外物评价、遇事决断、情感表达与外界互通并反馈机体的活动能力,发用过当,表现为脾气急躁,不分场合的喧哗之魂亢证和平素多动,小动作繁多的志不御魄证。

（4）相衰：从众种生命体功用，主要是秉性、情感、意欲、动作、行为的一动一静一止一用、维系平衡的中节尺度、和谐适当路径立足，把相火与君火关系比较，可现相衰君火相对旺盛的症状，表现为情绪冲动、任性、小动作过度多等。

2. 析主症

（1）注意障碍：注意力聚焦、持续、分配异常，责之脾意不充，肾志薄弱，所思所为定向性、选择性差强人意；注意力集中维系短暂，易被无意注意所分散，以致主题跑偏，责之脾意薄弱、肾志衰微，注意、想象、记忆、臆度揣测的宽度、强度的维系、分派、转移的动荡不定、不够恒久，难以稳定，无法完成预期目标。

（2）过度活动：不分场合、时间、对象，小动作不断，责之肾志不充，不能胜制脾意；多语、喧哗、聒噪，责之脾意难以驾驭肝魂；难以遵守课堂纪律，扰乱他人学习，责之肾志衰弱，难以驾驭肺魄；行为冒失无理、动作危险，具有人身攻击性和公共破坏性，责之肾志肝魂游弋难以守其位。

（3）情绪冲动：情绪冲动、波动性大，肆意任性妄为，一旦激惹难以控制，责之脾意扶摇肾志衰弱，意不胜欲，志不胜气；自我制约能力差、易冲动、兴奋、任性，责之肾志衰、脾意弱不能收摄肺魄；脾气急躁，不分场合喧哗、哭闹，劝阻无效，责之肾志衰弱、肝魂浮越亢燥。

（4）学习困难：对学习缺乏热情，对自我失去信心，于学习不能坚持，责之脾意、肾志不足。

3. 定治则治法　论该病的辨证治疗，首先需辨识其病理阶段，理清其初起、中后期的表现差异；同时，从其病机、主证把握此病。

初期：五志不足本证渐兼合证阶段，主证志弱意衰，魄懦魂越、相衰，治以强志定意，扶相，御魂魄。

中后期：病及意志合并脏腑、气血兼证阶段，调合志意，各有侧重地整治脏腑及气血。其中，肝肾阴虚，志不御魂者，治以滋肾养肝，益志调魂；心脾俱虚，意摆神迟，治以益心宁神，健脾定意；痰火内翻，心神亢奋，治以泻火安心，豁痰息神；脾虚肝旺，魂不摄意，治以健脾平肝，充意养魂。

4. 选方用药

（1）初期五志异常本证合证阶段

志弱意衰、魄懦魂越、相衰证：主症见注意力难以聚焦，不能留心细节、易粗心犯错，很难维系注意的重点及时间，回避需要保持注意的事物，容易分神，健忘；情绪冲动、任性肆意，波动较大，很难遵守课堂纪律，经常抢答，打断其他孩子；小动作颇多，坐立难安，活动不定，喋喋不休；兼症或现学习障碍、缺乏热情，或神经发育障碍、延迟症状。舌质淡红形常偏小，苔白根略厚。右：寸脉弱，关脉小滑散数；左：关脉浮滑来盛，尺脉紧硬有力。治宜强志定意，扶相，御魂魄，方选自拟强志定意扶相散。

方中选用人参、半夏、远志、茯神、琥珀、竹茹、补骨脂等药。人参“甘味、气温，可开心益志”(《本草蒙筌》)，“补五脏，安精神，定魂魄……开心益智”(《神农本草经》)，且其有安分脾意、稳定脾意、益肾充志之功，为方中强志意、安魂魄之主药，故为君药。远志，“专入肾，入足少阴肾经气分，强志益精”，又可“益智慧，耳目聪明，不忘，强志倍力”。茯神，“服安魂魄，养神，不饥延年”。补骨脂可“治肾泄，通命门，敛精神……收敛神明”(《本草择要纲目》)。琥珀，“主安五脏，定魂魄……入肺脾而定魂魄也，魂魄定则神气内守”(《本草经解》)。上4味共用，共奏调摄志意、魂魄之功，为臣药。半夏燥湿化痰、祛浊豁通诸窍，竹茹清热化痰、除烦安志，同为佐药，协助诸上品药，治其兼证。诸药相配，充分发挥强志定意、扶相、御魂魄的作用，针对ADHD的病因病机处方用药。

（2）中后期病及形志兼证阶段

1）肝肾阴虚，志不御魂证：主症见注意力难以聚焦，手足动作多，且粗鲁笨拙，性格暴躁易怒，冲动任性，肆意妄为，难于自控，神思涣散、跳跃，缺乏学习热情，成绩差等；兼症见五心烦热，颧部潮红，自汗，口渴多饮，遗尿，小便频数，大便干硬；舌质偏红，苔薄少津，脉象细弦。治宜滋肾养肝，益志调魂。方选杞菊地黄丸合定魂益志汤加减。伴学习障碍，记忆力差，可加石菖蒲、茯神安神益智；伴肝火亢越者，加息肝潜阳之品，如珍珠母、钩藤、牡蛎等。

2）心脾俱虚，意摆神迟证：主症见神思涣散、跳跃，注意力难聚集，神疲乏力，多动而不暴躁，言语冒失、前后矛盾；兼症见记忆力欠佳，夜寐不宁，面色少华，食少、偏食、嗜食，自汗；舌质淡红，苔薄白，脉虚弱。治宜益心宁神，健脾定意。方选用归脾汤、甘草小麦大枣汤合安神强志汤、强志定意扶相散加减。伴脾虚痰盛，动作愚拙，舌苔厚腻者，加清半夏、芥子、菖蒲，化痰豁窍；伴心气不足，心血痰阻者，加红花、炒桃仁、鸡血藤，活血化瘀通络。

3）痰火内燔，心神亢奋证：主症见注意力难聚焦，话痨且动作不歇，烦躁不宁，冲动任性，难于管约，神思涣散、跳妖；兼症见胸中烦闷，懊侬难寐，少眠，纳少，口苦、口涩，便秘尿赤；舌质红，舌黄厚腻，脉滑数。治宜泻火安心，豁痰息神。方选用黄连温胆汤合安神通神强魄散加减。伴烦躁易怒，尿赤，便燥、硬者，加焦栀子、淡竹叶，清热泻火、平抑肝火；喉间痰鸣者，加白僵蚕、前胡、芥子，以清热化痰。

4）脾虚肝旺，魂不摄意证：主症见注意力涣散、善变，兴趣变化多样，多动，多语，坐立不安，言语唐突、冒失；兼症见记忆力差，躁烦不宁，急躁易怒，面色无华，胸闷纳呆，便溏稀，眠欠安；舌质淡红，苔薄白，脉弦细。其中偏肝旺证以多动多话，兴趣善变不恒，急躁易怒，脉弦为主；偏脾虚证以注意力涣散，记性差，进食不佳，便溏，舌质淡为主。治宜健脾平肝，充意养魂。常用逍遥散合强志定意摄魂汤加减。伴烦躁易怒者，加生石决明、钩藤、栀子，平肝除烦；伴睡眠不安者，加合欢皮、酸枣仁、珍珠母，安心宁神。

（四）辅助治疗

1. 穴位推拿　选取志室、意舍、魂门、魄户四穴。从该病机考虑，治以补志室，泻意舍，平推魂门、魄户。

具体操作步骤：选用指揉法或掌揉法合左右旋转补泻法。①补志室：拇指顺时针按揉；②泻意舍：拇指逆时针按揉；③推魂门：自下而上拇指平推；④推魄户：自上而下拇指平推。每次 15~20 分钟。

志室益肾增志，意舍健脾安意，魂门平肝养魂，魄户益肺摄魄，共奏补肾益精、填髓强志、安神壮意、收摄魂魄之义，正合 ADHD 的根本机理，可辅助治疗。肝肾阴虚，志不御魂者，加太溪、三阴交、涌泉等；心脾俱虚，意摆神迟者，加心俞、脾俞、足三里、神门、内关等；痰火内燔，心神亢奋者，辅以丰隆、内关、合谷、阴陵泉等；脾虚肝旺，魂不摄意者，辅用足三里、阴陵泉、太冲等。操作简便易行，经济有效，具有可操作性和可推广性。

2. 心理干预　吴舒华等研究表明，心理干预疗法与 ADHD 的药物疗法相结合，其疗效较单纯药物治疗具有明显优势。阎兆君亦认识到该病精神心理治疗的重要性及必要性，并将其观点归纳为几点，现陈述如下：①使家长了解 ADHD，学习相关知识：该病非儿童天生秉性，而是一种心理上障碍；非儿童故意为之，而是一种不能自控的病态表现；不容易自愈，而是一种可用药物、综合疗法治愈的疾病。②对患儿需要多鼓励，避免直接批评，找出孩子的优点、优势，表扬夸奖，建立自信心。③给予患儿宽松的家庭环境，允许患儿进行对自己无伤害的活动及行为，禁止打骂孩子。④对患儿要因材施教，鼓励自立，增强学习自信心；加强注意力的培养，根据小儿爱好和特长，因势利导，循循善诱，发挥其正常才能。

3. 饮食调护　有研究表明，ADHD 的发生可能与食物添加剂、水杨酸盐有关。因此，建议患儿避免含色素、添加剂、农药残留量高的食品，如碳酸饮料、酸奶、冰淇淋、奶油制品、酿酢果酱、沙拉等。

参考文献

1. 邓红珠，邹小兵 .2011 版美国儿科学会《儿童青少年注意缺陷多动障碍诊断、评估和治疗临床实用指南》解读[J]. 中国实用儿科杂志，2012，27(2)：99-101.

2. 吴舒华，刘智胜，胡家胜，等 . 三种治疗方法对儿童注意力缺陷多动障碍疗效的临床评价[J]. 中国妇幼保健，2012，27(15)：2302-2304.

第七章

抑郁症志意辨证论治

抑郁是一种以情绪低落为主要表现的负性情绪，对平时感到愉快的活动兴趣降低。抑郁障碍是一类具有“发作性”特点的精神疾病，包括破坏性心境失调障碍、抑郁症、持续性抑郁障碍、经前期心境不良障碍、物质或药物诱发的抑郁障碍、医学状况所致的抑郁障碍等。其中核心症状主要为心境低落、兴趣丧失以及精力缺乏，在心境低落基础上常常伴有其他认知、生理以及行为改变。抑郁症是抑郁障碍中主要经典亚型，特征为持续至少 2 周的发作，包括情绪、认知及自主神经系统显著的变化。全球约有 3.22 亿抑郁症患者，占全部疾病负担的 6.2%，我国抑郁症的患病率为 6.8%，其中重度抑郁为 3.4%，中国抑郁症患者患病率、发病率女性均高于男性，约为男性的 2 倍。中医学无“抑郁症”病名，多归属于情志病范畴，临床症状与“郁证”“脏躁”“百合病”“卑惵”等相关。

可以按精神动作行为疾病诊治。抑郁症适宜志意辨证论治。

（一）辨病证类属

抑郁症是一种较常见的精神障碍，其发病年龄分散，以 18~45 岁者多见，以与现实不相称的心境低落、兴趣和愉悦感丧失、精力不济或疲劳感为其三大核心症状，反映在主观体验或客观征象上，可单独或同时出现。其次兴趣或愉快感缺乏，单独出现而不伴有心境低落属于不典型表现；精神运动性抑制症状，同时出现或部分出现，其典型表现为思维迟缓、联想困难，言语、动作减少；认知障碍，认知过程改变表现为注意力难以持久和记忆困难。认知内容改变表现为自我评价过低、自责、自罪，自认为无用、无助和无望，悲观、失去自信，感到生活没有意义，而有自杀意念或行为；生物学症状，包括精力缺乏，或肢体沉重感，心境的昼夜变化、睡眠障碍，特别是早醒，少数患者可能嗜睡、性功能异常，主要是性欲缺乏，少数患者可能性欲亢进、进食障碍，主要是食欲减退，少数患者可能食欲亢进、便秘、体重下降以及女性患者的停经；附加症状，精神病性症状，如与心境一致的幻觉和妄想，也可能出现短暂的与心境不一致的精神病性症状，称精神病性抑郁。

从该病主要表现、伴随症状可以认为，抑郁症属人生命体与社会的失和谐状态，而非外感病（人生命体和自然界的失和谐状态）和内伤病（人生命体自身的失和谐状态），临床论治抑郁症，应根据病证类属及主证，选择相宜辨治法则，所谓各得其法为相宜，抑郁症采用志意辨证是其可能相宜的选择之一。

（二）区分病理阶段

本病隶属精神、志意、魂魄失调。初起为精神、意志、魂魄禀赋差异的本证，渐及五志异常合证阶段，神魂不足，意郁魄抑；中后期病及形志兼证阶段，或肝郁魄抑，或心脾两虚、神意不足，或心肾阴虚、志不谐神。若调治失宜，病涉脏腑气血，则心身共病。

情志失调，七情过极，刺激过于持久，超过机体的调节能力，导致情志失调，尤以悲忧恼怒最易致病。恼怒伤肝，肝失条达，气失疏泄，而致肝气郁结。气郁日久化火，则为火郁；气滞血瘀则为血郁；谋虑不遂或忧思过度，久郁伤脾，脾失健运，食滞不消而蕴湿、生痰，化热等，则又可成为食郁、湿郁、痰郁、热郁。体质因素，原本肝旺，或体质素弱，复加情志刺激，肝郁抑脾，饮食渐减，生化乏源，日久必气血不足，心脾失养；郁火暗耗营血，阴虚火旺，心病及肾，而致心肾阴虚。

综上所述，本病性质多属形神共病，临床过程往往以五志异常为先，渐及脏腑气血津液功能及形体改变。病理阶段演变初起为魂魄、意志、精神本证、合证时，选用志意辨证，病及脏腑形体兼证，则脏腑气血津液辨证与志意辨证结合。

（三）志意辨治解析

从志意辨证角度分析，抑郁症的基本病机是神魂不足、意郁魄抑。

1. 辨病机

(1) 神魂不足：神有广义、狭义之分。广义之神，指人的生命活力。如《素问·上古天真论》云：“故能形与神俱，而尽终其天年，度百岁乃去。”狭义之神则是各类心理活动的总称。神具有多种表现形式，神为生命的萌芽，参与新陈代谢，具有统御精神动作行为的功能。“神劳则魂魄散，志意乱”，神不足则无以控精驭气、调节心理活动。抑郁症患者呈现持续性心境低落，沉湎于忧郁情绪中无法自控、难以摆脱，甚则出现精力缺乏，均为神不足引起的外显症状。“随神往来者谓之魂”，从魂魄辨证角度分析，魂魄具有先天性、内向性、本能性的特征，以自律性的生理功能、无意识的本能活动为主要内容，魂与怯勇、精神情绪调节有关。魂弱则精神、动作、行为，尤其思维、情感、评价与外界交流并反馈回机体的活动能力发用不力。抑郁症患者神魂俱不足，则表现为情绪低落，感情淡漠，思想消极，思维迟缓，且症状易反复发作。

（2）意郁："心有所忆谓之意"，意是心意、意识，既与注意记忆思维和推测等心理活动有关，又是思虑、思维的体现，如"脾藏意""脾在志为思""脾为谏议之官"，以及《三因极一病证方论》所载"脾主意与思，意者记所往事，思者兼心之所为也"。同时，意是心与身的媒介，心理过程转化为身体活动，须以意为之传送。意郁，肝气不疏，则出现心境抑郁、情绪不畅；脾气被郁，脾失健运，则有忧愁多思、食欲异常、便秘等症状。意郁则精神行为指向性、选择性以及注意、记忆、臆度推测的广度均受到抑制，典型表现为兴趣减退、思维迟缓、联想困难，认知过程改变表现为注意力难以持久和记忆困难。

（3）魄抑："随神往来者谓之魂，并精而出入者谓之魄。"魂与魄共同组成中医学生命体动作行为的营镇装置，二者均为与生俱来，基于形气且与形体功能强弱有密切关系。相对而言，魄属阴神，属形体，"静以镇形谓之魄"，如"体魄"之说，是较低级的神经精神活动，如非条件反射动作、冷热痛痒等感知觉，魄抑则精神、动作、行为，尤其感觉、运动、反射等功能驭收不利，可见言语、动作减少、嗜睡、性欲减退等，抑郁症患者通过自杀意念或自伤行为，损伤形体，以解除魄抑。

2. 析主症　抑郁症的主症为心境低落、兴趣和愉悦感丧失、精力不济或疲劳感，辨证围绕五志偏禀相对盛衰的神魂不足、意郁魄抑本证合证为主。

（1）心境低落：心情、情绪抑郁，思想消极，精神衰弱，责之肝魂不足、脾意抑郁，依据魂证辨证，为思维、想象、评价、决断、情感与外界交流并反馈回机体的能力不足；心境低落呈持续性，沉湎于忧郁情绪中无法自控、难以摆脱，均为神不足，不能控精驭气继而不能正常调节心理活动所引起的外显症状。

（2）兴趣和愉悦感丧失："意者，心之所发。"从志意论，志是人心之主，而意是欲有所为。意是以人的意念、欲望为基础的，如王夫之所言："己所不欲，意不自生"，抑郁症患者不仅对曾经感兴趣的事或物失去兴趣，还表现出对周遭事物普遍性兴趣减退，愉悦、欣快的情感体验减少甚至丧失，责之意欲被郁、不能发用。

（3）精力不济或疲劳感：一方面，抑郁症患者精神不振，神疲困顿，同时精神集中力下降，注意力持久度降低，责之神气衰弱、心神不振、心脾两虚；另一方面若出现躯体乏力、常感疲劳、气短或动作迟缓，是因肺魄因神不足、意郁而被抑。抑郁症患者一般无定向及记忆智能障碍，故意无损、精无亏；无病理征及其他脑损害证据，故无精形经髓损害，结合"并精而出入者谓之魄"，《医述》卷一所载"精足则生魄，魄为阴神"，可知魄抑实则为魄以精养形的功能和魄协神驭气的作用被抑制，进而出现形气渐衰的外在表现。

3. 重舌脉特征　抑郁症患者舌质淡红苔薄白，脉左关弦而不畅者，提示肝郁气滞；舌质红苔黄剥脱，脉左关弦数而躁者，提示肝郁化火；舌质淡、舌体胖大且边有齿痕、苔薄白，脉双关沉细而弱者，常提示心脾两虚；舌质淡苔白，或滑腻或黄腻，左寸关脉弦细或弦滑，提示心虚胆怯，痰火内郁；舌淡红形小苔薄白或类剥，脉左尺沉弱或弦细者，提示肾精气虚；舌红少苔，脉左尺虚数或左寸细数者，提示心肾不交；舌淡白形胖或有齿痕苔润，脉右尺沉细或沉迟者，常提示肾阳虚；舌红形瘦苔少，脉左尺细而数者，常提示肾阴虚。左寸神脉弱，左关魂脉弱，右关意脉拘束，右寸魄脉小而不及，提示神魂不足、意郁魄抑。

4. 治则治法　本病辨证，须把握患者主证，辨别病理阶段、类属，其次结合患者兼证、发病经过，审证求因。明辨志意魂魄精神何者失常，分清虚实，位在何脏，辨析气、血、阴、阳虚之所在；实证以气郁居多，可夹痰、化火。治疗大法则以论裁志意、补虚泻实、减轻抑郁发作为主。

5. 选方药、穴位

（1）初期五志异常本证合证阶段

神魂不足、意郁魄抑证：心境低落，情绪抑郁，思想消极，悲伤沮丧，持续且反复发作，伴有兴趣或愉悦感减退，甚则有自伤或自杀倾向。精力不济，神疲乏力，可兼见食欲异常，睡眠障碍，舌淡白形常偏小，苔白根略厚，脉左寸、关脉弱，右关脉拘束，右寸脉小而不及治宜强神魂、舒意郁、解魄抑，方选强魂舒意散加减，药用巴戟天、仙茅、苍术、白术、黄芪、半夏、桂枝、何首乌、贯众、当归等。

（2）中后期病及形志兼证阶段

肝脾气滞、意郁魂弱证：以“疏、行”为主，兼以调魂养魂。选择肝经气分药，切忌过燥生火。若抑郁，情绪低落，善怒易哭，郁郁寡欢，喜叹息者，可选用柴胡、枳壳、薄荷疏肝气，茯苓、木香、北沙参安肝魂、舒脾意；胸闷不舒，胁腹胀痛，选用佛手、郁金。

心脾两虚，神意不足证：以“补、养”为先，兼以舒意养神。选择甘温之品。若抑郁反复发作，心悸怔忡，善悲欲哭，面色苍白无华，少动懒言，神思恍惚，疲倦乏力，不思饮食，便溏者，可选用白术、茯神、黄芪、当归、炙甘草补益心脾，柴胡、木香舒意，龙眼肉、远志、柏子仁养神安神；失眠多梦，加百合、炒枣仁安神魂。

肾阴虚弱，志不谐神证：以“滋、潜”为要，兼以养精调神，选择滋肾潜收之剂。若抑郁日久，精神不振，善恐易惊，惊悸不安，腰膝酸软，头晕耳鸣，失眠健忘者，可选用生地黄、龟甲、天冬、白芍、当归滋养肾阴。山茱萸、女贞子、麦冬养精，远志、柏子仁养神；心烦失眠，加莲子心、琥珀清心安神。

痰火内郁，神虚魂怯证：则“养、化”结合，虚则补之，实则清化，兼以安养神魂。若抑郁善悲，心意烦乱，坐卧不安，梦中惊悸，自汗盗汗者，益气养心选择人参、地黄、五味子、甘草、大枣，化痰选择半夏、枳实、陈皮，佐以桑椹、茯神、桑白皮安神魂。

脾肾阳虚，志消意郁证：重在“温、补”，兼以增志调意。柔剂阳药，热而不燥。若抑郁持续，意志消沉，思虑多疑，嗜卧肢凉、乏力，纳差腹胀，溏泄，腰膝酸软，动则头晕头痛者，选择人参、山茱萸、苍术、白术、干姜、五味子温补脾肾，熟地黄、巴戟天、茯神、石菖蒲、远志增志调意。

（3）穴位治疗：参考穴位，神门、魂门、意舍、魄户。

从病机考虑，治以补神门、魂门，分推意舍，推揉魄户。具体操作步骤：选用指揉法或掌揉法合左右旋转补泻法。①补神门、魂门：拇指顺时针按揉；②分推意舍：用两手拇指桡侧或指腹，自意舍穴向两旁做分向推动；③推揉魄户：沿着膀胱经方向上下拇指平推。每次15~20分钟。以达到强神魂、舒意郁、解魄抑的治疗作用。

（四）结语

抑郁症是以心境低落、兴趣和愉悦感丧失、精力不济或疲劳感三大核心症状为主症的常见精神障碍，属人生命体与社会的失和谐状态。基本病机是神魂不足、意郁魄抑，初期五志异常本证合证阶段，中后期病及形志兼证阶段，治疗基于志意辨证理论辨证用药选穴，是与抑郁症相宜的选择之一。

第八章

抽动障碍志意辨证论治

抽动障碍，是以肌肉抽搐和喉中发声或伴感觉异常为主要特征的一组临床综合征。据国外最新报道，其发病率呈上升趋势，约为0.3%~0.9%，男女比例约3∶1，多在5~10岁发病，以学龄前和学龄期为主。在古代中医文献中，并无“抽动障碍”的病名记载，现多归于情志病范畴，参考“慢惊风”“搐搦”“筋惕肉瞤”“振掉”“动掣”“躁动”“风痫”“阴痫”等辨证论治。本病适宜志意辨证。

（一）辨别病证类属

抽动障碍有家族遗传倾向，表现为多种运动性抽动、发声性抽动，或伴感觉性抽动；症状缓解≤2个月，可用意志控制病情，减轻发作症状或次数；辅助检查，多无特殊异常，脑电图正常。心理特点常自卑心理，过于自我关注，不自信，内向，少言寡语；敏感易激惹，事事与自身相联系，易暴躁，难沟通，多冲动任性；部分患儿成人后仍有残留症状，部分出现睡眠障碍、退缩行为、自伤行为等，亦或伴发焦虑障碍、恐怖症、抑郁症、癔病等疾病。

从该病的主要表现、诊断、心理特点及预后转归中概之，涉及患儿躯体、功能以及社会心理行为，其核心是精神动作行为状态的异常，主要在于人生命体和社会的失和谐状态，而非脏腑形体结构的损害，故该病类属于精神行为障碍性疾病，适用于志意辨证理论。

（二）区分病理阶段

该病的初期属于“志意、魂魄有余或不足，血气未并”的病理阶段，其中多数以肾志不足为主；中后期属于“志意、魂魄伤，血气并，未致形损”的病理阶段。

先天之精薄弱，初期出现志不足意任魂魄不安证。随后，本病进一步发展，逐渐损及气血、津液、脏腑等，表现肝郁化火，志弱魂扰；脾虚痰聚，志小意任；脾虚肝旺，意任魂越；阴虚风动，志魂难安。最终，风、火、痰、虚交织，致使抽动发生。

初有肾志不足的本证,后致志不足、意任、魂魄不安的合证,病情进一步进展出现脏腑、气血、津液功能及形体的改变。病理阶段演变初起魂魄、志意本证合证,选志意辨证;病及气血脏腑兼证,则脏腑气血津液辨证和志意辨证相结合。

(三)志意辨证解析

从志意辨证角度分析,基本病机是志不足,脾意任越,魂魄不安。

1. 辨病机论证

(1) 志不足:志与志行是一个有机整体,肾志落实到行动上的“为”才是真正的志意行为,志缺乏,则少于行,出现不自主的、不可控的、反复的眨眼、噘嘴、摇头、耸肩和无规律的清嗓、喊叫、发声,加强意志控制力,上症可减轻;人的意志之“志”与情感之气是此消彼长、相互制约的关系,志气不足,则情志胜,动作行为及控制力减弱,出现不自主的运动性、发声性抽动或感觉性抽动,且情绪不稳,脾气暴躁,多冲动任性;把志与勇敢关联起来,视勇敢顽强为志意力充盛的重要特点,志弱,则少于敢,动作及行为不够果敢,且多怯弱、恐惧、畏缩、胆小惧暗。

(2) 意任:意是人心里“未动而欲动”的状态,营为即行动,意“主于营为”即主导人的行动,脾意任越,则精神行动,意行不谐,意行关系不确定,表现为不受心理控制的多个部位的肌肉抽搐和喉中发声;意欲角度分析,意是沟通人与身的媒介,即由人的心理,至意的动机,最终落于身体行动上,意任,则精神行为,意欲不相谐,意欲关系不确定,外显不定,表现为不受意志控制的运动性、发声性、感觉性抽动。

(3) 魂魄不安:精神、动作、行为,尤其思维、想象、评价、决断、情感与外界交流并反馈回机体的活动能力,发用过当,精神、动作、行为,尤其感觉、运动、反射等本能活动驭收不力,表现为不可抑制的反复抽动的魄弱证和发作频繁、有力的抽动的魂亢证。

2. 根据病机确定治则治法

(1) 初期:志不足本证渐兼合证阶段,主证为志不足,脾意任越,魂魄不安,治以强志定意,兼以安魂魄助勇。

(2) 中后期:病及意志合并脏腑、气血兼证阶段,调合志意,各有侧重地整治脏腑及气血。肝郁化火,志弱魂扰者,治以平肝泻火,增志安魂;脾虚痰聚,志小意任者,治以健脾化痰、强志充意;脾虚肝旺,意任魂越者,治以缓肝理脾,定意摄魂;阴虚风动,志魂难安者,治以滋阴潜阳,益志安魂。

3. 选方用药

(1) 初期五志异常本证合证阶段

志不足,意任魂魄不安证:眨眼斜视、努鼻吸鼻、鼓腮咬唇等面部异常表情，耸肩歪颈、点头晃脑、扭头挺胸等不自主肩颈动作，握拳甩手、搓手抬臂、抖腿跺脚甚至步态异常，和喉部肌肉抽动产生的异常发声；胆小易恐，惧暗，脾气急躁，冲动、任性，自汗、盗汗；舌淡红或嫩红，形常偏小，苔白腻或白浊，脉：右：寸脉弱，关脉小散数；左：关脉浮滑来盛，尺脉紧硬有力。治疗强志定意，兼以安魂魄助勇，选用自拟强志散加减方。

（2）中后期病及形志兼证阶段

肝郁化火、志弱魂扰证：抽动突然发作，次数频繁，动作有力，伴口出秽语；兼见情绪烦躁，面红耳赤，小便短赤，大便秘结；舌质红，苔白或黄，脉弦数或细数。多见于抽动早期，或情绪易波动患儿。治宜平肝泻火，增志安魂。方选清肝达郁汤加减。伴肝火旺盛、目赤目红者，加谷精草、夏枯草清泻肝火；伴大便秘结者，加莱菔子、瓜蒌润肠通便、下气导滞。

脾虚痰聚、志小意任证：喉中发声、调低，全身抽动，发作频繁，行为怪异，多话，喜怒无常，甚至打人、毁物；兼见面色无华，皮肤松弛，冲动任性，纳少厌食，小便黄赤，大便干硬；舌质淡红，苔腻，脉沉滑。多见于肥胖儿童，或平素嗜食肥甘厚味者。治宜健脾化痰、强志充意。方选十位温胆汤加减。伴痰蒙心窍者，加石菖蒲、磁石火痰开窍；伴纳差食少者，加砂仁、麦芽健脾开胃。

脾虚肝旺、意任魂越证：肌肉抽搐、张口撇嘴，抽动无力，声音低微，发作不规律，伴腹部抽动；兼见注意涣散，难于静坐，气短健忘，纳少厌食，面黄乏力；舌质淡红，苔白腻，脉细弱尺沉。多见于抽动病程久，病情反复，或先天禀赋不足，后天调护失养，所致肾不足、脾胃虚弱者。治宜缓肝理脾，定意摄魂。方选天麻钩藤饮加减。伴食欲差、厌食者，加鸡内金、麦芽健脾开胃；伴异常发声异常明显者，加用石菖蒲、蝉蜕豁痰开窍、安神利咽。

阴虚风动、志魂难安证：抽动时发时止，抽动和缓无力，喉中异常发声；兼见消瘦，颧红，性急，五心烦热，盗汗，眠不安，大便干结；舌质红，苔薄少或剥脱，脉细数或弦细数。治宜滋阴潜阳、益志安魂。多见于久病不愈，病情缠绵难愈，或先天不足，肝肾亏虚者。方选大定风珠加减。伴心神不宁，烦躁不安者，加茯神、钩藤宁神除烦；伴金鸣异常者，加桑白皮、桔梗、天花粉清热养阴、清肺利咽。

（四）辅助治疗

1. 穴位推拿

（1）治疗原则：强志定意，安魂定魄。

（2）选穴：选取志室、意舍、复溜、太溪，魂门、魄户6穴。

（3）具体操作步骤：选用指揉或掌揉志室、意舍、复溜、太溪，采取左右旋转补泻法（补志室、复溜、太溪：拇指顺时针按揉；泻意舍：拇指逆时针按揉）；推魂门、魄户，沿着膀胱经方向上下拇指平推此两穴。

2. 心理干预　①家长需了解抽动障碍：该病非儿童天生秉性，非儿童故意为之，不易自愈，可适当予药物等干预；②对患儿需要多鼓励，少批评，多夸奖；③宽松家庭环境，禁止打骂孩子；④因材施教，鼓励自立；⑤可予以沙盘训练。

3. 饮食调护　建议患儿避免含色素、添加剂、农药残留量高的食品，如碳酸饮料、酸奶、冰淇淋、奶油制品、酿酢果酱、沙拉等。

第九章

从儿科临床研读病证、体质、志意脉象诊断

（一）诊脉须重视儿科

儿科脉诊的难题在于，小儿寸口脉位短，难定位；易恐惧，哭闹不安，影响气血脉象，难配合；切脉气血未充，脉微难见，难感触。解决之道，通过多诊识脉，反而，呈现出儿科脉诊的价值，即儿科脉象典型、单一、主观认同、客观可评价的优势。因为，历代医家业已形成的丰富经验积淀；相关学科脉诊研究的飞速进步借鉴；小儿脉诊，较成人因素简单，小儿疾病相对较单纯，病程相对短，有关七情社会因素影响真实可确认。因而，诊脉须重视儿科，尤其单元素典型脉象的学习和感悟应从儿科开始。“能合色脉，可以万全”，临床脉诊应立意时空、形状、态势，多维度多角度拾取志意、体质、病证脉象，指脉互感，与舌象、体征、症状、体质、气质相互印证，诸诊合参，直知综合，多坐标检验，旨在提升中医辨病辨证的准确率。

（二）精神心理行为病证志意脉诊构建

1. 志意脉象诊法　通过来去以诊动作行为状况，出入以诊言语举止状况，止至以诊精神动作行为节度果敢。结合形状态势、散敛紧松、清浊兼独。通过对整体脉象来去出入止至、形状态势、散敛紧松、清浊兼独、对指压刺激反应的综合对照，判断其形气的统合，气血多少，动态应变，当位顺时与否。

2. 志意脉象内容　诊察辨证精、神、志、意、魂、魄本身的有余、不足、异常的本证；相互之间的失和谐的合证；藏舍、华显路径、显象形骸器官异常的兼证。以三部、六带、十二品、七十二格、浮中沉为志意脉诊诊法定位，从志意脉素、志意脉象、志意病证脉诊，构成志意脉象诊疗体系。

（1）志意脉诊定位：三部，分候精神魂魄志意。左寸，候心神；左关，候肝魂；左尺，候肾志；右寸，候肺魄；右关，候脾意；右尺，候命门精。六带，分候本能、情感、意志之精神魂魄志意。如左尺尺侧带候本能肝魂，中间带候情感肝魂，桡侧带候意志肝魂；右关尺侧带候本能脾意，中间带候情感脾意，桡侧带候意志脾意；十二品，分候精神魂魄志意之优良低劣。

(2) 志意脉诊框架:志意脉诊包括志证脉诊、意证脉诊、志意失谐脉诊;魂魄脉诊包括魂证脉诊、魄证脉诊、魂魄失谐脉诊;精神脉诊包括精证脉诊、神证脉诊、精神失谐脉诊;君相脉诊包括君证脉诊、相证脉诊、君相失谐脉诊。以焦虑障碍志意脉诊为辨证示例,志意脉象,左尺志脉亢,右关意脉摇摆不定,左关魂脉强,右寸魄脉弱。治疗原则,小志定意、镇魂强魄。参考方药,小志定镇散。

(三) 儿科脉象拾取的临床体会

1. 秉承中医传统脉学理法　中医传统脉学有着完整的理论体系,是几千年来历代临床大家成功与失败经验的总结,是真经,是实学。以科学的态度,秉承中医学传统脉学理法,是实现发展中医脉学目标的基础。熟读王叔和不如临证多,不读王叔和临证多蹉跎。在心易了,指下难明,非所欲也,指下易了,在心难明,更非所欲。因而,只有发扬传统脉诊,方能谈得上选择相宜脉萃习承,临证做到心 - 指 - 脉 - 心的信号,即征 - 象 - 心理 - 体质 - 病 - 证的碰撞,产生火花,心中有病证脉、体质脉、志意脉像,指下有感,脉中有征,心像与脉征对照互相证明,实现有形证明,无形意之境界。

基于以上认识,在学习继承历代中医诊法典籍的基础上,将读脉学舌心得路径总结为"把脉周学海,看舌张山雷"。解读三十八脉,发微《脉诀阐微》,缕析《龚廷贤太素脉秘诀》。但毋庸置疑,中医脉学发展史上也或多或少存在后人凭想象推论,甚至抓住单一概念过度扩充使用的现象。人类对早期形成的学科的重建和理解,一直便是在这样的前提下,合理剥去一些不经的成分,不断寻求可靠的科学事实,以正确的态度对待中医传统脉学是研究的起始点。

2. 学习汲取现代脉家精华　中医脉学的继承发展,实际上就是中医脉学创造性的重建过程,长期积累的脉象理解和技能,这些东西本来就是拿来传承发扬用的,而不是保存用的,也不会可以不费力地自然继承。对中医临床脉学闪烁流变过程中,不经意透露出的讯息线索的本质、形态、价值,从其不断获得和失去的意义中,站在新的科学技术革命的角度重新理解和审视,或许是中医脉学科学发展途径之一。在继承中医传统脉诊的基础上,以开阔的胸怀了解学习近现代脉诊理论基础上,接受微观脉学的启发。拓宽临床脉诊的境界,形成对现代脉家诊法的辨证理解,忘掉二十八脉,摸脉素,摸系统;忘掉脏腑定位,摸靶点,摸人;忘掉寸关尺,摸心,摸快速射血期,减慢射血期,舒张期,实际上不是真的让我们忘掉二十八脉、忘掉脏腑定位、忘掉寸关尺,而是提示我们脉诊时注意力的集中方向,不仅不用忘,而且要利用起来,变成优势。

3. 强调儿科脉感的训练与提高　应注意,区分疾病类属,选择相宜脉诊方法,先有在心易了,后有指下易明。精神行为病证,可选择志意气质脉诊诊法,重在诊脉象的统合、行动、态势、应变;体质脉诊,重在诊脉象的形状、气血比重,通过时间脉象与纵相、横相空间脉象结合,"各以其诊定质";病证脉诊,外感病证，重感与应，脉象内外纵相相互作用。内伤病症，重动与静、亢与抑，脉象上下横相彼此均衡。神经行为功能病症，重在诊脉象势能、形气比重。依据脉征特点，选择相宜脉诊指法，横向面的指下易明，实现指与脉空间的点带部及左右对接。顺应脉象规律，选择相宜脉诊层位，纵向时的指下易明，实现指与脉时间的浮中沉的对接。

4. 开展儿科脉诊科研设计与研究　开展儿童过敏性紫癜脉象特征研究，通过临床观察符合入选标准的过敏性紫癜患儿，分左右手总结儿童过敏性紫癜的初步脉象特征，同时以过敏性紫癜为关键词挑选有具体具有脉象信息病例举例或辨证分型的中医文献，统计文献中本病的脉象特征，对两种脉象特征进行统计、比较、分析，得出儿童过敏性紫癜脉象的一个结果，采用此结果进一步结合位数形势四目分论进一步分析儿童过敏性紫癜的特征脉象。位，脉搏显现部位的深浅、长短；数，脉搏的至数和节律；形，脉搏跳动的宽度、形态；势，脉搏应指的强弱和流畅等趋势。开展多发性抽动症志意脉征研究，在中医理论指导下，探讨多发性抽动症的脉象特点。对符合纳入标准的多发性抽动症患者，填写耶鲁综合抽动严重程度量表及中医多发性抽动证脉象调查表，采集相关资料建立数据库，采用频数聚类与证素分析，多发性抽动症脉象病脉多在左手，以单脉计频次较高的为细脉 62 次、弦脉 52 次、涩脉 34 次、伏脉 18 次、沉脉 11 次。

总之，结合实践研究，充实完善融志意气质、体质、病证为一体的儿科脉学体系内涵。舌象体征外在显象，相对稳态，即时变化性差，空间性强，具有随意支配，又有不随意支配，适合气质志意诊断，也适合体质病证诊断，特异性优于敏感性。而脉象内在，不随意支配，呈即时自然态，时序性强，更适合病证及心理状态诊断，且敏感性高；有形证明，无形意。把证的确立基础主要建立在症状之上，尤其在儿科临床，其准确率、可靠性、客观性需要提升，限制了证候诊断疗效标准规范的实现。因此，应该把证的辨识和研究重心适当向脉诊、舌诊等体征方面转移。

参考文献

1. 齐向华，金伟 . 名家论脉：中医脉诊理论与实践［M］. 北京：人民军医出版社，2010：63.

2. 白亭文 . 儿童过敏性紫癜证侯及脉象研究［D］. 济南：山东中医药大学，2012.

3. 文艳 . 小儿多发性抽动症的证候及脉象研究［D］. 济南：山东中医药大学，2012.

下篇

志意辨证方药腧穴

第一章 常用经穴

一、胸腹部经穴

腹部

［**定位**］整个腹部。

［**作用**］健脾和胃，理气消食，降逆止呕，通调肠道。

［**主治**］消化不良、恶心、呕吐、厌食、腹痛、腹胀、食积、小儿疳积、便秘、泄泻等。

二、腰背部经穴

1. 魄户

［**定位**］在脊柱区，第 3 胸椎棘突下，后正中线旁开 3 寸。

［**作用**］宣肺解表，清热除蒸。调魄。

［**主治**］咳嗽、气喘、肩背痛、颈项强痛。

［**文献辑录**］

《针方六集》："魄户、神堂、魂门、意舍、志室，此十者以泻五脏之热也。"

《针方六集》："魄户二穴，主三尸走注，肩髆痛，咳逆上气，呕吐烦满，虚劳喘痿，颈项强急，不得回顾，体热百节痛，夜梦鬼交。"

《外科通论》："从脊开三寸：对肺俞曰魄户，故肺藏魄。"

2. 魂门

［**定位**］在脊柱区，第 9 胸椎棘突下，后正中线旁开 3 寸。

［**作用**］疏肝利胆，清心明目，和血宁神。调魂。

［**主治**］呕吐、泄泻、胁痛、背痛。

［**文献辑录**］

《经穴解》："此穴横直平与肝俞等，肝藏魂者也，故此穴亦肝俞之部分，而名曰魂门。曰门、曰关、曰户、曰舍、曰室，若有宅焉，以藏五脏，而此其外见者也。”

《脉义简摩》:“故怒则魂门弛张,木气奋激,肺金乘之,脉必弦涩。”

《扁鹊神应针灸玉龙经》:“筋挛骨痛而补魂门,体热劳嗽而泻魄户。”

《针方六集》:“魂门二穴,主尸厥走注,胸背引心痛,食饮不下,浑身筋挛骨痛,体热劳嗽,气不升降,腹中雷鸣,大便不节,小便黄赤。”

《针方六集》:“魂门,足太阳经所发,肝之部也。肝主筋,肝病而筋挛骨痛者宜取之。”

《外科通论》:“从脊开三寸:……对肝俞曰魂门,故肝藏魂。”

《类经》:“五脏俞旁五穴:肺俞之旁,魄户也;心俞之旁,神堂也;肝俞之旁,魂门也;脾俞之旁,意舍也;肾俞之旁,志室也。皆足太阳经穴。凡五脏之系,咸附于背,故此十者,可泻五脏之热。”

《黄帝内经灵枢集注》:“肝俞次旁之魂门也,肝藏之魂,心藏之神,相随而往来出入,故取之魂门以通心气。”

《诊脉三十二辨》:“肝气虚则恐,实则怒,怒则魂门弛张,木气奋激,肺金乘之,故曰怒气伤肝。”

《针灸甲乙经》:“胸胁胀满,背痛恶风寒,饮食不下,呕吐不留住,魂门主之。”

《普济方》:“治胸背痛,穴魂门。”

《普济方》:“治饮食不下,腹中雷鸣,穴魂门。”

《普济方》:“治呕吐不住,多涎,穴魂门、阳关。”

《普济方》:“治小便赤黄,穴魂门。”

《普济方》:“治大便不节,穴魂门。”

《普济方》:“疗尸厥走注,胸背连痛,穴魂门。”

《针灸资生经》:“魂门,治饮食不下,腹中雷鸣。”

《针灸问答》:“魂门穴……主治尸厥鬼疰,胸背连心痛,饮食不下,腹中雷鸣,大便不节,小便赤黄等症。”

《勉学堂针灸集成》:“筋挛、骨痛,补魂门。”

3. 意舍

［**定位**］在脊柱区,第11胸椎棘突下,后正中线旁开3寸。

［**作用**］健脾和胃,益气摄血。调意。

［**主治**］腹胀、泄泻、发热、目黄、水肿、黄疸、嗜睡、懒动。

［**文献辑录**］

《经穴解》:“此穴与脾俞相对,横直相平,脾藏意,故曰意舍。”

《脉义简摩》:“思则意舍不宁,土气凝结,肝木乘之,脉必弦弱。”

《针方六集》:“意舍二穴,主腹满虚胀,背恶寒,泄泻,溺黄,食不下,呕吐,消渴,目黄身热。”

《外科通论》:"从脊开三寸:……对脾俞曰意舍,故脾藏意。"

《诊脉三十二辨》:"湿病必起于脾。如五泄皆湿也。其为七情所害。思虑则意舍不宁。土气凝结。肝木乘之。"

《针灸甲乙经》:"消渴身热,面赤黄,意舍主之。"

《针灸集成》:"意舍在十一椎下,去脊中三寸半,陷中,正坐取之……主治背痛、腹胀、大便泄、小便黄、呕吐恶风寒、饮食不下、消渴目黄。此穴主泻五脏之热与五脏俞同。"

《普济方》:"治腹满虚胀,穴意舍。"

《普济方》:"治吐食不留住,穴意舍。"

《普济方》:"治消渴,身热面目黄,穴意舍。"

《普济方》:"治胸背痛,恶风寒,食不下呕吐,及胸胁胀满,穴意舍。"

《普济方》:"治大便滑泻,穴意舍。"

《针灸资生经》:"意舍,疗吐食不留住。"

《针灸大成》:"意舍,主胁满呕吐。"

《针方六集》:"意舍二穴,主腹满虚胀,背恶寒,泄泻,溺黄,食不下,呕吐,消渴,目黄身热。"

《三因极一病证方论》:"今脾受病,则意舍不清,心神不宁,使人健忘,尽心力思量不来者是也。"

《内科通论》:"盖脾主意与思,心亦主思。思虑过度,意舍不清,神官不职,使人健忘。"

4. 志室

[**定位**] 在脊柱区,第2腰椎棘突下,后正中线旁开3寸。

[**作用**] 益肾,祛湿,聪耳明目,通络健脑。调志。

[**主治**] 耳鸣、耳聋、夜盲、眩晕、腰背膝酸痛无力、头痛、健忘、失眠、小便不利、水肿。

[**文献辑录**]

《经穴解》:"此穴与肾俞横直平对,肾藏志者也,故曰志室。"

《脉义简摩》:"恐则志室不遂,水气旋却,脾土乘之,脉必沉缓。"

《针方六集》:"志室二穴,主腰背强痛,饮食不消,腹中坚急,阴痛下肿,遗精,小便淋沥,吐逆霍乱。"

《外科通论》:"从脊开三寸:……对肾俞曰志室,故肾藏志。"

5. 命门

[**定位**] 在脊柱区,第2腰椎棘突下正中凹陷处。

[**作用**] 温补肾阳。

[**主治**] 遗尿、尿频、腰痛、腰酸、耳鸣、下肢痿痹、癫痫、惊风、头痛、头晕、

大便稀溏。

［**文献辑录**］

《针灸聚英》:“骨蒸,五脏热。小儿发痫张口摇头,身反折角弓。”

6. 督脉

［**经脉循行**］起于小腹内,下行于会阴部,向后从尾骨端上行脊柱的内部,上达颈项后部风府穴,进入脑内,上行至巅顶,沿前额下行至鼻柱,经素髎、水沟,止于上唇系带处。

［**定位**］后背正中,整个脊柱,大椎至长强呈一条直线。

［**作用**］督领全身阳气,统帅诸阳经。

［**主治**］

脏腑病证:五脏六腑相关内脏病证。

神志病、热病:失眠、健忘、癫痫、发热、中暑、惊厥。

头面五官病证:头痛、头重、耳鸣、眩晕,口、齿、鼻、目五官科病症。

经脉循行部位的其他病症:腰骶疼痛、腰脊强痛、头项疼痛、下肢痿痹等。

［**文献辑录**］

《素问·骨空论》:“督脉为病,脊强反折。”

《灵枢·经脉》:“其络脉病,实则脊强,虚则头重。”

《难经·二十八难》:“督脉者,起于下极之输,并于脊里,上至风府,入属于脑。”

《难经·二十九难》:“督之为病,脊强而厥。”

《脉经·平奇经八脉病》:“尺寸俱浮,直上直下,此为督脉。腰背强痛,不得俯仰,大人痫病,小儿风痫疾。”

三、上肢部经穴

1. 神门

［**定位**］在腕前区,腕掌侧远端横纹尺侧端,尺侧屈腕肌腱的桡侧缘。

［**作用**］宁心安神,清热凉血,通络止通。

［**主治**］心烦、失眠、惊悸、头痛、胁痛、咽喉肿痛、惊痫、焦虑、紧张等。

［**应用**］该穴为手少阴心经输穴、原穴,“心藏神”“心主神明”。该穴主治神志病证,常用于心痛、惊悸、心烦、健忘、失眠、癫、狂、痫等,是治疗神志病证常用腧穴之一。

［**文献辑录**］

《经穴解》:“心者,神明之主。心经有病,独取此穴者,以心经之腧土,为心火之所生,有病则泄其子也。曰门者,以本经初离腕而入掌,在锐骨之端动脉处,有门象焉,故曰神门。”

《玉龙歌》:"痴呆之症不堪亲,不识尊卑枉骂人,神门独治痴呆病,转手骨开得穴真。"

《针灸大成》:"主喜笑……心性痴呆,健忘。"

《通玄指要赋》:"神门去心性之呆痴。"

《窦太师针经》:"治健忘失记,喜怒不常,失笑无则,多言。"

2. 肝经

［**定位**］示指螺纹面。

［**作用**］平肝泻火,息风镇惊,解郁除烦。

［**主治**］惊风、目赤肿痛、烦躁不安、情绪易怒、五心烦热、口苦咽干、头晕头痛、耳鸣等。

［**应用**］肝经宜清不宜补,若肝虚应补时则需补后再清,或以补肾经代替之,称滋肾养肝法。

［**文献辑录**］

《幼科推拿秘书》:"推肝木:肝木在食指,肝属木,木生火,肝火动人,眼目昏闭,法宜清。诸病从火起,人最平者肝也,肝火盛则伤脾。退肝家之热,又必以补脾土为要。"

《幼科铁镜》:"食指泻肝,功并桑皮、桔梗。旋推止嗽,效争五味、冬花。"

《小儿推拿广意》:"肝木:推侧虎口,止赤白痢、水泄、退肝胆之火。"

3. 小天心

［**定位**］位于手掌根部,大鱼际与小鱼际相接处的凹陷中。

［**作用**］清热,镇惊,利尿,明目,疏风解肌。

［**主治**］目赤肿痛、口舌生疮、小便赤涩、遗尿、惊风、抽搐、夜啼不安、惊惕不安、斜视等。

［**应用**］该穴性寒,为清心安神之要穴。揉小天心多用于治疗心经有热而致目赤肿痛,口舌生疮,惊惕不安或心经之热移入小肠而见小便赤涩等。掐、捣小天心多用于惊风抽搐、夜啼不安,惊惕不安,斜视。治疗斜视要依据症状选择治法,眼上视者,向下掐、捣;向右斜视者,向左掐、捣;向左斜视者,向右掐、捣。本穴亦可用于治疗新生儿黄疸、硬皮症、水肿、遗尿、痘疹欲出不透者。

［**文献辑录**］

《小儿按摩经》:"掐小天心,天吊惊风,眼翻白,偏左右,及肾水不通用之。"

《幼科铁镜》:"儿眼翻上者,将大指甲在小天心向掌心下掐即平,儿眼翻下者,将大指甲在小天心向总筋上掐即平。"

《针灸大成》:"小天心能生肾水,肾水虚少须用意。"

《幼科推拿秘书》:"小天心:因额上有大天心,故此阴阳中间名小天心,临坎水。小水赤黄,揉此以清肾水之火。眼翻上下,掐之甚妙。"

第二章

常见病证志意辨证选穴

第一节 抽动障碍

1. 辨证选穴 补志室、泻意舍，轻叩魂门、魄户。

2. 穴位定位

志室：在腰区，第 2 腰椎棘突下，后正中线旁开 3 寸，又名精宫。

意舍：在脊柱区，第 11 胸椎棘突下，后正中线旁开 3 寸。

魂门：在脊柱区，第 9 胸椎棘突下，后正中线旁开 3 寸。

魄户：在脊柱区，第 3 胸椎棘突下，后正中线旁开 3 寸。

3. 手法选择 推拿治疗本病选用左右旋转补泻法，推拿时，以中指、示指、拇指，或用大鱼际按摩某一被按摩部位或穴位，顺时针旋转（向右旋转）为补。或以拇指、中指并按两穴，或以示指、中指和环指并按三穴，顺时针参旋转（向右旋转）亦为补法。或以中指或示指按住某一被按摩部位或穴位，逆时针旋转（向左旋转）为泻。或以拇指、中指并按两穴，或以示指、中指和环指并按三穴，逆时针旋转（向左旋转）亦为泻法。

推拿魂门、魄户时可选择捣法，用中指指端，或食、中指屈曲的指间关节，做有节奏的叩击穴位的方法。捣击时指端富有弹性，击后立即抬起。成人为叩击，小儿为指捣。

第二节 强迫障碍

1. 辨证选穴 补志室、泻意舍，补命门、平泻肝经，泻魄户、分推魂门。

2. 穴位定位

志室：在腰区，第 2 腰椎棘突下，后正中线旁开 3 寸，又名精宫。

意舍：在脊柱区，第 11 胸椎棘突下，后正中线旁开 3 寸。

命门：在脊柱区，第 2 腰椎棘突下凹陷中，后正中线上。

肝经：示指螺纹面。

魄户：在脊柱区，第 3 胸椎棘突下，后正中线旁开 3 寸。

魂门：在脊柱区，第 9 胸椎棘突下，后正中线旁开 3 寸。

3. 手法选择

（1）补志室、泻意舍，补命门、泻魄户：补泻方法可采用左右旋转补泻法，推拿手法可选用指揉法。

（2）平泻肝经：平泻肝经时可采用平补平泻法（调法），躯干、四肢按摩时，需通行经络者，应先顺经推，或顺经按摩。稍停，再逆经推，或逆经按摩，往返推送按摩即为平补平泻手法。因此平泻肝经可采用先顺经推，或顺经按摩。稍停，再逆经推，或逆经按摩的方法。

（3）分推魂门：分推法是指用两手拇指桡侧或指腹，自穴位向两旁做分向推动。

第三节　恐怖障碍

1. 辨证选穴　平补志室、捏拿魂门，补魄户、捣小天心。

2. 穴位定位

志室：在腰区，第 2 腰椎棘突下，后正中线旁开 3 寸，又名精宫。

魂门：在脊柱区，第 9 胸椎棘突下，后正中线旁开 3 寸。

魄户：在脊柱区，第 3 胸椎棘突下，后正中线旁开 3 寸。

小天心（经外穴名）：位于手掌根部，大鱼际与小鱼际相接处（注："大鱼际"是手掌外侧肌肉隆起的部分；"小鱼际"是手掌内侧肌肉隆起的部分），距大陵约 0.5 寸。

3. 推拿方法简介

（1）平补志室：平补平泻法又称调法，按摩时，以中指或拇指按住某一被按摩部位或经穴，逆时针旋转半圈，顺时针旋转半圈，往返旋转为平补平泻手法。

（2）捏拿魂门：推拿魂门时可采用捏法或拿法。

捏法是指用拇指和其他手指在施术部位作对称性的挤压。捏法可单手操作，亦可双手同时操作。捏法有二指捏、三指捏和五指捏三种。

（3）补魄户、捣小天心：补魄户时可采用左右旋转补泻法，手法可采用指揉法；捣法即叩法。

第四节　孤独障碍

1. 辨证选穴　补魂门、志室，捏拿意舍、魄户，平补命门、任督。

2. 穴位定位

魂门：在脊柱区，第 9 胸椎棘突下，后正中线旁开 3 寸。

志室：在腰区，第 2 腰椎棘突下，后正中线旁开 3 寸，又名精宫。

意舍：在脊柱区，第 11 胸椎棘突下，后正中线旁开 3 寸。

魄户：在脊柱区，第 3 胸椎棘突下，后正中线旁开 3 寸。

任脉循行路线：任脉起于胞中，下出于会阴，经阴阜，沿腹部正中线上行，经咽喉部（天突），到达下唇内，左右分行，环绕口唇，交会于督脉之龈交，再分别通过鼻翼两旁，上至眼眶下（承泣），交于足阳明经。

督脉循行路线：督脉起于小腹内，下出会阴，向后至尾骶部长强，沿脊柱上行，经项部至风府，进入脑内，属脑，沿头部正中线，上至巅顶的百会，经前额下行鼻柱至鼻尖的素髎，过人中，至上齿正中的龈交。

3. 手法选择

（1）补魂门、志室：补泻方法可采用左右旋转补泻法，推拿手法可采用指揉法。

（2）捏拿意舍、魄户：捏法和拿法。

（3）平补命门、任督：平补平泻法又称调法，按摩时，以中指或拇指按住某一被按摩部位或经穴，逆时针旋转半圈，顺时针旋转半圈，往返旋转为平补平泻手法。

第五节　注意缺陷多动障碍

1. 辨证选穴　补志室，泻意舍，平推魂门、魄户。

2. 穴位定位

志室：在腰区，第 2 腰椎棘突下，后正中线旁开 3 寸，又名精宫。

意舍：在脊柱区，第 11 胸椎棘突下，后正中线旁开 3 寸。

魂门：在脊柱区，第 9 胸椎棘突下，后正中线旁开 3 寸。

魄户：在脊柱区，第 3 胸椎棘突下，后正中线旁开 3 寸。

3. 手法选择

（1）补志室，泻意舍：补泻手法选用左右旋转补泻法，推拿手法可选用指揉法或掌揉法。

（2）平推魂门、魄户：拇指平推法。

用拇指指腹着力于治疗部位，沿经络循行路线或肌纤维平行方向，由甲点推向乙点，其余四指并拢作支点以助拇指用力。

第六节　焦虑障碍

1. 辨证选穴　泻志室、捣意舍、按魂门、补魄户。

2. 穴位定位

志室：在腰区，第 2 腰椎棘突下，后正中线旁开 3 寸，又名精宫。

意舍：在脊柱区，第 11 胸椎棘突下，后正中线旁开 3 寸。

魂门：在脊柱区，第 9 胸椎棘突下，后正中线旁开 3 寸。

魄户：在脊柱区，第 3 胸椎棘突下，后正中线旁开 3 寸。

3. 手法选择　按法：用手指或手掌面着力于体表一部位或穴位上，逐渐用力下压，称为按法。在临床上有指按法和掌按法之分。按法亦可与其他手法结合，如果与压法结合则为按压法。若与揉法结合，则为按揉法。

第七节　退缩障碍

1. 辨证选穴　补志室、意舍，分推魄户、魂门。

2. 穴位定位

志室：在腰区，第 2 腰椎棘突下，后正中线旁开 3 寸，又名精宫。

意舍：在脊柱区，第 11 胸椎棘突下，后正中线旁开 3 寸。

魄户：在脊柱区，第 3 胸椎棘突下，后正中线旁开 3 寸。

魂门：在脊柱区，第 9 胸椎棘突下，后正中线旁开 3 寸。

3. 手法选择

（1）补志室、意舍：推拿时，以中指、示指、拇指，或用大鱼际按摩某一被按摩部位或穴位，顺时针旋转（向右旋转）为补。

（2）分推魄户、魂门：用双手拇指螺纹面自穴位中部，分别向不同方向推开，称分推法，又称分法。根据着力部位不同，临床又可分为指分推、掌分推、拳分推法。

第八节　抑郁障碍

1. 辨证选穴　补神门、魂门，分推意舍，推揉魄户。

2. 穴位定位

神门：在腕前区，腕掌侧远端横纹尺侧端，尺侧屈腕肌腱的桡侧缘。

魂门:在脊柱区,第 9 胸椎棘突下,后正中线旁开 3 寸。

意舍:在脊柱区,第 11 胸椎棘突下,后正中线旁开 3 寸。

魄户:在脊柱区,第 3 胸椎棘突下,后正中线旁开 3 寸。

3. 手法选择　推法:指腹(或指端)或一手掌或双手掌或肘尖部紧贴患者皮肤向前直推,亦可沿筋肉结构形态顺而推之。

第九节　睡 眠 障 碍

1. 参考穴位　补魄户、捏拿魂门,补神门。

2. 穴位定位

魄户:在脊柱区,第 3 胸椎棘突下,后正中线旁开 3 寸。

魂门:在脊柱区,第 9 胸椎棘突下,后正中线旁开 3 寸。

神门:在腕前区,腕掌侧远端横纹尺侧端,尺侧屈腕肌腱的桡侧缘。

3. 推拿方法简介

(1) 补魄户、神门:用拇指左右旋转点按魄户、神门。

(2) 捏拿魂门:捏法和拿法。

第十节　进 食 障 碍

1. 辨证选穴　补意舍,泻志室。

2. 穴位定位

意舍:在脊柱区,第 11 胸椎棘突下,后正中线旁开 3 寸。

志室:在腰区,第 2 腰椎棘突下,后正中线旁开 3 寸,又名精宫。

3. 手法选择　推拿治疗本病选用左右旋转补泻法。

第三章

志意魂魄精神相关方剂类要

一、志意类方

宁志敛魄汤

组成:酸枣仁　桂心　石菖蒲
功效:宁志、摄神、敛魄。

安志和魂汤

组成:茯苓　青黛　樗根皮
功效:安志安神、和魂定魄。

强志通神丸

组成:乌头　续断　苍术　陈皮　滑石　荆芥　薄荷　全蝎
功效:强志通神。

益养安和散

组成:茯神　巴戟天　蛇床子　肉苁容　枳壳　桔梗　贝母　黄连　神曲
功效:益志、养神、和魂、安魄。

益志定意添精汤

组成:人参　茯苓　当归　远志　黄芪
功效:益志定意、添精养神、和魂安魄。

坚志壮魂振精膏

组成:鹿角霜　杜仲　丹参　葛根　枸杞子　山茱萸　钩藤　石莲　天竺黄　益母草

功效:坚志壮魂、振奋精神。

强志定意摄魂汤

组成:远志　益母草　黄芩　赤石脂　代赭石　禹余粮　石莲肉

功效:强志定意、摄魂安魄。

定志育神镇惊散

组成:铁粉　麦冬　地榆　阿胶　紫葳　雷丸

功效:定志育神镇惊、安魂魄。

小志扶意丸

组成:独活　石斛　半夏　生姜　甘草

功效:抑志(小志宁志)扶意、安魂通神。

清志丸

组成:升麻　麝香　牛黄　紫菀　龙胆　蚱蝉　大黄　百合　羚羊角　杏仁　蜜　蛇蜕

功效:清志安魂。

益志镇魄汤

组成:紫石英　半夏　川芎　僵蚕

功效:益志、安魂、镇魄。

强意定志煎

组成:柴胡　白术　天麻　胆南星

功效:强意定志。

安魂定魄散

组成:琥珀　珍珠　天花粉

功效:安定魂魄。

强志定意安养散

组成:山药　生地　地骨皮　车前子
功效:强志定意、养精神、安魂魄。

定志益意安宁散

组成:防风　柏子仁　五味子
功效:定志安魂、益意宁神。

二、魂魄类方

醒魂定魄方

组成:荆芥　川芎　泽兰　炮姜　花蛇肉
功效:醒魂通神、抑志定魄。

定魂益强汤

组成:珍珠　全蝎　藿香　薄荷　羌活　川乌　细辛
功效:定魂益神强志。

强通安魂方

组成:麝香　乳香　没药　寒水石　花蕊石　白矾　血竭
功效:强志通神安魂。

精意安魂散

组成:人参　当归　麦冬　郁金　贝母　天花粉
功效:定精意、安神魂。

魂魄定清散

组成:天南星　牛黄　青黛　白附子　蝉蜕
功效:定魂魄、清神志。

生意定魂方

组成:柴胡　白芥子　玳瑁　杏仁　地龙
功效:生意定魂。

定魂益志汤

组成:白芷　红花　生地　益母草　蒲黄　香附　郁金　丹皮　陈皮
功效:安神定魂益志。

安魂坚志丸

组成:白芍　栀子
功效:安魂魄、养神坚志。

定魂安魄方

组成:半夏　肉桂　枳壳　菖蒲　甘草
功效:定魂安魄、增志开志、通神明。

魂魄敛安散

组成:远志　茯苓　酸枣仁　蜈蚣
功效:敛魂安魂、敛魄定魄、安神摄神、坚定志意。

安魂定魄方

组成:天麻　防风　琥珀　僵蚕　五灵脂
功效:安神魂、定志魄。

三、精神类方

养摄定神散

组成:远志　天冬　石莲肉　薄荷
功效:养神摄神定神、安魄和魂、坚志。

安通祛梦方

组成:麝香　栀子　羚羊角　硼砂
功效:安神通神、安魂魄、祛梦魇。

神明益通方

组成:麻黄　当归
功效:通神明、益神志、醒魂。

守神添精益志方

组成:红参　麦冬　知母　赤芍　竹茹　熟大黄　莲心　灯心草
功效:安神守神添精、益志意、定魂魄。

安神强志汤

组成:茯苓　瓜蒌　木香　白薇
功效:安神强志。

强志清神方

组成:巴戟天　白芥子　牛黄　珍珠　牡蛎
功效:强志清神、安定魂魄。

强志和神定魄方

组成:人参　川楝子　莱菔子　牙皂　葫芦　续随子　枯矾　木贼　夜交藤　女贞子　珍珠母　旱莲草　合欢皮　菟丝子
功效:强志意、和神魂、定魄。

升意坚志抑相通神散

组成:柴胡　元胡　荆芥　黄柏　甘草　大枣
功效:升意、坚志、抑相、通神明。

镇神养精方

组成:朱砂　淡竹叶　白扁豆　车前子　葛根　寒水石　羌活　藿香　杏仁　泽泻　骨碎补
功效:镇神魂、养精神、强志安魄。

安神添精方

组成:酸枣仁　贝母　党参　龙眼肉　续断
功效:安神志、强魂魄、添精。

保神和魂方

组成:茯神　紫河车　干漆　山甲　青皮　蒲黄　松脂　地龙
功效:保神和魂、安志定魄。

通神小志定意丸

组成:升麻　地骨皮　玄参　生姜　枳实　葳蕤　石膏
功效:通神明、安魂魄、小志定意。

醒神开心散

组成:菖蒲　蜂房　蚱蝉　百部
功效:醒神魂、开心志。

神志安定散

组成:全蝎　琥珀
功效:安神志、定魂魄。

宁神散

组成:防风　竹沥　独活　防己　白石英　沙参　紫菀
功效:坚志定意、宁神、安魂魄。

销魂助精散

组成:白术　赤石脂　肉豆蔻
功效:坚志、强相、销魂、助精神。

通神抑志方

组成:干姜　桔梗　细辛　丹参　桂心　大豆卷　蜀椒
功效:通神魂、抑志。

养神宁志方

组成:郁金　肉桂　枳壳　橘红　龙骨
功效:养神、宁志、定魂魄。

精神镇定丸

组成:熟地　山萸肉
功效:镇精神、定魂魄。

定神安魂方

组成:胆南星　钩藤　豆豉　风化硝　黄蜡

功效:定神志、安魂魄。

清神济君益智方

组成:黄连　玄明粉
功效:清神定志、济君抑相、益智。

三白安神散

组成:白蔹　白石英　白芍　羊心
功效:益志安神、定魂魄。

三仁宁神方

组成:柏子仁　益智仁　炮姜　桃仁
功效:宁神、定志、益智、定魂魄。

神志安清散

组成:生大黄　熊胆
功效:清神志、安魂魄。

通神利精方

组成:蝉蜕　血竭　附子
功效:通神、利精、安魂。

养精强志息惊方

组成:乌头　生地
功效:养精神、强志定意、息惊。

养精通神方

组成:青黛　青蒿　三七
功效:定魂、养精、通神。

强养精志方

组成:半夏　山药　枸杞　覆盆子
功效:强养精志、安壮神魂。

精神益强散

组成:紫石英　防葵
功效:益精神、强志安魂魄、定惊悸。

通神强魄助勇方

组成:五灵脂　没药　乳香　代赭石　青礞石　蛇含石
功效:通神安魂强魄、益志助勇定惊。

安神通神强魄散

组成:天南星　蛇黄　蜈蚣　滑石
功效:安神通神强魄。

安神定志散

组成:天麻　天竺黄　川芎
功效:安神清神定志。

强益安定散

组成:乌梅　黄芪　芡实　菟丝子　苍术　神曲　潞参　鹿角霜　牛膝
功效:强志意益精神、安定魂魄。

安神抑相散

组成:黄芩　白鲜皮　天花粉　天竺黄
功效:安神益志定魄、抑相火。

敛神添精助相散

组成:肉苁蓉　五味子　厚朴　仙灵脾　枸杞　杜仲　川椒　破故纸　蚕蛾
功效:敛神明、添精神、强志意、助相火。

养清通安散

组成:桑白皮　胡黄连　檀香　沉香　赤小豆　三棱　莪术　葶苈子　连翘　藁本　胡椒　鹤虱　雷丸
功效:养神清神通神安魂。

通神安定方

组成:京香墨　使君子　芦荟
功效:通神安魂定魄。

通神安魂煎

组成:通草　陈皮
功效:通神安魂。

第四章

《神农本草经》志意魂魄精神相关药物

一、调志意类

1. 白芝　味辛，平。主咳逆上气，益肺气，通利口鼻，强志意，勇悍，安魄。

2. 木香　味辛，温。主邪气，辟毒疫温鬼，强志，主淋露。久服不梦寤魇寐。

3. 巴戟天　味辛，微温。主大风邪气，阴痿不起。强筋骨，安五脏，补中，增志，益气。

4. 葈耳实　味甘，温。主风头寒痛，风湿周痹，四肢拘挛痛，恶肉死肌。久服益气，耳目聪明，强志轻身。

5. 酸酱　味酸，平。主热烦满，定志益气，利水道，产难。吞其实立产。

6. 淫羊藿　味辛，寒。主阴痿，绝伤。……益气力，强志。

7. 莨菪子　味苦，寒。主齿痛，出虫，肉痹拘急，使人健行……多食令人狂走。久服轻身，走及奔马，强志、益力、通神。

8. 杜仲　味辛，平。主腰脊痛，补中，益精气，坚筋骨，强志，除阴下痒湿，小便余沥。久服轻身耐老。

9. 合欢　味甘，平。主安五脏，和心志，令人欢乐无忧。久服轻身明目，得所欲。

10. 桑根白皮　味甘，寒。……五木耳名檽，益气不饥，轻身强志。

11. 熊脂　味甘，微寒。主风痹不仁筋急。……久服强志不饥轻身。

12. 石蜜　味甘，平。主心腹邪气，诸惊痫痓，安五脏诸不足，益气补中，止痛解毒，除众病，和百药。久服强志轻身，不饥不老。

13. 鲤鱼胆　味苦，寒。主目热赤痛，青盲，明目。久服，强悍益志气。

14. 白马茎　味咸，平。主伤中脉绝，阴不足。强志益气，长肌肉，肥健生子。眼，主治惊痫腹满疟疾……悬蹄，主惊邪瘈疭，乳难，辟恶气鬼毒，蛊疰不祥。

15. 鹿茸　味甘，温。主漏下恶血，寒热惊痫，益气强志，生齿不老。

16. 樗鸡　味苦，平。主心腹邪气，阴痿，益精强志，生子，好色。补中轻身。

17. 龙眼　味甘，平。主五脏邪气，安志，厌食。久服强魂，聪明，轻身不老。

18. 葡萄　味甘，平。主筋骨湿痹，益气倍力，强志，令人肥健，耐饥，忍风寒。久食轻身不老延年。可作酒。

19. 蓬蘽　味酸，平。主安五脏，益精气，长阴令坚，强志倍力，有子。久服轻身不老。

20. 鸡头实　味甘，平。主湿痹，腰脊膝痛，补中，除暴疾，益精气，强志，令耳目聪明。久服轻身不饥，耐老。

二、调魂魄类

1. 玉泉　味甘，平。主五脏百病。柔筋强骨，安魂魄，长肌肉，益气。久服耐寒暑，不饥渴，不老。

2. 丹砂　味甘，微寒。主身体五脏百病。养精神，安魂魄，益气明目，杀精魅邪恶鬼。久服通神明不老。

3. 龙眼　味甘，平。主五脏邪气，安志，厌食。久服强魂，聪明，轻身不老。

4. 茯苓　味甘，平。主胸胁逆气，忧恚惊邪恐悸，心下结痛，寒热烦满咳逆，口焦舌干，利小便。久服安魂养神，不饥延年。

5. 人参　味甘，微寒。主补五脏，安精神，定魂魄，止惊悸，除邪气，明目，开心益智。

6. 白芝　味辛，平。主咳逆上气，益肺气，通利口鼻，强志意，勇悍，安魄。久食轻身不老，延年。

7. 青芝　味酸，平。主明目，补肝气，安精魂，仁恕。久食轻身不老，延年。

三、调精神类

1. 空青　味甘，寒。主青盲、耳聋。明目，利九窍，通血脉，养精神。久服轻身延年不老。

2. 曾青　味酸，小寒。主目痛，止泪出，风痹，利关节，通九窍。……久服轻身不老。

3. 丹砂　味甘，微寒。主身体五脏百病。养精神，安魂魄，益气明目，杀精魅邪恶鬼。久服通神明不老。

4. 水银　味辛，寒。主疥瘘痂疡白秃，杀皮肤中虱，堕胎，除热。

5. 白青　味甘，平。主明目，利九窍，耳聋，心下邪气。令人吐，杀诸毒三虫。久服……轻身延年不老。

6. 朴消　味苦，寒。主百病，除寒热邪气，逐六府积聚、结固留癖。能化七十二种石。炼饵服之，轻身。

7. 太一禹余粮　味甘，平。主咳逆上气、癥瘕、血闭、漏下，除邪气。久服耐寒暑不饥，轻身。

8. 雄黄　味苦，平。主寒热，鼠瘘恶疮疽痔死肌，杀精物恶鬼邪气百虫毒，胜五兵。炼食之，轻身。

9. 石胆　味酸，寒。……炼饵服之不老，久服增寿。

10. 石钟乳　味甘，温。主咳逆上气，明目益精，安五脏，通百节，利九窍，下乳汁。

11. 铅丹　味辛，微寒。主吐逆胃反，惊痫癫疾，除热下气。炼化还成九光。

12. 青芝　味酸，平。主明目，补肝气，安精魂，仁恕。久食轻身不老，延年。

13. 赤芝　味苦，平。主胸中结，益心气，补中，增智慧，不忘。久食轻身不老，延年。

14. 黄芝　味甘，平。主心腹五邪，益脾气，安神，忠和。和药久食轻身不老，延年。

15. 白芝　味辛，平。主咳逆上气，益肺气，通利口鼻，强志意，勇悍，安魄。久食轻身不老，延年。

16. 黑芝　味咸，平。主癃，利水道，益肾气，通九窍，聪察。久食轻身不老，延年。

17. 紫芝　味甘，温。主耳聋，利关节，保神，益精，坚筋骨，好颜色。久食轻身不老，延年。

18. 菖蒲　味辛，温。主风寒湿痹，咳逆上气，开心孔，补五脏，通九窍，明耳目，出音声。久服轻身，不忘，不迷惑，延年。

19. 远志　味苦，温。主咳逆伤中，补不足，除邪气，利九窍，益智慧，耳目聪明，不忘，强志倍力。久服轻身不老。叶名小草。

20. 泽泻　味甘，寒。主风寒湿痹，乳难，消水，养五脏，益气力，肥健。久服耳目聪明，不饥，延年轻身，面生光。

21. 薯蓣　味甘，温。主伤中，补虚羸，除寒热邪气，补中益气力，长肌肉。久服耳目聪明，轻身不饥延年。

22. 人参　味甘，微寒。主补五脏，安精神，定魂魄，止惊悸，除邪气，明目，开心益智。

23. 茨胡　味苦，平。主心腹肠胃中结气、饮食积聚、寒热邪气，推陈致新，久服轻身、明目、益精。

24. 蓍实　味苦，平。主益气，充肌肤，明目聪慧先知。久服不饥、不老轻身。

25. 析蓂子　味辛，微温。主明目，目痛泪出，除痹，补五脏，益精光。久服轻身不老。

26. 龙胆　味苦，涩。主骨间寒热，惊痫邪气，续绝伤，定五脏，杀蛊毒。久服益智不忘，轻身耐老。

27. 巴戟天　味辛，微温。主大风邪气，阴痿不起。强筋骨，安五脏，补中，增志，益气。

28. 白蒿　味甘，平。主五脏邪气，风寒湿痹，补中益气，长毛发令黑，疗心悬，少食常饥。久服轻身，耳目聪明，不老。

29. 地肤子　味苦，寒。主膀胱热，利小便，补中益精气。久服耳目聪明，轻身耐老。

30. 石龙刍　味苦，微寒。主心腹邪气，小便不利，淋闭，风湿，鬼疰恶毒。久服补虚羸，轻身，耳目聪明，延年。

31. 黄连　味苦，寒。……久服令人不忘。

32. 蒲黄　味甘，平。……久服轻身，益气力，延年。

33. 香蒲　味甘，平。主五脏心下邪气，口中烂臭，坚齿、明目、聪耳。久服轻身耐老。

34. 兰草　味辛，平。主利水道，杀蛊毒，辟不祥。久服益气、轻身、不老。

35. 云实　味辛，温。主泄利肠澼，杀虫蛊毒，去邪恶结气，止痛，除寒热。花，主见鬼精物。多食令人狂走。久服轻身。

36. 决明子　味咸，平。主青芒，目淫肤赤白膜，眼赤痛泪出。久服益精光轻身。

37. 漏芦　味苦，寒。……久服轻身益气，耳目聪明，不老延年。

38. 青蘘　味甘，寒。主五脏邪气，风寒湿痹，益气，补脑髓，坚筋骨。久服耳目聪明，不饥、不老、增寿。巨胜苗也。

39. 肉苁蓉　味甘，微温。主五劳七伤，补中，除茎中寒热痛，养五脏，强阴，益精气，多子，妇人癥瘕。久服轻身。

40. 蘼芜　味辛，温。主欬逆，定惊气，辟邪恶，除蛊毒鬼疰，去三虫。久服通神。

41. 五味子　味酸，温。……补不足，强阴，益男子精。

42. 通草　味辛，平。主去恶虫，除脾胃寒热，通利九窍血脉关节，令人不忘。

43. 杜若　味辛，微温。主胸胁下逆气，温中，风入脑户，头肿痛，多涕泪出。久服益精、明目、轻身。

44. 菓耳实　味甘，温。主风头寒痛，风湿周痹，四肢拘挛痛，恶肉死肌。久服益气，耳目聪明，强志轻身。

45. 白薇　味苦，平。主暴中风，身热，肢满，忽忽不知人，狂惑邪气，寒热酸疼，温疟洗洗，发作有时。

46. 莨菪子　味苦，寒。主齿痛，出虫，肉痹拘急，使人健行……多食令人狂走。久服轻身，走及奔马，强志、益力、通神。

47. 蔄茹　味辛，寒。……除大风热气，善忘不乐。

48. 石下长卿　味咸，平。主鬼疰精物，邪恶气，杀百精蛊毒，老魅注易，亡走啼哭，悲伤恍惚。一名徐长卿。

49. 翘根　味甘，寒。主下热气，益阴精，令人面悦好，明目。久服轻身耐老。

50. 茯苓　味甘，平。主胸胁逆气，忧恚惊邪恐悸，心下结痛，寒热烦满咳逆，口焦舌干，利小便。久服安魂养神，不饥延年。

51. 牡桂　味辛，温。主上气咳逆，结气，喉痹吐吸，利关节，补中益气。久服通神，轻身不老。

52. 女贞实　味苦，平。主补中，安五脏，养精神，除百疾。久服肥健、轻身、不老。

53. 龙眼　味甘，平。主五脏邪气，安志，厌食。久服强魂，聪明，轻身不老。

54. 竹叶　味苦，平。主咳逆上气，溢筋急，恶疡，杀小虫。根，作汤，益气止渴，补虚下气。汁，主风痉。实，通神明，轻身益气。

55. 蓬藥　味酸，平。主安五脏，益精气，长阴令坚，强志倍力，有子。久服轻身不老。

56. 鸡头实　味甘，平。主湿痹，腰脊膝痛，补中，除暴疾，益精气，强志，令耳目聪明。久服轻身不饥，耐老。

57. 苦菜　味苦，寒。主五脏邪气，厌谷胃痹。久服安心益气，聪察少卧，轻身耐老。

58. 水蕲　味甘，平。主女子赤沃，止血，养精，保血脉，益气，令人肥健嗜食。

四、七情类

1. 石膏　味辛，微寒。主中风寒热，心下逆气惊喘，口干舌焦不能息，腹中坚痛，除邪鬼，产乳，金创。

2. 代赭石　味苦，寒。主鬼疰、贼风、蛊毒，杀精物恶鬼，腹中毒邪气，女子赤沃漏下。

3. 卤碱　味苦，寒。主大热，消渴，狂烦，除邪，及下蛊毒，柔肌肤。（大盐，令人吐。戎盐，主明目，目痛，益气，坚肌骨，去毒蛊。）

4. 铅丹　味辛，微寒。主吐逆胃反，惊痫癫疾，除热下气。炼化还成九光。

5. 青芝　味酸，平。主明目，补肝气，安精魂，仁恕。久食轻身不老，延年。

6. 赤芝　味苦，平。主胸中结，益心气，补中，增智慧，不忘。久食轻身不老，延年。

7. 黄芝 味甘，平。主心腹五邪，益脾气，安神，忠和。和药久食轻身不老，延年。

8. 黑芝 味咸，平。主癃，利水道，益肾气，通九窍，聪察。久食轻身不老，延年。

9. 菖蒲 味辛，温。……开心孔，补五脏，通九窍，明耳目，出音声。久服轻身，不忘，不迷惑，延年。

10. 远志 味苦，温。……除邪气，利九窍，益智慧，耳目聪明，不忘，强志倍力。久服轻身不老。

11. 泽泻 味甘，寒。……养五脏，益气力，肥健。久服耳目聪明，不饥，延年轻身，面生光。

12. 薯蓣 味甘，温。……久服耳目聪明，轻身不饥延年。

13. 人参 味甘，寒。主补五脏，安精神，定魂魄，止惊悸，除邪气，明目，开心益智。

14. 升麻 味甘，平。主解百毒，杀百精老物殃鬼，辟温疫瘴邪蛊毒。久服不夭，轻身长年，一名周升麻。

15. 防葵 味辛，寒。主疝瘕肠泄，膀胱热结，溺不下，咳逆，温疟，癫痫，惊邪狂走。久服坚骨髓，益气轻身。

16. 蓍实 味苦，平。主益气，充肌肤，明目聪慧先知。久服不饥、不老轻身。

17. 充蔚子 味辛，微温。主明目益精，除水气。久服轻身。茎，主瘾疹痒，可作浴汤。

18. 木香 味辛，温。主邪气，辟毒疫温鬼，强志，主淋露。久服不梦寤魇寐。

19. 龙胆 味苦，涩。主骨间寒热，惊痫邪气，续绝伤，定五脏，杀蛊毒。久服益智不忘，轻身耐老。

20. 白蒿 味甘，平。主五脏邪气，风寒湿痹，补中益气，长毛发令黑，疗心悬，少食常饥。久服轻身，耳目聪明，不老。

21. 地肤子 味苦，寒。主膀胱热，利小便，补中益精气。久服耳目聪明，轻身耐老。

22. 石龙刍 味苦，微寒。主心腹邪气，小便不利，淋闭，风湿，鬼疰恶毒。久服补虚羸，轻身，耳目聪明，延年。

23. 黄连 味苦，寒。主热气，目痛眦伤泣出，明目，肠澼腹痛下痢，妇人阴中肿痛。久服令人不忘。

24. 景天 味苦，平。主大热火疮，身热烦，邪恶气。花，主女人漏下赤白，轻身明目。

25. 香蒲　味甘，平，主五脏心下邪气，口中烂臭，坚齿、明目、聪耳。久服轻身耐老。

26. 云实　味辛，温。主泄利肠澼，杀虫蛊毒，去邪恶结气，止痛，除寒热。花，主见鬼精物。多食令人狂走。久服轻身。

27. 漏芦　味苦，寒。主皮肤热，恶疮疽痔，湿痹，下乳汁。久服轻身益气，耳目聪明，不老延年。

28. 白兔藿　味苦，平。主蛇虺，蜂虿，猘狗，菜肉蛊毒，鬼疰。

29. 青蘘　味甘，寒。主五脏邪气，风寒湿痹，益气，补脑髓，坚筋骨。久服耳目聪明，不饥、不老、增寿。巨胜苗也。

30. 赤箭　味辛，温。主杀鬼精物，蛊毒恶气。久服益气力，长阴，肥健，轻身增年。

31. 蘼芜　味辛，温。主治欬逆，定惊气，辟邪恶，除蛊毒鬼注，去三虫。久服通神。

32. 通草　味辛，平。主去恶虫，除脾胃寒热，通利九窍血脉关节，令人不忘。

33. 薇衔　味苦，平。主风湿痹，历节痛，惊痫吐舌，悸气贼风，鼠瘘痈肿。

34. 白薇　味苦，平。主暴中风，身热，肢满，忽忽不知人，狂惑邪气，寒热酸疼，温疟洗洗，发作有时。

35. 葈耳实　味甘，温。主风头寒痛，风湿周痹，四肢拘挛痛，恶肉死肌。久服益气，耳目聪明，强志轻身。

36. 款冬花　味辛，温。主咳逆上气，善喘，喉痹，诸惊痫，寒热邪气。

37. 女菀　味辛，温。主风寒洗洗，霍乱泄痢，肠鸣上下无常处，惊痫寒热百疾。

38. 马先蒿　味苦，平。主寒热鬼疰，中风湿痹，女子带下病，无子。

39. 桔梗　味辛，微温。主胸胁痛如刀刺，腹满肠鸣幽幽，惊恐悸气。

40. 旋覆花　味咸，温。主结气，胁下满，惊悸，除水，去五脏间寒热。补中下气。

41. 蛇合　味苦，微寒。主惊痫寒热邪气，除热，金创，疽痔鼠瘘，恶疮头疡。一名蛇衔。

42. 牡丹　味辛，寒。主寒热中风，瘈疭痉，惊痫邪气，除癥坚，瘀血，留舍肠胃，安五脏，疗痈疮。

43. 钩吻　味辛，温。主金疮乳痓，中恶风，咳逆上气，水肿，杀鬼疰蛊毒。一名治葛。

44. 鸢尾　味苦，平。主蛊毒邪气，鬼疰诸毒，破癥瘕积聚，去水，下三虫。

45. 莨草　味苦，平。主久咳上气，喘逆，久寒，惊悸，痂疥，白秃，疡气，杀皮肤小虫。

46. 蚤休　味苦，微寒。主惊痫，摇头弄舌，热气在腹中，癫疾，痈疮阴蚀，下三虫，去蛇毒。

47. 鬼臼　味辛，温。主杀蛊毒鬼疰精物，辟恶气不祥，逐邪解百毒。一名爵犀，一名马目毒公，一名九臼。

48. 商陆　味辛，平。主水胀，疝瘕痹，熨除痈肿。杀鬼精物。

49. 石下长卿　味咸，平。主鬼疰精物，邪恶气，杀百精蛊毒，老魅注易，亡走啼哭，悲伤恍惚。一名徐长卿。

50. 茯苓　味甘，平。主胸胁逆气，忧恚惊邪恐悸，心下结痛，寒热烦满咳逆，口焦舌干，利小便。久服安魂养神，不饥延年。

51. 柏实　味甘，平。主惊悸，安五脏，益气，除风湿痹。久服令人润泽美色，耳目聪明，不饥不老，轻身延年。

52. 龙眼　味甘，平。主五脏邪气，安志，厌食。久服强魂，聪明，轻身不老。

53. 合欢　味甘，平。主安五脏，和心志，令人欢乐无忧。久服轻身明目，得所欲。

54. 松萝　味苦，平。主瞋怒邪气，止虚汗，头风，女子阴寒肿痛。

55. 黄环　味苦，平。主蛊毒鬼疰鬼魅，邪气在脏中，除咳逆寒热。

56. 龙骨　味甘，平。主心腹鬼疰，精物老魅，咳逆，泄利脓血，女子漏下，癥瘕坚结，小儿热气惊痫。齿，主小儿大人惊痫，癫疾狂走，心下结气，不能喘息，诸痉。杀精物。久服轻身通神明延年。

57. 牛黄　味苦，平。主惊痫寒热，热甚狂痓，除邪逐鬼。（牛角鳃，下闭血瘀血疼痛，女子带下血。髓，补中填骨髓，久服增年。胆，可丸药。）

58. 麝香　味辛，温。主辟恶气，杀鬼精物，温疟，蛊毒痫痓，去三虫。久服除邪，不梦寤魇寐。

59. 石蜜　味甘，平。主心腹邪气，诸惊痫痓，安五脏诸不足，益气补中，止痛解毒，除众病，和百药。久服强志轻身，不饥不老。

60. 牡蛎　味咸，平。主伤寒寒热，温疟洒洒，惊恚怒气，除拘缓，鼠瘘，女子带下赤白。久服强骨节，杀邪鬼，延年。

61. 羚羊角　味咸，寒。主明目，益气起阴，去恶血注下，辟蛊毒恶鬼不祥，安心气，常不魇寐。

62. 羖羊角　味咸，温。主青盲、明目，杀疥虫，止寒泄，辟恶鬼虎狼，止惊悸。久服安心益气轻身。

63. 鹿茸　味甘，温。主漏下恶血，寒热惊痫，益气强志，生齿不老。

64. 伏翼　味咸，平。主目瞑，明目，夜视有精光。久服令人喜乐媚好无忧。

65. 蚱蝉　味咸，寒。主小儿惊痫，夜啼，癫病，寒热。

66. 白僵蚕　味咸，平。主小儿惊痫夜啼，去三虫，灭黑䵟，令人面色好，男子阴疡病。

67. 蛞蝓　味咸，寒。主贼风㖞僻，轶筋及脱肛，惊痫挛缩。

68. 六畜毛蹄甲　味咸，平。主鬼疰蛊毒，寒热，惊痫，癫痓狂走。

69. 豚卵　味甘，温。主惊痫癫疾，鬼疰蛊毒，除寒热，贲豚，五癃，邪气，挛缩。

70. 燕屎　味辛，平。主蛊毒，鬼疰，逐不祥邪气，破五癃，利小便。

71. 天鼠屎　味辛，寒。主面痈肿，皮肤洗洗时痛，腹中血气，破寒热积聚，除惊悸。

72. 露蜂房　味苦，平。主惊痫瘈疭，寒热邪气，癫疾，鬼精蛊毒，肠痔。火熬之良。

73. 蛇蜕　味咸，平。主小儿百二十种惊痫，瘈疭，癫疾，寒热，肠痔，虫毒，蛇痫。

74. 蜈蚣　味辛，温。主鬼疰蛊毒，啖诸蛇虫鱼毒，杀鬼物老精，温疟，去三虫。

75. 雀瓮　味甘，平。主小儿惊痫，寒热结气，蛊毒，鬼疰。

76. 彼子　味甘，温。主腹中邪气，去三虫，蛇螫，蛊毒，鬼疰，伏尸。

77. 鼠妇　味酸，温。主气癃不得小便，妇人月闭血瘕，痫痓寒热，利水道。

78. 萤火　味辛，微温。主明目，小儿火疮伤，热气，蛊毒鬼疰，通神精。

79. 白颈蚯蚓　味咸，寒。主蛇瘕，去三虫，伏尸，鬼疰蛊毒，杀长虫。仍自化作水。

80. 蜣螂　味咸，寒。主小儿惊痫瘈疭，腹胀寒热，大人癫疾狂易。……火熬之良。

81. 斑猫　味辛，寒。主寒热鬼疰蛊毒，鼠瘘，恶疮，疽蚀，死肌，破石癃。

82. 地胆　味辛，寒。主鬼疰寒热，鼠瘘恶疮，死肌，破癥瘕，堕胎。

83. 贝子　味咸，平。主目翳，鬼疰，蛊毒，腹痛，下血，五癃，利水道。

84. 大枣　味甘，平。主心腹邪气，安中养脾，助十二经，平胃气，通九窍，补少气少津液，身中不足，大惊，四肢重。和百药。久服轻身长年。叶覆麻黄，能令出汗。

85. 鸡头实　味甘，平。主湿痹，腰脊膝痛，补中，除暴疾，益精气，强志，令耳目聪明。久服轻身不饥，耐老。

86. 苦菜　味苦，寒。主五脏邪气，厌谷胃痹。久服安心益气，聪察少卧，轻身耐老。

87. 梅实 味酸,平。主下气,除热烦满,安心,肢体痛,偏枯不仁,死肌。去青黑志、恶肉。

88. 桃核仁 味苦,平。主瘀血,血闭,癥瘕,邪气,杀小虫。桃花,杀疰恶鬼。令人好颜色。桃凫,微温,杀百鬼精物。桃毛,主下血瘕,寒热积聚,无子。

89. 麻蕡 味辛,平。主五劳七伤,利五脏,下血寒气,多食令见鬼狂走。久服通神明轻身。……麻子,味甘,平。主补中益气。久服肥健不老。

第五章

《名医别录》志意魂魄精神相关药物

1. 玉屑　味甘，平，无毒。主除胃中热、喘息、烦满，止渴，屑如麻豆服之。久服轻身长年。

2. 玉泉　无毒。主利血脉，治妇人带下十二病，除气癃，明耳目。久服轻身长年。

3. 丹砂　无毒。主通血脉，止烦满，消渴，益精神，悦泽人面，除中恶、腹痛、毒气、疥瘘、诸疮。久服轻身。

4. 水银　有毒。以傅男子阴，阴消无气，一名汞。

5. 空青　味酸，大寒，无毒。主益肝气，治目赤痛，去肤翳，止泪出，利水道，下乳汁，通关节，破坚积。久服令人不忘，志高。

6. 曾青　无毒。主养肝胆，除寒热，杀白虫，治头风、脑中寒，止烦渴，补不足，盛阴气。

7. 白青　味酸、咸，无毒。可削为铜剑，辟五兵。

8. 扁青　无毒。去寒热、风痹，及丈夫茎中百病，益精。

9. 石胆　味辛，有毒。散癥积……及鼠瘘、恶创。一名墨石，一名棋石，一名铜勒。

10. 云母　无毒。下气坚肌，续绝补中，治五劳七伤，虚损少气，止痢。久服悦泽不老，耐寒暑，志高。

11. 朴消　味辛，大寒，无毒。主治胃中食饮热结，破留血、闭绝，停痰痞满，推陈致新。炼之如白银，能寒、能热、能滑、能涩，能辛、能苦、能咸、能酸。入地千岁不变，色青白者佳，黄者伤人，赤者杀人。

12. 消石　味辛，大寒，无毒。主治五脏十二经脉中百二十疾，暴伤寒、腹中大热，止烦满消渴，利小便及瘘蚀疮。天地至神之物，能化成十二种石。

13. 矾石　无毒。除固热在骨髓，去鼻中息肉。岐伯云：久服伤人骨。

14. 芒消　味辛、苦，大寒。主治五脏积聚，久热、胃闭，除邪气，破留血、腹中淡实结搏，通经脉，利大小便及月水，破五淋，推陈致新。

15. 滑石　大寒，无毒。通九窍、六腑、津液，去结留，止渴，令人利中。

16. 紫石英　味辛，无毒。主治上气心腹痛，寒热、邪气、结气，补心气不足，定惊悸，安魂魄，填下焦，止消渴，除胃中久寒，散痈肿，令人悦泽。

白石英　味辛，无毒。主治肺痿，下气，利小便，补五脏，通日月光。久服耐寒热。

17. 青石脂　味酸，平，无毒。主养肝胆气，明目，治黄胆，泄痢，肠澼，女子带下百病，及疽痔，恶疮。久服补髓，益气，不饥，延年。

18. 赤石脂　味甘、酸、辛，大温，无毒。主养心气，明目，益精，治腹痛，泄澼，下痢赤白，小便利，及痈疽疮痔，女子崩中漏下，产难，胞衣不出。久服补髓，好颜色，益智，不饥，轻身，延年。

19. 黄石脂　味苦、平，无毒。主养脾气，安五脏，调中，大人小儿泄痢肠澼，下脓血，去白虫，除黄疸，痈疽虫。久服轻身延年。

20. 白石脂　味甘、酸，平，无毒。主养肺气，厚肠，补骨髓，治五脏惊悸不足，心下烦，止腹痛，下水，小肠澼热溏，便脓血，女子崩中漏下，赤白沃，排痈疽疮痔。久服安心，不饥，轻身长年。

21. 黑石脂　味咸，平，无毒。主养肾气，强阴，治阴蚀疮，止肠澼泄痢，疗口疮、咽痛。久服益气，不饥，延年。

22. 太一禹余粮　无毒。主治肢节不利，大饱绝力身重。

23. 禹余粮　平，无毒。主治小腹痛结烦疼。一名白余粮。

24. 青玉　味甘，平，无毒。主治妇人无子，轻身不老，长年。

25. 白玉髓　味甘，平，无毒。主治妇人无子，不老延年。

26. 璧玉　味甘，无毒。主明目，益气，使人多精生子。

27. 合玉石　味甘，无毒。主益气，消渴，轻身，辟谷。

28. 陵石　味甘，无毒。主益气，耐寒，轻身，长年。

29. 碧石青　味甘，无毒。主明目，益精，去白皮癣，延年。

30. 五羽石　主轻身长年。一名黄金。

31. 石流青　味酸，无毒。主治泄，益肝气，明目，轻身长年。

32. 茯苓　无毒。止消渴，好唾，大腹淋沥，膈中痰水，水肿淋结，开胸府，调脏气，伐肾邪，长阴，益气力，保神守中。其有根者，名茯神。

33. 茯神　味甘，平，主辟不祥，治风眩、风虚、五劳、七伤，口干，止惊悸，多恚怒，善忘，开心益智，安魂魄，养精神。

34. 琥珀　味甘，平，无毒。主安五脏，定魂魄，杀精魅邪鬼，消瘀血，通五淋。

35. 麦门冬　微寒，无毒。主治身重目黄，心下支满，虚劳、客热，口干、烦渴，止呕吐，愈痿蹶，强阴，益精，消谷调中，保神，定肺气，安五脏，令人肥健，美颜色，有子。

36. 菖蒲　无毒。主治耳聋、痈疮，温肠胃，止小便利，四肢湿痹，不得屈身，小儿温疟，身积热不解，可作浴汤。久服聪耳明目，益心智，志高不老。生上洛及蜀郡严道。一寸九节者良，露根不可用。

37. 远志　无毒。主利丈夫，定心气，止惊悸，益精，去心下隔气，皮肤中热、面目黄。久服好颜色，延年。

38. 人参　微温，无毒。主治肠胃中冷，心腹鼓痛，胸胁逆满，霍乱吐逆，调中，止消渴，通血脉，破坚积。令人不忘。

39. 石斛　无毒。主益精，补内绝不足，平胃气，长肌肉，逐皮肤邪热痱气，脚膝疼冷痹弱。久服定志，除惊。

40. 络石　微寒，无毒。主喉舌不通，大惊入腹，除邪气，养肾，治腰髋痛，坚筋骨，利关节。久服通神。

41. 龙胆　大寒，无毒。主除胃中伏热，时气温热，热泄下利，去肠中小虫，益肝胆气，止惊惕。

42. 木香　温，无毒。治气劣，肌中偏寒，主气不足，消毒，杀鬼、精物、温疟、蛊毒，行药之精。久服轻身。

43. 千岁蘽汁　味甘，平，无毒。主补五脏，益气，续筋骨，长肌肉，去诸痹。久服轻身不饥，耐老。

44. 桂　味甘、辛，大热，有毒。主温中，利肝肺气，心腹寒热，冷疾，霍乱，转筋，头痛，腰痛，出汗，止烦，止唾、咳嗽、鼻齆，能堕胎，坚骨节，通血脉，理疏不足，宣导百药。无所畏。久服……不老。

牡桂　无毒。主治心痛，胁风，胁痛，温筋通脉，止烦，出汗。

45. 防葵　味甘、苦，无毒。主治五脏虚气，小腹支满，胪胀口干，除肾邪，强志。中火者不可服，令人恍惚见鬼。

46. 苏合香　味甘，温，无毒。主辟恶，杀鬼精物，温疟，蛊毒，痫痓，去三虫，除邪，不梦……久服轻身长年。

47. 龙骨　微寒，无毒。主治心腹烦满，四肢痿枯，汗出，夜卧自惊，恚怒，伏气在心下，不得喘息，肠痈内疽阴蚀，止汗，小便利，溺血，养精神，定魂魄，安五脏。

48. 牛黄　有小毒。主治小儿百病，诸痫，热口不开，大人狂癫。又堕胎，久服轻身，增年。

49. 麝香　无毒。主治诸凶邪鬼气，中恶，心腹暴痛胀急，痞满，风毒，妇人产难，堕胎，去面黵，目中肤翳。久服通神仙。

50. 石蜜　微温，无毒。主养脾气，除心烦，食饮不下，止肠澼，肌中疼痛，口疮，明耳目。久服延年。

51. 樱桃 味甘。主调中，益脾气，令人好颜色，美志。

52. 麻子 无毒。主治中风汗出，逐水，利小便，破积血，复血脉，乳妇产后余疾，长发，可为沐药。

53. 金屑 味辛，平，有毒。主镇精神，坚骨髓，通利五脏，除邪毒气。

54. 银屑 味辛，平，有毒。主安五脏，定心神，止惊悸，除邪气，久服轻身长年。

55. 铁精 微温。主治惊悸，定心气，小儿风痫，除㿗，脱肛。

56. 厉石华 味甘，无毒。主益气，养神，止渴，除热，强阴。

57. 黄连 微寒，无毒。主治五脏冷热，久下泄澼、脓血，止消渴、大惊，除水，利骨，调胃，厚肠，益胆，治口疮。

58. 玄参 味咸，无毒。主治暴中风、伤寒，身热支满，狂邪、忽忽不知人，温疟洒洒，血瘕，下寒血，除胸中气，下水，止烦渴，散颈下核，痈肿，心腹痛，坚癥，定五脏。久服补虚，明目，强阴，益精。

59. 苦参 无毒。养肝胆气，安五脏，定志，益精，利九窍，除伏热，肠澼，止渴，醒酒，小便黄赤，治恶疮，下部䘌，平胃气，令人嗜食，轻身。

60. 萆薢 味甘，无毒。主治伤中恚怒，阴痿失溺，关节老血，老人五缓。

61. 檗木 无毒。主治惊气在皮间，肌肤热赤起，目热赤痛，口疮。久服通神。根，名檀桓，治心腹百病，安魂魄，不饥渴。久服轻身，延年通神。

62. 白鲜 味咸，无毒。主治四肢不安，时行腹中大热、饮水、欲走、大呼，小儿惊痫，妇人产后余痛。

63. 婴桃 味辛，平，无毒。主止泄肠澼，除热，调中，益脾气，令人好色美志。

64. 生姜 微温，辛，归五脏。去淡，下气，止呕吐，除风邪寒热。久服小志少智，伤心气。

65. 旷石 味甘，平，无毒。主益气，养神，除热，止渴。生江南，如石草。

66. 合新木 味辛，平，无毒。解心烦，止疮痛。

67. 俳蒲木 味甘，平，无毒。主少气，止烦。

68. 黄秫 味苦，无毒。主止心烦，汗出。

69. 羚羊角 味苦，微寒，无毒。主治伤寒，时气寒热，热在肌肤，温风注毒伏在骨间，除郁，惊梦，狂越，僻谬，及食噎不通，久服强筋骨，轻身，起阴，益气，利丈夫。

70. 羊肉 味甘，大热，无毒。主缓中，字乳余疾，及头脑大风汗出，虚劳寒冷，补中益气安心止惊。

71. 牛角鳃 下闭瘀血疼痛，女人带下血。髓，填骨髓。久服增年。

72. 鹿茸 味酸，微温，无毒。主治虚劳洒洒如疟，羸瘦，四肢酸疼，腰脊痛，小便利，泄精，溺血，破留血在腹，散石淋痈肿，骨中热疽，养骨，安胎下气，杀鬼精物。……久服耐老。

73. 桑螵蛸　味甘，无毒。主治男子虚损，五脏气微，梦寐失精，遗溺。久服益气，养神。

74. 龟甲　味甘，有毒。主治头疮难燥，女子阴疮，及惊恚气，心腹痛不可久立，骨中寒热，伤寒劳复，或肌体寒热欲死，以作汤良。久服益气资智，亦使人能食。

75. 乌贼鱼骨　无毒。主治惊气入腹，腹痛环脐，阴中寒肿，令人有子，又止疮多脓汁不燥。肉，味酸，平，主益气强志。

76. 鮀鱼甲　有毒。主治五邪涕泣时惊，腰中重痛，小儿气癃，眦溃。肉，治少气吸吸，足不立地。

77. 蓼实　无毒，叶归舌，除大小肠邪气，利中，益志。

78. 代赭　味甘，无毒。主带下百病，产难，胞衣不出，堕胎，养血气，除五脏血脉中热，血痹血瘀，大人小儿惊气入腹，及阴痿不起。

79. 巴豆　生温熟寒，有大毒。主治女子月闭，烂胎，金创脓血，不利丈夫阴，杀斑猫毒，可练饵之，益血脉，令人色好，变化与鬼神通。

80. 鬼臼　微温，有毒。主治咳嗽喉结，风邪，烦惑，失魄，妄见，去目中肤翳，杀大毒，不入汤。

81. 天雄　味甘，大温，有大毒。主治头面风去来疼痛，心腹结积，关节重不能行步，除骨间痛，长阴气，强志，令人武勇，力作不倦。又堕胎。

82. 鸢尾　有毒。主治头眩，杀鬼魅。

83. 梓白皮　无毒。主治目中患。生河内。又，皮主吐逆胃反，去三虫，小儿热疮，身头热烦，蚀疮。汤浴之，并封薄散傅。嫩叶，主烂疮也。

84. 巴戟天　味甘，无毒。主治头面游风，小腹及阴中相引痛，下气，补五劳，益精。利男子。

85. 五加皮　味苦，微寒，无毒。主治男子阴痿，囊下湿，小便余沥，女人阴痒及腰脊痛，两脚疼痹风弱，五缓，虚羸，补中益精，坚筋骨，强志意。久服轻身耐老。

86. 莨菪子　味甘，有毒。主治癫狂风痫，颠倒拘挛。

87. 败天公　平。主治鬼疰，精魅。

88. 半天河　微寒。主治鬼疰，狂，邪气，恶毒。

89. 蛇蜕　味甘，无毒。主治弄舌摇头，大人五邪，言语僻越，恶疮，呕咳，明目。

90. 白颈蚯蚓　大寒，无毒。主治伤寒伏热，狂谬，大腹，黄疸。

91. 鸡头　味咸，平，无毒。主治头风眩颠倒，痫疾。

92. 豚卵 无毒。阴干藏之,勿令败。猪四足,小寒,治伤挞,诸败疮,下乳汁。心,主惊邪忧恚。

93. 核桃 味甘,无毒。主咳逆上气,消心下坚,除卒暴击血,破癥瘕,通月水,止痛。……桃枭,味苦。主中恶腹痛,杀精魅五毒不祥。

94. 李核仁 味甘、苦,平,无毒。主治僵仆跻,瘀血,骨痛。根皮,大寒,主消渴,止心烦,逆奔气。实,味苦,除痼热,调中。

95. 粳米 味甘、苦,平,无毒。主益气,止烦,止泄。

96. 酱 味咸、酸,冷利。主除热,止烦满,杀百药、热汤及火毒。

第六章

《千金翼方》志意魂魄精神相关药物

1. 玉泉　味甘,平,无毒。主治五脏百病,柔筋强骨,安魂魄,长肌肉,益气,利血脉。

2. 丹砂　味甘,微寒,无毒。主身体五脏百病,养精神,安魂魄,益气明目,通血脉。止烦满消渴,益精神,悦泽人面,杀精魅邪恶鬼。除中恶腹痛,毒气疥瘘诸疮。久服通神明,不老。

3. 空青　味甘､酸,大寒,无毒。主治青盲､耳聋,明目,利九窍,通血脉,养精神。久服轻身延年不老,令人不忘,志高神仙。

4. 白青　味甘､酸､咸,平。主明目,利九窍,耳聋,心下邪气,令人吐,杀诸毒三虫。久服通神明,轻身延年不老。

5. 扁青　味甘,平,无毒。主目痛明目,折跌痈肿,金疮不瘳,破积聚,解毒气,利精神,去寒热风痹,及丈夫茎中百病,益精。

6. 云母　味甘,平,无毒。……久服轻身延年,悦泽不老,耐寒暑,志高神仙。

7. 石钟乳　味甘,温,无毒。主咳逆上气,明目,益精,安五脏,通百节,利九窍,下乳汁。

8. 滑石　味甘,寒。主身热泄澼,女子乳难,癃闭,利小便,荡肠中积聚寒热,益精气,通九窍六腑津液,去留结,止渴,令人利中。

9. 紫石英　味甘､辛,温,无毒。……定惊悸,安魂魄,填下焦,止消渴,除胃中久寒,散痈肿,令人悦泽。

10. 赤石脂　味甘､酸､辛,大温,无毒。主养心气,明目,益精。……久服补髓,好颜色,益智,不饥,轻身,延年。

11. 白石脂　味甘､酸,平,无毒。主养肺气,厚肠,补骨髓,疗五脏惊悸不足,心下烦。……久服安心,不饥,轻身长年。

12. 金屑　味辛,平,有毒。主镇精神,坚骨髓,通利五脏,除邪毒气,服之神仙。

13. 银屑 味辛，平，有毒。主安五脏，定心神，止惊悸，除邪气，久服轻身长年。

14. 雌黄 味辛、甘，平，大寒，有毒。……散皮肤死肌及恍惚邪气。

15. 铁精 平，微温。主明目。……疗惊悸，定心气，小儿风痫，阴㿉，脱肛。

16. 代赭 味苦、甘，寒，无毒。主鬼疰，贼风蛊毒，杀精物恶鬼……除五脏血脉中热，血痹血瘀，大人小儿惊气入腹，及阴痿不起。

17. 青芝 味酸，平。主明目，补肝气，安精魂，仁恕。久食轻身不老，延年神仙。

18. 黄芝 味甘，平。主治心腹五邪，益脾气，安神，忠信和乐。久食轻身不老，延年神仙。

19. 白芝 味辛，平。……强志意，勇悍，安魄。久食轻身不老，延年神仙。

20. 黑芝 味咸，平。……益肾气，通九窍，聪察。久食轻身不老，延年神仙。

21. 紫芝 味甘，温。主耳聋，利关节，保神，益精气，坚筋骨，好颜色。久服轻身，不老延年。

22. 菖蒲 味辛，温，无毒。……开心孔，补五脏，通九窍，明耳目，出音声。……久服轻身，聪耳明目，不忘，不迷惑，延年，益心智，高志不老。

23. 远志 味苦，温。……补不足，除邪气，利九窍，益智慧，耳目聪明，不忘，强志倍力，利丈夫，定心气，止惊悸，益精。……久服轻身不老。……叶名小草，主益精。

24. 泽泻 味甘、咸，寒，无毒。……养五脏，益气力，肥健。补虚损五劳，除五脏痞满，起阴气，止泄精，消渴，淋沥，逐膀胱三焦停水。久服耳目聪明，不饥，延年轻身，面生光，能行水上。

25. 薯蓣 味甘，温，无毒。主伤中，补虚羸，除寒热邪气，补中，益气力，长肌肉。主头面游风，风头眼眩……强阴。久服耳目聪明，轻身不饥延年。

26. 人参 味甘，微寒。……主补五脏，安精神，定魂魄，止惊悸，除邪气，明目，开心，益智。……令人不忘。

27. 龙胆 味苦，寒，无毒。主骨间寒热，惊痫邪气，续绝伤，定五脏，杀蛊毒……益肝胆气，止惊惕。久服益智不忘，轻身耐老。

28. 麦门冬 味甘，平，微寒，无毒。……强阴益精，消谷调中，保神，定肺气，安五脏。

29. 赤芝 味苦，平。主胸腹结，益心气，补中，增智慧，不忘。久食轻身不老，延年神仙。

30. 卷柏 味辛、甘，温，平，微寒，无毒。主……头中风眩，痿蹶。强阴益精。

31. 石斛　味甘，平，无毒。……补五脏虚劳羸瘦，强阴益精，补内绝不足。平胃气，长肌肉，逐皮肤邪热痱气。……久服厚肠胃，轻身延年，定志除惊。

32. 牛膝　味苦、酸，平，无毒。……益精，利阴气，止发白。

33. 防葵　味辛、甘、苦，寒，无毒。……疗五脏虚气，小腹支满……除肾邪，强志。久服坚骨髓，益气轻身。

34. 蓍实　味苦、酸，平，无毒。主益气，充肌肤，明目，聪慧先知。

35. 车前子　味甘、咸，寒，无毒。主气癃，止痛，利水道小便，除湿痹，男子伤中，女子淋沥，不欲食。养肺，强阴，益精，令人有子，明目，疗赤痛。

36. 菥蓂子　味辛，微温，无毒。主明目，目痛泪出，除痹，补五脏，益精光。

37. 茺蔚子　味辛、甘，微温，微寒，无毒。主明目，益精，除水气。

38. 木香　味辛，温，无毒。主邪气……强志……久服，不梦寤魇寐，轻身，致神仙。

39. 巴戟天　味辛、甘，微温，无毒。主大风邪气，阴痿不起，强筋骨，安五脏，补中，增志，益气……补五劳，益精。

40. 白蒿　味甘，平，无毒。……久服轻身，耳目聪明，不老。

41. 肉苁蓉　味甘、酸、咸，微温，无毒。主五劳七伤，补中……养五脏，强阴，益精气。

42. 地肤子　味苦，寒，无毒。主膀胱热，利小便，补中，益精气。……久服耳目聪明，轻身耐老，使人润泽。

43. 千岁蔂汁　味甘，平，无毒。主补五脏，益气，续筋骨，长肌肉，去诸痹。久服轻身不饥，耐老，通神明。

44. 黄连　味苦，寒，无毒。……久服令人不忘。

45. 景天　味苦、酸，平，无毒。……久服通神不老。

46. 兰草　味辛，平，无毒。……久服益气，轻身不老，通神明。

47. 决明子　味咸、苦、甘，微寒。……久服益精光，轻身。

48. 蘼芜　味辛，温，无毒。……定惊气。……久服通神，主身中老风。

49. 云实　味辛、苦，温，无毒。……杀蛊毒，去邪恶结气，止痛。……久服轻身，通神明。

50. 白马茎　味咸、甘，平。……强志益气，长肌肉，肥健生子。……眼，主惊痫，腹满疟疾。悬蹄，主惊邪瘛疭，乳难，避恶气鬼毒，蛊疰不祥。

51. 茜根　味苦，寒，无毒。……久服益精气，轻身。

52. 生姜　味辛，微温。……久服去臭气，通神明。

53. 玄参　味苦、咸，微寒，无毒。……久服补虚明目，强阴益精。

54. 苦参　味苦，寒，无毒。……补中，明目止泪，养肝胆气，安五脏，定志益精，利九窍。除伏热肠澼，止渴，醒酒。

55. 石韦 味苦、甘，平，无毒。……补五劳，安五脏，去恶风，益精气。

56. 萆薢 味苦、甘，平，无毒。主腰背痛，强骨节，风寒湿周痹……伤中恚怒。

57. 通草 味辛、甘，平，无毒。……除脾胃寒热，通利九窍血脉关节，令人不忘。

58. 白鲜 味苦、咸，寒，无毒。主头风，黄疸……疗四肢不安……欲走，大呼，小儿惊痫。

59. 白薇 味苦、咸，平，无毒。主暴中风，身热支满，忽忽不知人，狂惑邪气，寒热酸疼，温疟洗洗，发作有时……利阴气，益精。

60. 菓耳实 味甘、苦，温。……久服益气，耳目聪明，强志轻身。

61. 紫参 味苦、辛，微寒，无毒。……益精。

62. 酸酱 味酸，平。主热烦懑，定志益气。

63. 淫羊藿 味辛，寒，无毒。……益气力，强志，坚筋骨。

64. 大小蓟根 味甘，温。主养精保血。

65. 桔梗 味辛、苦，微温，有小毒。……主……惊恐悸气，利五脏肠胃，补血气。

66. 莨菪子 味苦、甘，寒。……强志，益力，通神。

67. 蚤休 味苦，微寒。主惊痫，摇头弄舌，热气在腹中，癫疾，痈疮。

68. 茯苓 味甘，平。主胸胁逆气，忧恚惊邪恐悸，心下结痛，寒热烦懑，咳逆，口焦舌干，利小便……开胸府，调脏气，伐肾邪，长阴，益气力，保神守中。久服安魂养神，不饥延年。

69. 琥珀 味甘，平，无毒。主安五脏，定魂魄。

70. 柏实 味甘，平，无毒。主惊悸，安五脏……疗恍惚，虚损。……久服令人润泽美色，耳目聪明。

71. 乌贼鱼骨 味咸，微温，无毒。……主益气，强志。

72. 菌桂 味辛，温，无毒。……养精神。

73. 牡桂 味辛，温。……久服通神，轻身不老。

74. 杜仲 味辛、甘，平。……主腰脊痛，补中，益精气，坚筋骨，强志，除阴下痒湿，小便余沥。……久服轻身耐老。

75. 女贞实 味苦、甘，平。……主补中，安五脏，养精神，除百疾。久服肥健、轻身、不老。

76. 五加皮 补中益精，坚筋骨，强志意。久服轻身耐老。

77. 檗木 久服通神。根……安魂魄，不饥渴。

78. 苏合香 除邪，令人无梦魇。久服通神明。

79. 橘柚 久服之，去臭，下气，通神明。

80. 龙眼　味甘，平。……主五脏邪气，安志，厌食。……久服强魂，聪明，轻身不老，通神明。

81. 山茱萸　强阴益精，安五脏，通九窍，止小便利。

82. 合欢　味甘，平。……主安五脏，利心志，令人欢乐无忧。久服轻身明目，得所欲。

83. 秦椒　久服轻身，好颜色，耐老增年，通神。

84. 桑耳　益气不饥，轻身强志。

85. 松萝　主嗔怒邪气。

86. 白棘　补肾气，益精髓。

87. 石南　主养肾气。……女子不可久服，令思男。

88. 蜀椒　泄精……开腠理，通血脉。

89. 龙骨　味甘，平。……主心腹鬼疰，精物老魅，咳逆，泄痢脓血，女子漏下，癥瘕坚结，小儿热气惊痫。……齿，主小儿大人惊痫，癫疾狂走，心下结气，不能喘息，诸痉。杀精物。……久服轻身……延年。

90. 白龙骨　疗梦寐泄精，小便泄精。

91. 牛黄　味苦，平。……主惊痫寒热，热甚狂痓，除邪逐鬼。

92. 麝香　味辛，温。……主避恶气，杀鬼精物，温疟，蛊毒痫痓，去三虫。……久服除邪，不梦寤魇寐。

93. 羚羊角　味咸、苦，寒。……主明目益气起阴，去恶血注下，避蛊毒恶鬼不祥，安心气，常不魇寐。……久服强筋骨轻身。

94. 羖羊角　味咸、苦，温。……主青盲、明目，杀疥虫，止寒泄，避恶鬼虎狼，止惊悸。……久服安心益气轻身。（羊心，止忧恚膈气。……羊肉……安心止惊。）

95. 原蚕蛾　雄者有小毒，主益精气。强阴道，交接不倦，亦止精。

96. 伏翼　味咸，平，无毒。主目瞑痒痛，疗淋，利水道，明目，夜视有精光。久服令人喜乐，媚好无忧。

97. 鹿茸　味甘、酸，温。……主漏下恶血，寒热惊痫，益气强志，生齿不老。

98. 石蜜　味甘，平，无毒。……久服强志轻身，不饥不老。

99. 牡蛎　味咸，平。……主伤寒寒热，温疟洒洒，惊恚怒气。……久服强骨节，杀邪鬼，延年。

100. 桑螵蛸　味咸、甘，平，无毒。主伤中，疝瘕，阴痿，益精生子。……久服益气养神。

101. 石决明　味咸，平，无毒。……久服益精，轻身。

102. 鲤鱼胆　味苦，寒，有毒。……久服强悍，益志气。

103. 樗鸡　味苦，平。……主心腹邪气，阴痿，益精强志，生子，好色。补中轻身。

104. 蜘蛛　微寒。主大人小儿㿗……其网，疗喜忘。

105. 蛇蜕　味咸、甘，平，无毒。……主……弄舌摇头，大人五邪，言语僻越，恶疮，呕咳，明目。

106. 萤火　味辛，微温，无毒。主明目……鬼疰，通神精。

107. 葡萄　味甘，平，无毒。主筋骨湿痹，益气，倍力，强志。令人肥健，耐饥，忍风寒。久食轻身，不老延年。

108. 蓬蘽　味酸、咸，平。……主安五脏，益精气，长阴令坚，强志倍力，有子。……久服轻身不老。

109. 藕实、茎　味甘，平，寒，无毒。主补中养神，益气力，除百疾。

110. 鸡头实　味甘，平，无毒。主湿痹，腰脊膝痛，补中，除暴疾，益精气，强志，令耳目聪明。久服轻身，不饥，耐老，神仙。

111. 苦菜　味苦，寒，无毒。主五脏邪气，厌谷，胃痹肠澼，渴热中疾，恶疮。久服安心益气，聪察，少卧，轻身耐老，耐饥寒，高气不老。

112. 水芹　味甘，平，无毒。主女子赤沃，止血养精，保血脉，益气，令人肥健，嗜食。

113. 石濡　主明目，益精气，令人不饥渴，轻身长年。

114. 石下长卿　味咸，平，有毒。主鬼疰精物，邪恶气，杀百精蛊毒，老魅注易，亡走啼哭，悲伤恍惚。一名徐长卿。

115. 牡丹　味辛、苦，寒，无毒。主寒热，中风，瘛疭，痉，惊痫邪气，除癥坚瘀血留舍肠胃，安五脏，疗痈疮。

116. 天雄　强志，令人武勇，力作不倦。

117. 熊脂　味甘，微寒。……久服强志不饥，轻身长年。

第七章

历代本草志意魂魄精神相关药物文献辑要

第一节　魂　类　药

一、安神类调魂药

龙骨

《名医别录》：微寒，无毒。主治心腹烦满，四肢痿枯，汗出，夜卧自惊，恚怒，伏气在心下，不得喘息……养精神，定魂魄，安五脏。

《开宝本草》：味甘，平、微寒，无毒。疗心腹烦满，四肢痿枯，汗出，夜卧自惊，恚怒，伏气在心下，不得喘息，养精神，定魂魄，安五脏。白龙骨，疗梦寐泄精，小便泄精。

《本草》云：主心腹鬼疰，精物老魅。小儿热气惊痫。疗心腹烦满，四肢痿枯汗出，夜卧自惊恚怒，伏气在心下，不得喘息。养精神，定魂魄，安五脏。

《神农本草经疏》：龙禀阳气以生，而伏于阴，为东方之神，乃阴中之阳，鳞虫之长，神灵之物也。故其骨味甘平，气微寒，无毒。内应乎肝，入足厥阴、少阳、少阴，兼入手少阴、阳明经。神也者，两精相合，阴阳不测之谓也。神则灵，灵则能辟邪恶、蛊毒、魇魅之气，及必腹鬼疰、精物老魅，遇之则散也。小儿心肝二脏虚则发热，热则发惊痫，惊气入腹则心腹烦满，敛摄二经之神气而平之，以清其热则气散，而惊痫及心腹烦满皆自除也。肝气贼脾，脾主四肢，故四肢痿枯，肝宁则热退，而脾亦获安，故主之也。汗者，心之液也。心气不收，则汗出，肝心肾三经虚，则神魂不安而自惊，收敛三经之神气，则神魂自安。肝主怒，肝气独盛，则善恚怒，魂返乎肝，则恚怒自除。小肠为心之腑，膀胱为肾之腑，二经之气虚脱，则小便多而不禁。脏气敛则腑亦随之，故能宿小便，及止禁寐泄精，小便泄精，兼主溺血也。其主养精神，定魂魄，安五脏者，乃收摄神魂，闭涩精气之极功也。

《景岳全书》：味甘，平，性收涩。其气入肝肾，故能安神志，定魂魄，镇惊悸，涩肠胃，逐邪气，除夜梦鬼交，吐血衄血，遗精梦泄，收虚汗，止泻痢，缩小便，禁肠风下血尿血，虚滑脱肛，女子崩淋带浊，失血漏胎，小儿风热惊痫。亦疗肠痈脏毒，内疽阴蚀，敛脓敛疮，生肌长肉，涩可去脱，即止属也。

《本草备要》：涩泻，固肠，镇惊。甘涩微寒。入手足少阴、心、肾。手阳明、大肠。足厥阴经。肝。能收敛浮越之正气，涩肠益肾，安魂镇惊，辟邪解毒。治多梦纷纭，惊痫疟痢，吐衄崩带，遗精脱肛。利大小肠，固精止汗，定喘气不归元则喘。敛疮，皆涩以止脱之义。《十剂》曰：涩可去脱，牡蛎龙骨之属是也。畏石膏、川椒。得人参、牛黄良。许洪云：牛黄恶龙骨，而龙骨得牛黄更良，有以制伏也。

《本经逢原》：涩可以去脱，龙骨入肝敛魂，收敛浮起之气。《本经》主心腹鬼疰精魅诸疾，以其神灵能辟恶气也。小儿热气惊痫，亦肝经之病，得牛黄以协济之，其祛邪伐肝之力尤捷。其性收阳中之阴，专走足厥阴经，兼入手足少阴，治夜梦交合，多梦纷纭，多寐泄精，衄血吐血，胎漏肠风，益肾镇心，为收敛精气要药，有客邪，则兼表药用之。故仲景治太阳证，火劫亡阳惊狂，有救逆汤；火逆下之，因烧针烦躁，有桂枝甘草龙骨牡蛎汤；少阳病误下惊烦，有柴胡龙骨牡蛎汤。《金匮》治虚劳失精，有桂枝加龙骨牡蛎汤，《千金方》同远志酒服，治健忘心忡。以二味蜜丸，朱砂为衣，治劳心梦泄。《梅师》同桑螵蛸为末，盐汤服二钱，治遗尿淋沥。又主带脉为病，故崩带不止，腹满腰溶溶若坐水中，止涩药中加用之。止阴疟，收湿气，治休息痢，久痢脱肛，生肌敛疮皆用之。但收涩太过，非久痢虚脱者，切勿妄投。火盛失精者误用，多致溺赤涩痛，精愈不能收摄矣。

《本草求真》：[批]敛肝气止脱，镇惊安魄。

龙骨专入肝、肾、大肠，兼入心，阴中之阳，鳞虫之长。甘涩微寒。功能入肝敛魂，不令浮越之气游散于外，故书载能镇惊辟邪，止汗定喘。冯兆张曰：龙，灵物也。灵则能敛邪恶蛊毒魇魅之气，喘逆者气不归元也，气得敛摄而归元，则喘逆自止。涩可去脱，故书载能以治脱肛、遗精、崩带、疮口不敛等症。功与牡蛎相同，但牡蛎咸涩入肾，有软坚化痰清热之功；此属甘涩入肝，有收敛止脱，镇惊安魄之妙。如徐之才所谓涩可止脱，龙骨、龙蛎之属。

《本草新编》：龙骨，味甘，气微寒，阳也。虽有雌雄，无分功效，但色黑者不可用。必须火煅研末，水飞过，始可用之。闭塞滑泻之大肠，收敛浮越之正气，止肠风下血，及妇人带下崩中，塞梦寐泄精，并小儿惊痫风热，辟鬼疰精物，除肠痈内疽，固虚汗，缩小便，散坚结，消癥瘕。

《本草分经》：甘，平，涩，入心、肝、肾、大肠。能敛涩越之正气，涩肠益肾，安魂镇惊，固精止汗，定喘解毒，皆涩以止脱之义。

《本草思辨录》：龙骨非无真者，特不易得耳。药肆所售，乃龙蛰土中，至春启蛰上腾。其所伏处，土遂粘埴似石而形似龙，故其用与真龙为近。

龙为东方之神而骨粘舌，其用在心肝二经为多。能收敛浮越之正气，安魂魄，镇惊痫。至主心腹鬼疰精魅，则以神物能辟邪恶也。治泄精泻利漏下，则以味甘归土，涩可去脱也。

徐氏谓龙骨敛正气而不敛邪气，故伤寒邪气未尽者亦用之。邹氏谓龙骨牡蛎，推挽空灵之阴阳，与他发敛著物之阴阳者异。故桂枝柴胡两汤，可以会合成剂，龙骨摄阳以归土，牡蛎据阴以召阳。二说皆极精。

羚羊角

《本草纲目》：羊，火畜也，而羚羊则属木，故其角入厥阴肝经甚捷，同气相求也。肝主木，开窍于目；其发病也，目暗障翳，而羚角能平之。肝主风，上合为筋。其发病也，小儿惊痫，妇人子痫，大人中风搐搦，及筋脉挛急，历节掣痛，而羚角能舒之。魂者，肝之神也，发病则惊骇不宁，狂越僻谬，魇寐卒死，而羚角能安之。血者，肝之藏也，发病则瘀滞下注，疝痛毒痢，疮肿瘘疬，产后血气，而因羚角能散之。相火寄于肝胆，主气为怒、病则烦懑气逆，噎塞不通，寒热及伤寒伏热，而羚角能降之。羚之性灵，而筋骨之精在角，故又能辟邪恶而解诸毒，碎佛牙而烧烟走蛇虺也。《本经》《别录》甚荐其功，而近俗罕能发扬，惜哉！平肝舒筋，定风安魂，散血下气，辟恶解毒，治子痫痉疾。

《景岳全书》：味咸，性寒。羊本火畜，而此则属木，善走少阳、厥阴二经。故能清肝定风，行血行气，辟鬼疰邪毒，安魂魄，定惊狂、祛魇寐，疗伤寒邪热，一切邪毒，中恶毒风，卒死昏不知人，及妇人子痫强痉，小儿惊悸烦闷，痰火不清。俱宜为末，蜜水调服，或烧脆研末，酒调服之。若治肿毒恶疮，磨水涂之亦可。

《本草备要》：泻心肝火。苦咸微寒。羊属火，而羚羊属木。入足厥阴、肝。手太阴、少阴经。肺、心。目为肝窍，此能清肝，故明目去障；肝主风，其合在筋，此能祛风舒筋，故治惊痫搐搦，骨痛筋挛；肝藏魂，心主神明，此能泻心肝邪热，故治狂越僻谬，梦魇惊骇；肝主血，此能散血，故治瘀滞恶血，血痢肿毒；相火寄于肝胆，在志为怒，经曰：大怒则形气绝，而血菀于上。此能下气降火，故治伤寒伏热，烦懑气逆，食噎不通。羚之性灵，而精在角，故又辟邪而解诸毒。昂按：痘科多用以清肝火，而《本草》不言治痘。

《本草求真》：[批]专泻肝火，兼清心，肺。

羚羊角专入肝，兼入心、肺。苦咸大寒，功专入肝泻火，兼入心、肺二经。考书所论主治，多属冗统，惟李时珍剖晰甚明，言羊火畜也，而羚羊则属木，故其角入厥阴肝经甚捷，同气相求也。肝主木，开窍于目，其发病也，目暗障翳，而羚羊角能平之；肝主风，在合为筋，其发病也，小儿惊痫，妇人子痫，大人中气搐搦，及筋脉挛急，历节掣痛，而羚羊角能舒之；魂者肝之神也，发病则惊骇不宁，狂越僻谬，魇寐卒死，而羚羊角能安之；血者肝之脏也，发病则瘀滞下注，疝痛毒痢，疮肿瘰疬，产后血气，而羚羊角能散之；相火寄于肝胆，在气为怒，病则烦满气逆，噎塞不通，寒热及伤寒伏热，而羚羊角能降之；羚之性灵，而筋骨之精在角，故又能辟恶而解诸毒。碎佛牙而烧烟，走蛇虺也。《本经》《别录》甚著其功，而近俗罕能发扬，惜哉。时珍之论如此，但此虽能清肝及肺，若使过用久用，则更有伐生之气耳。

石决明

《本经逢原》：石决明味咸软坚，入肝、肾二经，为磨翳消障之专药。又治风热入肝，烦扰不寐，游魂无定。《本事方》珍珠母丸，与龙齿同用，取散肝经之积热，须与养血药同用。不宜久服，令人寒中，非其性寒，乃消乏过当耳。

《得配本草》：得甘草、牛膝、远志、蛇床子良。贝母为之使。恶麻黄、吴茱萸、辛夷。

咸，平、微寒，涩。入足少阴经血分。主泄精带下，逐虚痰缩血，除鬼交，治温疟，止遗尿，散喉痹。收往来潮热，消胃膈胀满。凡肝虚魂升于顶者，得此降之，而魂自归也。

得杜仲，止盗汗；加麻黄根更好。得玄参，治男女瘰疬；得柴胡，治肠痛。配大黄，消痈肿；配鳖甲，消胁积。和贝母，消痰结；合花粉，消瘿瘤，并治伤寒百，合变渴。同干姜末，水调，涂阴囊水肿。热如火，若干燥再涂炎，小便利自愈。

二、开窍类调魂药

牛黄

《药性论》：君，味甘。能辟邪魅，安魂定魄，小儿夜啼，主卒中恶。

《本草》云：主惊痫寒热，热盛狂痓，逐鬼除邪。疗小儿百病，诸痫热，口噤不开，大人癫狂。又堕胎，久服令人不忘。又云：磨指甲上，黄者为真。又云：定魂魄。人参为使，得牡丹、菖蒲利耳目。恶龙骨、龙胆、地黄，畏牛膝。

《神农本草经疏》：牛为土畜，其性甘平，惟食百草，其精华凝结为黄，犹人身之有内丹也。故能解百毒而消痰热，散心火而疗惊痫，为世神物，诸药莫及也。凡牛生黄，则夜视其身有光，皮毛润泽，眼如血色，盖得气之精而形质变化自有异也。或云牛病乃生黄者，非也。《本经》味苦气平。《别录》有小毒。足普云无毒。然必无毒者为是。入足厥阴、少阳，手少阴经。其主小儿惊痫，寒热热盛口不能开，及大人癫狂痫痉者，皆肝心二经邪热胶痰为病。心热则火自生焰，肝热则木自生风，风火相搏，故发如上等证。此药味苦气凉，入二经而能除热消痰，则风火息，神魂清，诸证自瘳矣。鬼邪侵着，因心虚所致，小儿百病多属胎热，入心养神除热，解毒，故悉主之也，性善通窍，故能堕胎，善除热益心，故能令人不忘。非久服多服之药。

简误：牛黄，治小儿百病之圣药。盖小儿禀纯阳之气，其病皆胎毒痰热所生，肝心二经所发。此药能化痰除热，清心养肝，有起死回生之力。惟伤乳作泻，脾胃虚寒者，不当用。

《本草蒙筌》：味苦，气平。有小毒。惟入肝经，专除筋病。疗小儿诸痫惊吊，客忤口噤不开；治大人癫狂发痓，中风痰壅不语。除邪逐鬼，定魄安魂。更得牡丹菖蒲，又能聪耳明目。孕妇忌服，能堕胎元。水牛角味苦冷，时疫头痛惟宜。

谟按：丹溪云：牛，坤土也。黄，土之色也。以顺为性，而效法乎干。以为功者，牡之用也。故凡暴发邪盛之病，诸肉皆忌，惟牛肉独不忌者，因其能补脾胃为胜尔。盖人身以脾胃为本，脾胃属土，此能补之，亦各从其类也。又独肝者，食之杀人，不可不识。

《药性解》：味苦，性平，有小毒，入心经。主大人癫狂发痉、中风痰壅不语、小儿惊痫天吊、客忤口噤，除邪逐鬼，定魄安魂，能堕胎孕。须体轻微香、磨甲色透、置舌上先苦后甘、清凉透心者为真。人参为使，恶龙骨、地黄、龙胆、畏牛膝。

《景岳全书》：味苦辛，性凉，气平，有小毒。忌常山。入心肺肝经。能清心退热，化痰凉惊，通关窍，开结滞。治小儿惊痫客忤，热痰口噤，大人癫狂痰壅，中风发痉，辟邪魅中恶，天行疫疾，安魂定魄，清神志不宁，聪耳目壅闭，疗痘疮紫色，痰盛躁狂。亦能堕胎，孕妇少用。

《本草新编》：味苦，气平，有小毒。入肝经。专除筋病，疗小儿诸痫、惊吊客忤、口噤不开。治大人癫狂发症、中风痰壅不语，除邪逐鬼，定魄安魂，聪耳明目。孕妇忌服，因堕胎元。盖性大寒，止可少服，不宜多用。宜与人参同用，以治小儿诸病，戒独用牛黄，反致误事耳。

或问中风不宜服牛黄，恐其引风入脏，有白面入油之喻，固可服乎？曰：牛黄治中风，乃治真正中风也。世间真正中风者绝少，此牛黄之所以不可服也。真中风之病，其人元气不虚，从无痰病，平素必身健，且系少年，一时中风，乃猝然之症，非气血之虚，风入而生痰也。其症必眼红口渴，吐痰如块或如败絮，其色必黄，必非清水，口欲吐而吐不出，手必捻拳不放，躁动不安者，乃真正中风也。世间真正中风者绝少，此病万人中生一二也，可用牛黄治之。其余俱作虚治，切戒妄用牛黄。原是寒虚，又益之以寒药，轻则变成半肢之风，重则痰厥，丧亡顷刻矣。是牛黄不可治假中风，非真中风之不可服也。

或疑牛黄丸功效甚多，而其功尤多于治小儿，子谓用牛黄，必须用人参，岂防牛黄之生变乎？曰：嗟乎。牛黄丸乃杀小儿之丸，非救小儿之药也。自钱乙创造牛黄丸，治小儿惊痫吐泻等症，杀过小儿无算。铎欲救之，而苦未能也，今幸逢岐天师之教。凡用牛黄一丸，即用人参五分，煎汤共饮。杀人之丸，无不变为生人之药。始悟钱君立方之时，原教人用人参送之，后人略去人参，此所以杀人无算也。凡我同志，幸加意于用参，以挽回牛黄之失，则阳德必承阴福，子嗣必昌矣。

或问牛黄有用之以治水蛊，可乎？曰：牛黄消痰开窍之物，非祛湿利水之品也，似与治水蛊者无涉，然而亦有用之以成功者。盖水入于心胞之宫，非牛黄不能化，牛黄专能入于心胞也。虽然心胞容水，久必化痰。牛黄化痰而不化水，是牛黄乃非利水之药，乃消痰之物耳。治水蛊而效者，化其心胞之痰也。心胞痰散，而心胞外之水自不敢入于心胞之内，然后以治肾利水之药治其本源，则水蛊之症可消也。然则谓牛黄之能治水蛊，亦无不可耳。

三、补益类调魂药

人参

《神农本草经》：味甘，微寒。主补五脏，安精神，定魂魄，止惊悸，除邪气，明目，开心益智。

《本草》云：主补五脏，安精神，定魂魄，止惊悸，除邪气，明目，开心益智。疗肠胃中冷，心腹鼓痛，胸胁逆满，霍乱吐逆，调中，止消渴，通血脉，破坚积，令人不忘。

《神农本草经疏》：人参得土中清阳之气，禀春升少阳之令而生。故味甘微寒而无毒，气味均齐，不厚不薄，升多于降。洁古谓其气味俱薄，浮而升，阳中之阳也。又曰阳中微阴，盖亦指其生长真元之气而言欤。神农微寒，《别录》微温，二义相蒙，世鲜解者，盖微寒者，春之寒也；微温者，亦春之温也。神农直指所禀，故曰微寒。《别录》兼言功用，故又曰微温。既云微矣，寒不甚寒，则近于温，温不甚温，则近于寒，故知寒温虽别，言微则一也。以言乎天，则得其生生升发之气，以言乎地，则得其清阳至和之精。状类人形，上应瑶光，故能回阳气于垂绝，却虚邪于俄顷，功魁群草，力等丸丹矣。其主治也则补五脏，盖脏虽有五，以言乎生气之流通则一也，益真气则五脏皆补矣。其曰安精神，安魂魄，止惊悸，开心益智者，以心藏神，肝藏魂，肺藏魄，肾藏精与志，脾藏意与智故也。心肾虚则精神不安矣，肝肺虚则魂魄不定矣。惊悸者，心脾二经之病也，心脾虚则惊悸，心脾之气强则心窍通利，能思而智益深矣。邪气之所以久留而不去者无他，真气虚则不能敌，故留连而不解也。兹得补而真元充实，则邪自不能容，譬诸君子当阳，则小人自退。清阳之气下陷，则耳目不聪明，兼之目得血能视,阳生则阴长,故明目。真气内虚,故肠胃中冷,气旺阳回则不冷矣。心腹鼓痛者,心脾虚故也,二脏得补,其痛自止,所谓按之快然者是也。故经曰:可按者虚也,不可按者实也。不可按者勿用。胸胁逆满者,气不归元也,得补则气实而归元也,脾胃俱虚则物停滞而邪客之,故霍乱吐逆也,补助脾胃之元气,则二证自除。调中者,脾治中焦,脾得补则中自调矣。消渴者,津液不足之候也,气回则津液生,津液生则渴自止矣。通血脉者,血不自行,气壮则行,故通血脉。破坚积者,真气不足则不通健行而磨物,日积月累遂成坚积,譬夫磨管纳物无力则不转,不转则停积矣。脾主消化,真阳之气回则脾强而能消,何坚积之不磨哉?令人不忘者,心主记,脾主思,心脾二脏之精气满,则能虑而不忘矣。久服轻身延年者,纯阳则充举,气积则身轻,五脏皆实,延年可知矣。斯皆敦本之论也。

《本草蒙筌》:味甘,气温、微寒。气味俱轻,升也,阳也,阴中微阴。无毒。反藜芦,恶卤咸,畏五灵脂。诸虚兼调,五脏俱补。肥白人任多服,苍黑人宜少投。丹溪云:肥白气虚,苍黑气实,然考医案中证虚色苍黑者,亦每多用。此云其常,犹当应其变也。健脉理中,生津止渴。开心益志,明目轻身。却惊悸,除梦邪,消胸胁逆满;养精神,安魂魄,苏心腹鼓疼。肠胃积冷温平,霍乱吐泻止息。定喘嗽,通畅血脉;泻阴火,阴虚生内热尔。一说:阳气下陷阴分,而生热也。丹溪言:补阴火者,一说:阳气下陷阴分,而生热也。丹溪言:补阴火者,非补助火邪。正谓虚火可补,龙火反治,补中有泻意也。今恐读者不能解悟,认假为真,故直书,与下文相贯,使毋惑云。滋补元阳。洁古云:补上焦元气,而泻脾、肺、胃中火邪,升麻为引;补下焦元气,而泻肾中火邪,茯苓为使。东垣曰:人参、黄芪、甘草三味,退虚火圣药也。丹溪治外感挟内伤证,但气虚热甚者,必与黄芪同用,托住正气。仍恐性缓,不能速达,少加附子。资其健悍之性,以助成功。是知火与元阳,热不两立。一胜一负,辄用匡扶。经曰:邪所凑,正必虚是尔。芦发吐痰沫善驱,味总甘和缓不峻。虚羸(音雷)老弱,膈壅煎宜。《衍义》亦云:难服藜芦,用此可代。

《本草乘雅》:人参功力,安定精神魂魄意志,于仓忙纷乱之际,转危为安。定亡为存。生处背阳向阴,当入五脏,以类相从也。人身卫气,日行于阳道则寤,夜入于五脏则寐。则凡病剧张惶,不能假寐者,人参入口,便得安寝,此即入藏养阴,安精神,定魂魄之外征矣。天资万物之始,地资万物之生,人则参天两地,禀万物之灵,人参虽质依于草,而克肖乎人,是具足三才,乃精英之气,融结所成也。色白属金,气寒喜阴,属水,花色纯紫,及生处上有紫气属火,三桠属木,味甘五叶属土,五行周备,是补五脏,而奠安神舍,则邪僻自除,窍穴明彻,济弱扶倾,运用枢纽者也。顾彼命名之义,功德作用可知。

《本草崇原》:人参气味甘美,甘中稍苦,故曰微寒。凡属上品,俱系无毒。

独人参禀天宿之光华，钟地土之广厚，久久而成人形，三才俱备，故主补人之五脏。脏者藏也。肾藏精，心藏神，肝藏魂，肺藏魄，脾藏智。安精神，定魂魄，则补心肾肺之真气矣。夫真气充足，则内外调和，故止惊悸之内动，除邪气之外侵。明目者，五脏之精，上注于目也。开心者，五脏之神绵主于心也。又曰益智者，所以补脾也。

《本草经解》：人参气微寒，秉天秋令太阴之气，入手太阴肺金；味甘无毒，秉地中正之土味，入足太阴脾经。气厚于味，阳也。肺为五脏之长，百脉之宗，司清浊之运化，为一身之橐龠，主生气。人参气寒清肺，肺清则气自旺，而五脏俱补矣。

精者，阴气之光华；神者，阳气之英灵也。微寒清肺，肺旺则气足而神安。脾统血，人身阴气之源，味甘益脾，脾血充，则阴足而精安。“随神往来者谓之魂，并精出入谓之魂”，精神安，魂魄自定矣。

《神农本草经读》：《本经》只此三十七字，其提纲云：主补五脏，以五脏属阴也。精神不安、魂魄不定、惊悸不止、目不明、心智不足，皆阴虚亢阳所扰也。今五脏得甘寒之助，得有安之、定之、止之、明之、开之、益之之效矣。曰邪气者，非指外邪而言，乃阴虚而壮火食气，火即邪气也，今五脏得甘寒之助，则邪气除矣。

《神农本草经百种录》：味甘，微寒。主补五脏，安精神，定魂魄，止惊悸，有形无形，无一之不补也。除邪气，正气充则邪气自除。明目，五脏六腑之精皆上注于目，此所云明，乃补其精之效，非若他药，专有明目之功也。开心益智。人参气盛而不滞，补而兼通，故能入心孔而益神明也。久服轻身延年。补气之功。人参得天地精英纯粹之气以生，与人之气体相似，故于人身无所不补。非若他药有偏长而治病各有其能也。

凡补气之药皆属阳，惟人参能补气，而本质属阴，故无刚燥之病，而又能入于阴分，最为可贵。然力大而峻，用之失宜，其害亦甚于他药也。

《本经疏证》：凡物之阴者，喜高燥而恶卑湿；凡物之阳者，恶明爽而喜阴翳。人参不生原湿污下，而生山谷，是其体阴，乃偏生于树下，而不喜风日，是为阴中之阳。在人身五脏之气，以转输变化为阳，藏而不泄为阴，何者？肺主出气，肾主纳气，心主运量，肝主疏泄，此脏气之变化也。肺藏魄，肝藏魂，心藏神，肾藏精，此脏气之藏守也。唯人参为阴中之阳，其力厚，其性醇，故举安精神，安魂魄，而补五脏之征验具矣。然人自有生已后，皆赖后天以培先天。精神魂魄，禀于先天者也，转输变化，得于后天者也，人参虽力厚气醇，终不能越后天直入先天，且其色黄味甘，气凉质润正合中土脾脏之德，故首入脾而仓廪崇矣，次入肺而治节行矣，次入肾而作强遂矣，次入肝而谋虑定惊悸除目明矣，次入心而神明固心开智益矣。愈传效愈著者，则以先得者尚粗，弥久而益精也。

山药

《药性论》：臣，能补五劳七伤，去冷风，止腰疼，镇心神，安魂魄，开通心孔，多记事，补心气不足，患人体虚羸，加而用之。

甘草

《日华子本草》：安魂定魄，补五劳七伤，一切虚损，惊悸烦闷、健忘，通九窍，利百脉，益精养气，壮筋骨，解冷热。入药久用。

熟地黄

《药性解》：味甘苦，性温，无毒，入心、肝、肾三经。活血气，封填骨髓，滋肾水，补益真阴，伤寒后胫股最痛，新产后脐腹难禁，利耳目，乌须发，治五劳七伤，能安魂定魄。使、忌、畏、恶俱同生地，性尤泥滞。

按：熟地黄为补血上剂，而心与肝脏藏血生血者也，故能入焉。其色黑，其性沉阴重浊。经曰：浊中浊者，坚强骨髓。肾主骨，故入之。精血既足，则胫股腹之症自愈，耳目须发，必受其益。而劳伤惊悸，并可痊矣。

龙眼肉

《神农本草经》：味甘，平。主治五脏邪气，安志厌食。久服强魂魄，聪察，通神明。

《神农本草经疏》：龙眼禀稼穑之化，故其味甘，气平，无毒。入足太阴，手少阴经。少阴为君主之官，藏神而主血，甘能益血补心，则君主强，神明通，五脏邪气俱除矣。甘味补脾，脾得补则食自寡而饫，心得补则火下降而坎离交，故能安志。肝藏魄，主纳血，心家血满，则肝有所受而魂强。甘能解毒，故主去毒。久服聪明耳目，轻身不老，总之补益心脾之验也。

《本草蒙筌》：味甘，气平。无毒。取内入药，因甘归脾。古方归脾汤中，功与人参并奏。《本经》一名益智，禅益脾之所藏。脾藏智故云。解毒去虫，安志厌食。养肌肉，美颜色，除健志，却怔忡。多服强魂聪明。

《本草乘雅》：鳞虫属为龙，肝木根窍为眼。久服强魂。魂者，肝藏之神识也。魂强，肝木之体具；体具，肝木之用行；用行，升出中降入五气；行各有次而五志安，五邪治，三虫去，蛊毒除，身轻根，皆得所欲。

心藏神，脾藏意与志。志为脾土之专藏矣。四气调神：春三月，以使志生；夏三月，无怒其志；秋三月，无外其志；冬三月，使志若伏，若匿，若有私意，若已有得，则藏各有志，神亦不专心所藏矣。

北沙参

《医学衷中参西录》：味淡微甘，性凉。色白，质松，中空，故能入肺，清热滋阴，补益肺气，兼能宣通肺胡，堕入《神农本草经》谓其主血积，肺气平而血之上逆者自消也。人之魂藏于肝，魄藏于肺，沙参能清补肺藏以定魄，更能使肺金之气化清肃下行，镇戢肝木以安魂，魂魄安定，惊恐自化，故《神农本草经》又谓主惊气也。

徐灵胎曰："肺主气，故肺家之药气胜者为多。但气胜之品必偏于燥，而能滋肺者又腻滞而不清虚，惟沙参为肺家气分中理血药，色白体轻，疏通而不燥，润泽而不滞，血阻于肺者，非此不能清也。"

沙参以体质轻松，中心空者为佳，然必生于沙碛之上，土性松活，始能如此。渤海之滨，沙碛绵亘，纯系蚌壳细末，毫无土质，其上所长沙参，粗如拇指，中空大于藕孔。其味且甘于他处沙参，固其处若三四尺深即出甜水，是以所长之沙参，其味独甘，鲜嚼服之，大能解渴，故以治消渴尤良。其叶光泽如镜，七月抽茎开白花，纯禀金气，肺热作嗽者，用之甚效，洵良药也。

麦冬

《日华子本草》：治五劳七伤，安魂定魄，止渴，肥人，时疾热狂，头痛，止嗽。

《本草乘雅》：麦门冬，具稼穑甘，禀春和令当入足阳明，为阳明之体用药，故本经所陈诸证，皆属阳明之上为病。若痿蹶，又属阳明之下为病。经云：阳明为阖，阖折，则气无所止息而痿疾起矣。是以治痿独取诸阳明。阳明为五脏六腑之本，五脏六腑，皆受气于阳明故尔。

心腹脉络，皆心所主。胃络肌肉，皆心所生。美颜吐衄，唯心所现，结者能使之不结，绝者能使之不绝，唯从容润泽，潜滋暗长，沦结成形者也。

麦门冬，叶色尝青，根须内劲外柔，连缀贯根上，凌冬不死，随地即生。以白色可入肺，甘平可入脾，多脉理可入心，凌冬可入肾，长生可入肝，虽入五脏，以心为主，心之肾药也。其气象生成，及命名之义，能转春为夏，使肾通心，但力量不阔大，如有守有养，贞静宁谧，和润舒徐之君子也。仓皇之际，虽自愦愦，然躁进表露者，不及其久而不变也。其根俨似肪络，故《本经》以之治心腹结气，伤中伤饱，胃络脉绝。盖心腹中央，皆心之部分，脉络亦心之所主，悉属象形对待法耳。若脉络之绝，伤中之绝，伤饱之绝，羸瘦肉理之绝，气结使然者，咸可使之复生。《别录》所云：皆结气伤中伤饱之所生，盖强阴益精，消谷保神，安藏美色，皆复脉通心，润经益血之力也。盖心主血脉，脉溃血溢，脉伤则咳，经水已枯，乳汁不下，脉气欲绝者，皆克成效。如水入于经，而血乃成，不入于经，以致浮肿者，潜滋之妙，赖有此耳。惟阴形缓性人，及脾慢中寒有湿者，不相宜也。

金水主时，则根苗茂盛，有继绝续乏之义。三冬闭藏，而阴阳互根之妙。麦则独贞其窍，故处秋冬之时，能行春夏之令，以降入为升出者也，故名麦门冬。四季长生，中内坚劲，气味甘平，具土德性，当判入脾，脾之脾药也。色白属金，脾之肺药也。似脉属火，脾之心药也。不凋属水，脾之肾药也。长生属木，脾之肝药也。所谓一脏之内，具五脏焉。故五脏六腑位于内，十二经脉见于外，莫不资始于脾，资生于胃，互为枢纽者也。盖心腹结气，中内所司，伤中伤饱，胃络脉绝，羸瘦短气，象形对治，故继绝续乏之义，悉从中字起见耳。广推研释，隽永可思，盖土主中宫，长养后天，必须德全之品，相为匹配，其唯麦乎。至若保心之神，定肺之气，安肝之魂，补肾之精，因脾转属者，无所不宜。若脉伤则咳，经络断绝，致血液妄行，经水枯竭，变生烦热焦渴者，求其因而借用之亦可，大抵象形对治，更相宜也。先人有议，辄加推广如此。

枸杞子

《景岳全书》：味甘微辛，气温，可升可降。味重而纯，故能补阴；阴中有阳，故能补气，所以滋阴而不致阴衰，助阳而能使阳旺。虽谚云：离家千里，勿食枸杞。不过谓其助阳耳，似亦未必然也。此物微助阳而无动性，故用之以助熟地最妙。其功则明耳目，壮神魂，添精固髓，健骨强筋，善补劳伤，尤止消渴。真阴虚而脐腹疼痛不止者，多用神效。

《得配本草》：味甘，微温而润。入足少阴，兼厥阴经血分。补肝经之阴，益肾水之阳。退虚热，壮神魂，解消渴，去湿风，强筋骨，利二便，下胸胁气，疗痘风眼，止阴虚脐痛，疗肝虚目暗。

得麦冬，治干咳；得北五味，生心液。配椒、盐，理肾而除气痛。佐术、苓，补阴而不滑泄。大便滑泄，肾阳盛而遗泄，二者禁用。

桑椹

《神农本草经疏》：桑椹者，桑之精华所结也。其味甘，其气寒，其色初丹后紫，味厚于气。合而论之，甘寒益血而除热，其为凉血补血益阴之药无疑矣。消渴由于内热津液不足，生津故止渴。五脏皆属阴，益阴故利五脏。阴不足则关节之血气不通，血生津满，阴气长盛，则不饥而血气自通矣。热退阴生则肝心无火，故魂安而神自清宁，神清则聪明内发，阴复则变白不老。甘寒除热，故解中酒毒。性寒而下行利水，故利水气而消肿。皆自然之道也。

简误：甘寒带滑，故润而下行，脾胃虚寒作泄者，勿服。

《本草蒙筌》：收曝干，蜜和丸服。开关利窍，安魂镇神。久服不饥，聪耳明目。

《本草备要》：桑椹，甘凉。色黑入肾而补水，利五脏关节，安魂镇神，聪耳明目，生津止渴，炼膏，治服金石药热渴。利水消肿，解酒乌髭。

《本草崇原》：止消渴，利五脏，关节痛，安魂，镇神，令人聪明，变白不老。

菟丝子

《本草新编》：菟丝子，味辛、甘，气温，无毒。入心、肝、肾三经之药。益气强阴，补髓添精，止腰膝疼痛，安心定魂，能断梦遗，坚强筋骨，且善明目。可以重用，亦可一味专用，世人未知也，余表而出之。遇心虚之人，日夜梦精频泄者，用菟丝子三两，水十碗，煮汁三碗，分三服，早午夜各一服即止，且永不再遗。其故何也？盖梦遗之病，多起于淫邪之思想，思想未已，必致自泄其精，精泄之后，再加思想，则心火暗烁，相火乘心之虚，上夺君权，火欲动而水亦动矣，久则结成梦想而精遗。于是，玉关不闭，不必梦而亦遗矣。此乃心肝肾三经齐病，水火两虚所致。菟丝子正补心肝肾之圣药，况又不杂之别味，则力尤专，所以能直入三经以收全效也。他如夜梦不安，两目昏暗，双足乏力，皆可用至一二两。同人参、熟地、白术、山茱之类用之，多建奇功。古人云：能断思交，则不尽然也。

或疑菟丝子无根之草，依树木而生，其治病，亦宜依他药而成功，似未可专用也。噫，何论之奇也。夫菟丝子，神药也，天下有无根草木如菟丝子者乎，亡有也。其治病，有不可思议之奇。人身梦遗之病，亦奇病也，无端而结想，无端而入梦，亦有不可思议之奇。虽《灵枢经》有“淫邪发梦”之篇，备言梦症，而终不得其所以入梦之故。虽圣人，亦难言也。用菟丝子治梦遗者，以异草治异梦也，乃服之而效验如响，亦有不可思议之奇，吾不意天地间之多奇如此。虽然菟丝治梦遗者何足奇，奇在吾子之发论，余得共阐其奇耳。惟其奇，故菟丝专用以出奇，又胡必依草木共治而后成功哉。

或问菟丝子治梦遗，奇矣，亦可更治他病，能收奇功乎？夫菟丝子，实不止治梦遗也，更能强阳不倒。用一味至二两，煎汤服，则阳坚而不泄矣。或人不信吾方之奇。不知菟丝子，实神药也，以神通神，实有至理。凡人入房而易泄者，以心君之神先怯耳。心之神怯，则相之神旺矣。相之神旺，则阳易举，亦易倒。心之神旺，则相之神严肃，而不敢犯君，则君之权尊。君之权尊，则令专而不可摇动，故阳不举则已，举则坚而不易倒也。菟丝子，能安心君之神，更能补益心包络之气，是君火与相火同补，阳安有不强者乎。况菟丝子更善补精髓，助阳之旺，又不损阴之衰，此强阳不倒之可以无虞，而不至有阴虚火动之失也。虽然铎创此论，宣菟丝子之神奇，非导淫也。倘阳火衰微，服此方，可以获益而种子。设或阴虚火盛，服此方，必有虚阳亢炎之祸，至痨瘵而不可救者，非铎之过也。

四、收涩类调魂药

桑螵蛸

《本草衍义》:邻家有一男子,小便日数十次,如稠米泔,色亦白,心神恍惚,瘦瘁,食减,以女劳得之。

令服此桑螵蛸散,未终一剂而愈。安神魂,定心志,治健忘.小便数,补心气。桑螵蛸、远志、菖蒲、龙骨、人参、茯神、当归、龟甲醋炙,已上各一两,为末。夜卧,人参汤调下二钱。如无桑上者,即用余者,仍须以炙桑白皮佐之,量多少,可也。盖桑白皮行水,意以接螵蛸就肾经。用桑螵蛸之意如此,然治男女虚损,益精,阴痿,梦失精,遗溺疝瘕,小便白浊,肾衰不可阙也。

金樱子

《景岳全书》:味涩,性平。生者色青酸涩,熟者色黄甘涩,当用其将熟微酸而甘涩者为妙。其性固涩,涩可固阴治脱,甘可补中益气。故善理梦遗精滑,及崩淋带漏,止吐血衄血,生津液,安魂魄,收虚汗,敛虚火,益精髓,壮筋骨,补五脏,养血气,平咳嗽,定喘急,疗怔忡惊悸,止脾泄血痢及小水不禁。此固阴养阴之佳品,而人之忽之亦久矣,此后咸宜珍之。

《本草求真》:[批]收涩脾、肾与肺精气。

金樱子专入肾、脾、肺,形如黄罂。生者酸涩,熟者甘涩,用当用其将熟之际,得微酸甘涩之妙。取其涩可止脱,甘可补中,酸可收阴,故能善理梦遗、崩带、遗尿,且能安魂定魄,补精益气,壮筋健骨。此虽收涩佳剂,然无故熬膏频服而令经络隧道阻滞,非惟无益,反致增害。震亨曰:经络隧道,以通畅为平和,而味者取涩性为快,熬金樱膏为煎食之,自作不靖,咎将谁属?诸凡药品,须当审顾,不可不知。

五、外用类调魂药

硫黄

《汤液本草》:气温,大热,味酸,有毒。

《本草》云:主妇人阴蚀,疽痔恶血。坚筋骨,除头秃。疗心腹积聚邪气,冷癖在胁,咳逆上气,脚冷疼弱无力,及鼻衄,恶疮,下部䘌疮。止血,杀疥虫。

《液》云:如太白丹佐以硝石,来复丹用硝石之类,至阳佐以至阴,与仲景白通汤佐以人溺、猪胆汁,大意相同,所以去格拒之寒。兼有伏阳,不得不尔;如无伏阳,只是阴证,更不必以阴药佐之也。硫黄亦号将军,功能破邪归正,返滞还清，挺出阳精，消阴，化魄生魂。

《本草蒙筌》：味酸，气温，大热。有毒。体系至阳之精，能化五金奇物。状兴阳道，若下焦虚冷，元阳将绝者殊功；禁止寒泻，或脾胃衰微，垂命欲死者立效。中病便已，过剂不宜。塞痔血，杀疥虫，坚筋骨，除头秃。去心腹痃癖，却脚膝冷疼。仍除格拒之寒，亦有将军之号。盖因功能破邪归正，返滞还清，挺出阳精，化阴魄而生魂也。

谟按：硫黄性热，每用治其格拒之寒。倘或此证兼有伏阴在内，须加阴药为佐才妙也。古方太白丹、来复丹、各有硝石之类。是皆至阳，佐以至阴，正合宜尔。若无伏阳，单患阴证，此又不必例拘，惟在用其阳药也。

第二节　魄　类　药

一、解表类调魄药

升麻

《日华子本草》：安魂定魄，鬼附啼泣，疳䘌，游风肿毒。

二、清热类调魄药

生地黄

《日华子本草》：干地黄，助心胆气，安魂定魄，治惊悸，劳劣心肺损，吐血鼻衄，妇人崩中血运，助筋骨，长志。日干者，平，火干者，温。

《神农本草经疏》：干地黄禀仲冬之气以生，黄者，土之正色，兼禀地之和气，故味甘气寒而无毒。《别录》又云苦者，以其兼入心脾也。此乃补肾家之要药，益阴血之上品。《本经》主折跌绝筋伤中，逐血痹者，肝藏血而主筋，补肝则荣血调，荣血调则伤中自去。痹者血分之病，因虚而风寒湿邪客之，故筋拘挛而痛，养血和肝，痹必瘳矣。作汤除寒热积聚除痹者，血和则结散，故诸证自除也。其曰填骨髓，长肌肉，主男子五劳七伤者，地黄为至阴之药，正补肾水真阴而益血，血王则髓满，阴足则肌肉自长。五劳七伤皆阴虚内热，真阴不足之候，甘寒能除内热而益精髓，故劳伤自除也。女子伤中胞漏下血者，阴虚则火炽而血热，火能销物，造化自然之道也。凉血益血则胞漏自止矣；下血者，血热也，凉血则下血自愈。……荣血滞则为恶血，生地黄能行血，故破恶血。溺血者，肾与小肠热也，益阴凉血则溺血自止，二便自利矣。胃为足阳明，胃家湿热盛则食不消，生地黄能泻脾胃中湿热，湿热去而脾胃安，则宿食自去。饱而努力则肠胃筋脉有绝伤之患，形属血，故行血益血则诸伤自理矣。五脏咸属阴，阴即精血，补精血则五脏内伤不足自愈矣。通血脉，益气力，利耳目者，皆脏安之验也。又主妇人崩中血不止，及产后血上薄心闷绝，伤身胎动下血，胎不落，堕坠踠折，瘀血留血，衄血吐血，生者捣汁饮之，皆凉血行血之功也。久服轻身不老，则益阴填髓补五脏之能事毕矣。又按日华子云：助心胆气，强筋骨，长志安魂定魄，除惊悸者，胆为五脏六腑之首，行春升之气，故十一脏皆取决于胆，为中正之官。地黄入手足少阴，亦入足厥阴。心与肝为子母之脏，胆为肝之腑，肝主筋，肾主骨，肾藏精与志，肝藏魂，肺藏魄，心胆二经虚则病惊悸，生地黄为手少阴之要药，能凉心助胆补肝，心凉则热不薄肺，肝肺清宁则魂魄自定，胆气壮则惊自除，肝肾足则筋骨自强，心肾交济则志自长矣。

简误：生地黄，性大寒，凡产后恶食作泻，虽见发热，恶露作痛，不可用，误用则泄不止。胃气者，后天元气之本也，胃困则饮食不运，精血不生，虚热何自而退，故并当归忌之。凡见此证，宜多加炮姜、桂心、人参，必自愈。凡阴虚咳嗽，内热骨蒸，或吐血等候，一见脾胃薄弱，大便不实，或天明肾泄，产后泄泻，产后不食，俱禁用生地黄、当归，误则同于前辙，慎之！凡胸膈多痰，气道不利，升降窒塞，药宜通而不宜滞，汤液中禁入地黄。

三、祛风湿类调魄药

茯苓

《神农本草经》：味甘，平。主胸胁逆气。忧恚，惊邪恐悸，心下结痛，寒热，烦满，咳逆，止口焦舌干，利小便。久服安魂魄养神。

《开宝本草》：味甘，平，无毒。止消渴，好唾，大腹淋沥，膈中痰水，水肿淋结，开胸腑，调脏气，伐肾邪，长阴，益气力，保神守中。其有抱根者，名茯神。茯神，味甘、平。主辟不详，疗风眩、风虚，五劳、七伤，口干，止惊悸，多恚怒，善忘，开心益智，安魂魄，养精神。

《神农本草经疏》：茯苓生于古松之下，感土木之气而成质，故其味甘平，性则无毒。入手足少阴，手太阳，足太阴、阳明经，阳中之阴也。胸胁逆气，邪在手少阴也。忧恚惊邪，皆心气不足也。恐悸者，肾志不足也。心下结痛，寒热烦满咳逆，口焦舌干，亦手少阴受邪也。甘能补中，淡而利窍，利中则心脾实，利窍则邪热解，心脾实则忧恚惊邪自止，邪热则心下结痛，寒热烦满咳逆，口焦舌干自除。中焦受湿热则口发渴，湿在脾，脾气弱则好睡。大腹者，脾土虚不能利水，故腹胀大也，淋沥者，脾受湿邪则水道不利也。膈中痰水，水肿，皆缘脾虚所致。中焦者，脾土之所治也，中焦不治故见斯病。利水实脾，则其证自退矣。并胸腑，调脏气，伐肾邪者，何莫非利水除湿，解热散结之功也。长益气力，保神守中，久服安魂养神，不饥延年者，补心脾，伐肾邪，除湿利窍之极功也。白者入气分，赤者入血分，补心益脾，白优于赤；通利小肠专除湿热，赤亦胜白。茯神，抱木心而生，以此别于茯苓。《别录》谓茯神平。总之，其气味与性，应是茯苓一样。茯苓入脾肾之用多，茯神入心之用多。故主辟不祥，疗风眩风虚，五劳，口干，止惊悸，多恚怒善忘，开心益智，劳魂魄，养精神。《药性论》又云：茯神君，味甘无毒。主惊痫，安神安志，补劳乏，主心下急痛坚满，人虚而小肠不利，加而用之。

简误：病人肾虚，小水自利，或不禁，或虚寒精清滑，皆不得服。

《本草蒙筌》：味甘、淡，气平。属金。降也，阳中阴也。无毒。忌酸物，恶白蔹，地榆、雄黄、秦艽、龟甲。种赤白主治略异，经上下行走自殊。赤茯苓入心脾小肠，属巳丙丁，泻利专主；白茯苓入膀胱肾肺，属辛壬癸，补益兼能。甘以助阳，淡而利窍。通便不走精气，功并车前；利血仅在腰脐，效同白术。为除湿行水圣药，生津液缓脾，驱痰火益肺。和魂炼魄，开胃厚肠。却惊痫，安胎孕。倘汗多阴虚者误煎，伤元夭寿；若小便素利者过服，助燥损明。暴病有余相宜，久病不足切禁。凡须细察，不可妄投。茯神附结本根，因津泄少；谓既不离其本，故此为名。体比苓略松，皮与本须去。所忌畏恶，悉仿于前。志理心经，善补心气。止恍惚惊悸，除恚怒健忘。

谟按：茯苓为在天之阳，阳当上行，何谓利水而泻下耶？经云：气薄者，阳中之阴。所以茯苓利水泻下，亦不离乎阳之本体，故入手足太阳经焉。丹溪又曰：茯苓、猪苓、泽泻各有行水之能，久服损人。八味丸用之，亦不过接引诸药，归就肾经，去胞中久积陈垢，以为搬运之功也。

《本草备要》：补心脾，通行水。甘温。益脾助阳，淡渗利窍除湿。色白入肺泻热，而下通膀胱。能通心气于肾，使热从小便出，然必其上行入肺，清其化源，而后能下降利水也。宁心益气，调营理卫，定魄安魂。营主血，卫主气，肺藏魄，肝藏魂。治忧恚惊悸，心肝不足。心下结痛，寒热烦满，口焦舌干，口为脾窍，舌为心苗。火下降则热除。咳逆肺火。呕哕，胃火。膈中痰水，脾虚。水肿淋沥，泄泻渗湿。遗精。益心肾，若虚寒遗溺泄精者，又当用温热之剂峻补其下，忌用茯苓淡渗之药。小便结者能通，多者能止。湿除则便自止。生津止渴，湿热去则津生。退热安胎。松根灵气结成。白者入肺、膀胱气分，赤者入心、小肠气分，时珍曰：白入气，赤入血。补心脾白胜，利湿热赤胜。恶白蔹，畏地榆、秦艽、龟甲、雄黄，忌醋。皮专能行水，治水肿肤胀。以皮行皮之义，五皮散用之。凡肿而烦渴，便秘溺赤，属阳水，宜五皮散、疏凿饮；不烦渴，大便溏，小便数，属阴水，宜实脾饮、流气饮。腰以上肿宜汗，腰以下肿宜利小便。

《本草求真》：[批]渗脾肺湿，伐肝肾水邪。

茯苓专入脾、胃，兼入肺、肝。色白入肺，味甘入脾，味淡渗湿。故书皆载上渗脾肺之湿，下伐肝肾之邪。其气先升清肺化源。后降，下降利水。凡人病因水湿而见气逆烦满，心下结痛，呃逆呕吐，口苦舌干，水肿淋结，忧恚惊恐，及小便或涩或多者，诸病皆从水湿所生而言。服此皆能有效。故治亦从水湿生义。故入四君，则佐参、术以渗脾家之湿；入六味，则使泽泻以行肾邪之余，最为利水除湿要药。书曰健脾，即水去而脾自健之谓也。又曰定魄，肺藏魄。即水去而魄自安之意也。且水既去，则小便自开，安有癃闭之虑乎！水去则内湿已消，安有小便多见之谓乎！故水去则胸膈自宽而结痛烦满不作，水去则津液自生而口苦舌干悉去。故效亦从水湿既去而见。惟水衰精滑，小便不禁，非由水湿致者切忌，恐其走表泄气故耳。

《本草新编》：茯苓，味甘、淡，气平，降也，阳中阴也，无毒。有赤、白二种，白者佳，亦可用入心、脾、肺、肝、肾五脏，兼入膀胱、大小肠、膻中、胃经。助阳，利窍通便，不走精气，利血仅在腰脐，除湿行水，养神益智，生津液，暖脾，去痰火，益肺，和魂练魄，开胃厚肠，却惊痫，安胎孕，久服耐老延年。

茯神，即茯苓之一种。但茯神抱松木之根而生者也，犹有顾本之义，故善补心气，止恍惚惊悸，万治善忘，其余功用，与茯苓相同。此二种，利中有补，久暂俱可用也，可君可臣，而又可佐使。惟轻重之宜分，无损益之可论。或谓汗多而阴虚者宜忌，少用之何损哉。或言小便素利者勿服，恐助燥损阴，微用之何妨。初病与久病相殊，而健脾正宜于久病，何必尽去夫茯苓也。丹溪曰：茯苓有行水之能，久服损人。八味丸用之，亦不过接引诸药，归就肾经，去胞中积陈，而以为搬运之功也。夫八味丸有桂、附、熟地、山萸之直入于肾，何借茯苓之引经耶。仲景张夫子用茯苓于八味之直入于肾，何借茯苓之引经耶。仲景张夫子用茯苓于八味丸中，大有深意。以熟地纯阴，而性过于腻滞，虽泽泻利水，熟地之滋润已足相制，然而泽泻过于利水，未必健脾以去湿。故亦用茯苓以佐之，利腰脐而又不走气，使泽泻亦不过于渗泄，则泻中有补，助熟地、山药、山茱速于生阴，实非徒为接引而用之也。

或问茯苓健脾，而张仲景公用之益肾，意者脾肾同治耶？夫茯苓虽亦入脾，而张夫子用之全非取其健脾，止取其益肾耳。夫肾恶燥，而亦恶湿，过燥则水干，而火易炽，过湿则邪住，而精难生。用茯苓于六味丸中，泻肾中之邪水，以补肾中之真水也，故与健脾之意全不相干，勿认作脾肾同治也。

《医学衷中参西录》：气味俱淡，性平。善理脾胃，因脾胃属土，土之味原淡（土味淡之理，徐灵胎曾详论之），以是《内经》谓淡气归胃，而《慎柔五书》上述《内经》之旨，亦谓味淡能养脾阴。盖其性能化胃中痰饮为水液，引之输于脾而达于肺，复下循三焦水道以归膀胱，为渗湿利痰之主药。然其性纯良，泻中有补，虽为渗利之品，实能培土生金，有益于脾胃及肺。且以其得松根有余之气，伏藏地中不外透生苗，故又善敛心气之浮越以安魂定魄，兼能泻心下之水饮以除惊悸，又为心经要药。且其伏藏之性，又能敛抑外越之水气转而下注，不使作汗透出，兼为止汗之要药也。其抱根而生者为茯神，养心之力，较胜于茯苓。茯苓若入煎剂，其切作块者，终日煎之不透，必须切薄片，或捣为末，方能煎透。

四、理气类调魄药

九香虫

《本草新编》：九香虫，味甘、辛，气微温。入肾经命门。专兴阳益精，且能安神魄，亦虫中之至佳者。入丸散中，以扶衰弱最宜，但不宜入于汤剂，以其性温，恐动大便耳。

五、安神类调魄药

朱砂

《神农本草经》：味甘，微寒，主治身体五脏百病，养精神，安魂魄，益气，明目，杀精魅邪恶鬼。能化为汞。

《局方本草》云：丹朱味甘，微寒，无毒。养精神，安魂魄，益气明目，通血脉，止烦渴。

《神农本草经疏》：丹砂本禀地二之火气以生，而兼得乎天七之气以成。色赤法火，中含水液，为龙为汞，亦曰阴精。七为阳火之少，故味甘微寒而无毒，盖指生砂而言也。《药性论》云：丹砂为清镇少阴君火之上药，辟除鬼魅百邪之神物。安定神明则精气自固，火不妄炎则金木得平，而魂魄自定，气力自倍。五脏皆安则精华上发，故明目。心主血脉，心火宁谧则阴分无热而血脉自通，烦满自止，消渴自除矣。杀精魅邪恶鬼，除中恶腹痛者，阳明神物，故能辟除不祥，消散阴恶杀厉之气也。

《本草蒙筌》：味甘，气微寒。恶磁石，畏咸水。经云：丹砂象火，色赤主心。故能镇养心神，通调血脉。杀鬼祟精魅，扫疥瘘疮疡。止渴除烦，安魂定魄。

《药鉴》：气寒，味甘，无毒。其色赤，赤象心，心主血，故能镇养心神，通调血脉。除中恶腹痛，扫疥瘘疮疡。止渴除烦，安魂定魄。和大枫子研末，则杀疮虫。佐条黄芩为丸，则绝胎孕。

《本经逢原》：丹砂一名朱砂，甘微寒，无毒。毒能杀人，急以生羊血、童便、金汁等解之。

丹砂体阳性阴，外显丹色，内含真汞。不热而寒，离中有坎也。不苦而甘，火中有土也。婴儿姹女，交会于中，镇心安神，是其本性。用则水飞，以免镇堕。不宜见火，恐性飞腾。《本经》治身体五脏百病，安定神明，则精气自固；火不妄炎，则金木得平，而魂魄自定，五脏皆安；精化上发，而气益目明，阳明神物。故应辟除不祥，消散阴恶杀厉之气，仲淳缪子《经疏》之言也。同远志、龙骨则养心气，同当归、丹参则养心血。以人参、茯神浓煎，调入丹砂，治离魂病。以丹砂末一钱，和生鸡子黄三枚，搅匀顿服，治妊娠胎动不安，胎死即出，未死即安。又以丹砂一两为末，取飞净三钱，于是时发三次酒服，治子死腹中立出。慎勿经火，若经伏火及一切烹炼，则毒等于砒硇。

《本草崇原》：水银出于丹砂之中，精气内藏，水之精也。色赤体坚，象合离明，火之精也。气味甘寒，生于土石之中，乃资中土，而得水火之精。主治身体五脏百病者，五脏之气，内归坤土，外合周身，丹砂从中土而达五脏之气，出于身体，则百病咸除。养精神者，养肾藏之魂，心藏之神，而上下水火相交矣。安魂魄者，安肝藏之魂，肺藏之魄，而内外气血调和矣。调和其气，故益气。调和其血，故明目。上下水火相交，则精魅之怪、邪恶之鬼自消杀矣。

《本草求真》：[批]清心热，镇惊，安神。

朱砂专入心。即书所去丹砂、朱砂者是也。因砂出于朱州，故以辰名。体阳性阴，外显丹色，内含真汞。不热而寒，离中有坎也。不苦而甘，水中有土也。婴儿姹女，交会于中，故能入心解热，而神安魄定。杲曰：丹砂纯阴，纳浮游之火而安神明，凡心热者非此不能除。是以同滑石、甘草，则清暑；同远志、龙骨，则养心气；同丹参则养心血；同地黄、枸杞则养肾；同厚朴、川椒则养脾；同胆南星、川乌之类，则祛风；且以人参、茯神浓煎，调入丹砂，则治离魂病。夏子益《奇疾方》云：凡人自觉本形作两人，并行并卧，不辨真假者，离魂病也。《类编》云：钱丕少卿夜多恶梦，通宵不寐，自虑非吉。遇邓州推官胡用之曰：昔常如此。有道士教戴辰砂如箭簇者，涉旬即验，四五年不复有梦。因解髻中一绛囊遗之。即夕无梦，神魂安静。以丹砂末一钱，和生鸡子黄三枚，搅匀顿服，则妊娠胎动即安，胎死即出。慎勿经火，及一切烹炼，则毒等于砒硇。况此纯阴重滞，即未烹炼，久服呆闷，以其虚灵之气被其镇坠也。

《本草经解》：朱砂气微寒，秉天初冬寒水之气，入足少阴肾经；味甘无毒，得地中正之土味，入足太阴脾经；色赤而生水银，入手少阴心经，盖心乃火脏，而藏阴者也。气味降多于升，质重味薄，阴也。

心肾者，人身之水火也，天地之用在于水火，水火安，则人身之天地位矣。丹砂色赤质重，可以镇心火；气寒，可以益肾水，水升火降，心肾相交，身体五脏之病皆愈也。

心者生之本，神之居也；肾者气之源，精之处也，心肾安则精神交相养矣。随神往来者谓之魂。并精出入者谓之魄，精神交养，则魂魄自安。

味甘益脾，脾为后天，气者，得于天，充天谷，后天纳谷，所以益气。

心病多舍于肝，心火不炎，则肝血上奉，故又明目也。

《神农本草经百种录》:味甘,微寒。甘苦味,寒言性,何以不言色与气?盖入口则知其味,入腹则知其性,若色与气则在下文主治之中可推而知之也。主身体五脏百病。百病者,凡病皆可用,无所禁忌,非谓能治天下之病也。凡和平之药皆如此。养精神,凡精气所结之物,皆足以养精神。人与天地同此精气,以类相益也。安魂魄,亦入心,重镇怯。益气。气降则藏,藏则益。明目,凡石药皆能明目,石者金气所凝,目之能鉴物,亦金气所成也。又五脏之精皆上注于目,目大小眦属心,丹砂益目中心脏之精。杀精魅邪恶鬼。大赤为天地纯阳之色,故足以辟阴邪。久服通神明,不老。能化为汞。石属金,汞亦金之精也。凡上品之药,皆得天地五行之精以成其质。人身不外阴阳五行,采其精气以补真元,则神灵通而形质固矣。但物性皆偏,太过不及毙翻足为害,苟非通乎造化之微者,未有试而不毙者也。

此因其色与质以知其效者。丹砂正赤,为纯阳之色。心属火,色赤,故能入心,而统治心经之证。其质重,故又有镇坠气血之能也。

凡药之用,或取其气,或取其味,或取其色,或取其形,或取其质,或取其性情,或取其所生之时,或取其所成之地,各以其所偏胜而即资之疗疾,故能补偏救弊,调和脏腑。深求其理,可自得之。

《本经疏证》:凡药所以致生气于病中,化病气为生气者也。凡用药取其禀赋之偏,以救人阴阳之偏胜也。是故药物之性,无有不偏者。徐洄溪曰:药之用,或取其气,或取其味,或取其色,或取其形,或取其质,或取其性情,或取其所生之时,或取其所成之地。愚谓丹沙,则取其质与气与色为用者也。质之刚是阳,内含汞则阴。气之寒是阴,色纯赤则阳。故其义为阳抱阴,阴承阳。禀自先天,不假作为。人之有生已前,两精相搏即有神,神依于精乃有气,有气而后有生,有生而后知识具,以成其魂,鉴别昭以成其魄。故凡精神失所养,则魂魄遂不安。欲养之安之,则舍阴阳紧相抱持。密相承接之丹沙而谁取矣。然谓主身体五脏百病,养精神,安魂魄,益气明目,何也?夫固以气寒,非温煦生生之具。故仅能于身体五脏百病中,养精神、安魂魄、益气明目耳。若身体五脏百病,其不必养精神、安魂魄、益气明目者,则不得用丹沙,即精神当养,魂魄当安,气当益,目当明,而无身体五脏百病者,用丹沙亦无益。血脉不通者,水中之火不继续也。烦满消渴者,火中之水失滋泽也。中恶腹痛,阴阳不相保抱,邪得乘间以入。毒气疥瘘诸疮,阳不蓄阴而反灼阴,惟得药之阳抱阴、阴涵阳者治之。斯阳不为阴贼,阴不为阳累,诸疾均可已矣。是丹沙主治之义也。

丹沙之品甚尊,丹沙之用极博。乃仲景仅于寒气厥逆赤丸中用之,但得别录中恶腹痛一端耳。举凡身体五脏百病养精神安魂魄益气明目诸大用尽遗之,何也?是固古今医学分合所系,不可不知者也。考班氏艺文志方技之别有四,一曰医经,二曰经方,三曰房中,四曰神僊。太古之医,有岐伯俞拊,中世有扁鹊秦和，汉兴有仓公咸能尽通其旨。迨汉中叶，学重师承，遂判而为四。自是各执一端，鲜能相通。即天纵仲景，于医几圣，其所深慨，亦止在不求经旨。斯须处方，是明明融洽医经经方合为一贯，故于六淫之进退出入，阴阳之盛衰错互，皆辨极黍铢，于房中神仙则咸阙焉。本经则太古相承，师师口授，该四而一焉者也。故仲景非特于精神魂魄等义，不备细研究以示人。即所谓轻身益寿不老神仙者，岂复一言述及耶。仅于五脏风寒积聚篇曰：邪入使魂魄不安者，血气少也。血气少者属于心，心气虚者其人则畏，目合欲眠，梦远行，而精神离散，魂魄妄行，是归结其旨于气血，但使气血充盈，精神魂魄自然安贴耳。

《本草新编》：丹砂，味甘，气微寒，生饵无毒，炼服杀人。入心经。镇养心神，通调血脉，杀鬼祟精魅，扫疥瘘疮疡，止渴除烦恼，安魂定魄。水银，即丹砂火煅而出之者也，止可为外科之用。轻粉，又从水银而再变者也，亦外科所需。此三物，至毒者水银，其次轻粉，又其次则丹砂也。盖水银、轻粉经火百炼而成。丹砂未经火者，秉南方至精之气，可借以安神定魄，然亦止可少服以获益也。轻粉功专收敛，世人治杨梅风毒，用之以图速效，谁知毒未宣扬，遽用轻粉以敛毒，顾目前片刻之快，变成终身难治之疮，鼻落身腐而死，可不慎哉。

《医学衷中参西录》：味微甘性凉，为汞五硫一化合而成。性凉体重，故能养精神、安魂魄、镇惊悸、熄肝风；为其色赤入心，能清心热，使不耗血，故能治心虚怔忡及不眠；能消除毒菌，故能治暴病传染、霍乱吐泻；能入肾导引肾气上达于心，则阴阳调和，水火既济；目得水火之精气以养其瞳子，故能明目；外用之，又能敷疮疡疥癞诸毒。

邹润安曰：凡药所以致生气于病中，化病气为生气也。凡用药取其禀赋之偏，以救人阴阳之偏胜也。是故药物之性，未有不偏者。徐洄溪曰：药之用，或取其气，或取其味，或取其色，或取其形，或取其质，或取其性情，或取其所生之时，或取其所成之地。愚谓：丹砂，则取其质与气与色为用者也。质之刚是阳，内含汞则阴气之寒是阴，色纯赤则阳，故其义为阳抱阴，阴承阳，禀自先天，不假作为。人之有生以前，两精相搏即有神，神依于精乃有气，有气而后有生，有生而后知识具以成其魂，鉴别昭以成其魄，故凡精气失其所养，则魂魄遂不安，欲养之安之，则舍阴阳紧相抱持，密相承接之丹砂又奚取乎？然谓主身体五脏百病，养精神，安魂魄，益气明目何也？夫固以气寒，非温煦生生之具，故仅能于身体五脏百病中，养精神魂魄益气明目耳。若身体五脏百病中，其不必养精神安魂魄益气明目者，则不必用丹砂也。血脉不通者，水中之火不继续也，烦满消渴者，火中之水失滋泽也，中恶腹痛阴阳不相保抱，邪得乘间以入，毒气疥瘘诸疮阳不畜阴而反灼阴，得惟药之阳抱阴，阴涵阳者治之，斯阳不为阴贼，阴不为阳累，诸疾均可已矣。按此为邹氏释《神农本草经》之文，可谓精细入微矣。

琥珀

《名医别录》:味甘,平,无毒。主安五脏,定魂魄,杀精魅邪鬼,消瘀血,通五淋。

《开宝本草》:味甘、平,无毒。主安五脏,安魂魄,杀精魅邪鬼,消瘀血,通五淋。生永昌。

《药类法象》:安五脏,定魂魄,消瘀血,通五淋。

《本草》云:安五脏,定魂魄,消瘀血,通五淋。

《本草蒙筌》:味甘,气平。属金,阳也。无毒。利水道,通五淋,定魂魄,安五脏。破癥结瘀血,杀鬼魅精邪。止血生肌,明目摩翳。治产后血晕及儿枕疼,疗延烂金疮并胃脘痛。

谟按:丹溪云古方用琥珀利小便,以燥脾土有功。盖脾能运化,肺得下降,故小便可通也。若血少而不便不利者用之,反致燥急之患,不可不谨。《别说》又云:茯苓、琥珀皆自松出,而所禀各异,茯苓生成俱阴,琥珀生在阳而成于阴,故皆治荣而安心利水,其效也。

《本草乘雅》:虎魄入土化石,松脂入土化珀,同成坚固,因名琥珀。况膏释脂凝,则松脂原具坚固相矣。入土沦结,自然莹光特异。虽与松脂偕安五脏,不若琥珀之能奠安神室也。魂游于天,对待治之;魄降于地,想更新切。故定魂魄之功,昭著特甚。瘀血五淋,腐秽所成。松脂琥珀,精英所聚,杀精魅邪鬼者,以异光璧昭,则鬼魅遁形,如神明在躬,死阴自当潜消默化矣。

《药性解》:琥珀,味甘,性平,无毒,入心、脾、小肠三经。主辟百邪,安五脏,定魂魄,止心痛,消瘀血,利水道,通五淋,破癥结,去目翳,傅金疮。按:琥珀乃松脂入地千载化成,得土既久,宜入脾家,松之有脂,犹人之有血与水也。且成珀者,有下注之义,又宜入心与小肠,《内经》曰主不明则十二官危,使道闭塞而不通。服琥珀则神室得令,五脏安,魂魄定,邪何所附,病何自生邪。于是使道通而瘀血诸证靡弗去矣。夫目得血而能视,心宁则营和而翳何足虞。金疮者,惟患其血逆于腠耳,能止之和之,未有不瘳者也。丹溪曰古方用以燥脾土有功,脾能运化,则肺气下降,故小便可通,若血少不利者,反致其燥急之苦。《别说》云:茯苓生成于阴者也,琥珀生于阳而成于阴者也,故皆主安心利水而治荣。

《景岳全书》:味甘淡,性平。安五脏,清心肺,定魂魄,镇癫痫,杀邪鬼精魅,消瘀血痰涎,解蛊毒,破癥结,通五淋,利小便,明目磨翳,止血生肌,亦合金疮伤损。

《本草备要》:通,行水散瘀,安神。甘平。以脂入士而成实,故能通塞以宁心,定魂魄,疗癫邪。从镇坠药则安心神。色赤入手少阴、足厥阴血分心、肝。故能消瘀血,破癥瘕,生肌肉,合金疮。从辛温药,则破血生肌。其味甘淡上行,能使肺气下降而通膀胱。经曰：饮食入胃，游溢精气，上输于脾，脾气散精，上归于肺，通调水道，下输膀胱。凡渗药皆上行而后下降。故能治五淋、利小便、燥脾土。从淡渗药，则利窍行水。然石药终燥，若血少而小便不利者，反致燥急之苦。又能明目磨翳。

《本草求真》：[批]清肝肾热邪，利水消瘀。

琥珀专入心、肝，兼入小肠、肾。甘淡性平。承曰：茯苓生于阴而成于阳，琥珀生于阳而成于阴。按书虽曰脂入土而成宝，合以镇坠等药，则能安魂定魄；色赤能入心、肝二经血分，合以辛温等药，则能消瘀破癥，生肌合口；其味甘淡上行，合以渗利等药，则能治淋通便，燥脾补土。经曰：饮食入胃，游溢精气，上输于脾，脾气散精，上归于肺，通调水道，下输膀胱，凡渗药皆上行而后下降。且能明目退翳，即退翳之效。逐鬼杀魅，即安魂魄之效。谓是水去热除安镇之意。但此性属消磨，则于真气无补，气属渗利，则于本源有耗，此惟水盛火衰者，用之得宜。若使火盛水涸，用之不能无虑。血瘀而小便不利者宜用，血少而小便利者，反致燥急之苦。

《神农本草经疏》：琥珀感土木之气而兼火化，故其味甘平，无毒而色赤。阳中微阴，降也。入手少阴、太阳，亦入足厥阴经。专入血分。五脏有所感触则不安，能杀精魅邪鬼，则五脏自安，魂魄自定。心主血，肝藏血，入心入肝，故能消瘀血也。《药性论》云：琥珀君，治百邪，产后血瘀作痛。日华子云：疗蛊毒，壮心，明目磨翳，止心癫邪，破结癥。正以其阳明之物，又消瘀血，故主上来诸病也。若作傅药，能止血，生肌，愈金疮。宋高祖时，宁州贡琥珀枕，碎以赐军士傅金疮，其一证也。初如桃胶，凝乃成焉。《海药》云：是海松木中津液，初如桃胶，后乃凝结，性温，主止血，生肌，镇心，明目，破癥瘕气块，产后血晕闷绝，儿枕痛等，并宜饵此。

简误：此药毕竟是消磨渗利之性，不利虚人。大都从辛温药则行血破血，从淡渗药则利窍行水，从金石镇坠药则镇心安神。凡阴虚内热，火炎水涸，小便因少而不利者，勿服琥珀以强利之，利之则愈损其阴。

《得配本草》：甘，平。入手少阴、足厥阴气分。达命门，利水道。散瘀破坚，宁神定魄。

《本经续疏》：松脂能流入地，遂可谓通五淋乎？琥珀自黄变赤，遂可谓消瘀血乎？浅之乎论琥珀矣！夫岂不曰松脂入地千年乃成琥珀耶？松脂为物，遇热能流，得火能燃，惟沦入地中，日久化成其能燃之性，被水养而至难燃，能流之性，被土养而至难流，遂火化为色，水化为光，故其殷赤是火丽于水也，其晶莹是水凝于火也。火阻水而成淋，水违火而为瘀，不借之可消可通耶。且消瘀血非行瘀血，通五淋非利小便，曰消则可见能化死为生，曰通则可见能使止为行，是故欲知非行瘀非利之故，则当审所谓消瘀血通五淋者，必在五脏不安魂魄不定中施其作为，而后此义可明。魂神之凝于气者也，魄神之凝于精者也，五脏有所不安，精气有所不摄，则魂魄遂不定。盖魄藏于肺，肺不安则治节失职，而火阻夫水，魂藏于肝，肝不安则疏泄失宜，而水违于火，此其证必精神恍惚，梦寐纷纭，惊惕不安，语言少序，即使有瘀而不得行攻伐，有阻而不得极导泄之候，故以此呼吸嘘植其精神，胶黏其水火，而后可消可通也。若因瘀滞而成瘕癖，因邪火而致淋沥者，原非所宜用。

酸枣仁

《景岳全书》：味微甘，气平。其色赤，其肉味酸，故名酸枣。其仁居中，故性主收敛而入心。多眠者生用，不眠者炒用。宁心志，止虚汗，解渴去烦，安神养血，益肝补中，收敛魂魄。

柏子仁

《本草纲目》：柏子仁，性平而不寒不燥，味甘而补，辛而能润，其气清香，能透心肾，益脾胃，宜乎滋养之剂用之。

养心气，润肾燥，安魂定魄，益智宁神。烧沥，泽头发，治疗癖。

《本经逢原》：柏子仁性平而补，味甘而辛，其气清香，能通心肾，益脾胃，宜乎滋养之剂用之。《本经》言除风湿痹者，以其性燥也。《别录》疗忧惚，及历节腰中重痛，即《本经》主惊悸、除风湿痹也。《经疏》以为除风湿痹之功，非润药所能，当是叶之能事。岂知其质虽润，而性却燥，未有香药之性不燥者也。好古以为肝经气分药，时珍言养心气，润肾燥，安魂定魄，益智宁神，即《本经》之安五脏也。昔人以其多油而滑，痰多作泻忌服。盖不知其性燥，而无伤中泥痰之患。久服每致大便燥结，以芳香走气，而无益血之功也

远志

《药性论》：治心神健忘，安魂魄，令人不迷，坚壮阳道，主梦邪。

龙骨

《汤液本草》：气平微寒，味甘，阳也。无毒。

《本草》云：主心腹鬼疰，精物老魅，咳逆，泄痢脓血。女子漏下，癥坚结。小儿热气惊痫。疗心腹烦满，四肢痿枯汗出，夜卧自惊恚怒，伏气在心下，不得喘息。肠痈内疽，阴蚀。止汗，缩小便，溺血，养精神，定魂魄，安五脏。

《本经》云：涩可去脱而固气。

成无己云：龙骨、牡蛎、铅丹，皆收敛神气以镇惊。凡用，烧通赤为粉。畏石膏。

六、平肝息风类调魄药

羚羊角

《景岳全书》：味咸，性寒。羊本火畜，而此则属木，善走少阳、厥阴二经。故能清肝定风，行血行气，辟鬼疰邪毒，安魂魄，定惊狂、祛魇寐，疗伤寒邪热，一切邪毒，中恶毒风，卒死昏不知人，及妇人子痫强痉，小儿惊悸烦闷，痰火不清。俱宜为末，蜜水调服，或烧脆研末，酒调服之。若治肿毒恶疮，磨水涂之亦可。

七、补益类调魄药

人参

《神农本草经》：味甘，微寒。主补五脏，安精神，定魂魄，止惊悸，除邪气，明目，开心益智。

《本草》云：主补五脏，安精神，定魂魄，止惊悸，除邪气，明目，开心益智。疗肠胃中冷，心腹鼓痛，胸胁逆满，霍乱吐逆，调中，止消渴，通血脉，破坚积，令人不忘。

《本经疏证》：人参之治，《别录》以《本经》除邪气一语宣译之，在仲景书，则如茯苓四逆汤、吴茱萸汤、附子汤、乌梅丸之主肠胃中冷也；黄连汤、大建中汤、柴胡桂枝汤、九痛丸之主心腹鼓痛也；厚朴生姜甘草半夏人参汤、人参汤之主胸胁逆满也；四逆加人参汤、理中丸之主霍乱也；干姜黄连黄芩人参汤、竹叶石膏汤、大半夏汤、橘皮竹茹汤、麦门冬汤、干姜半夏人参丸、竹叶汤之主吐逆也；半夏生姜二泻心汤、薯蓣丸之主调中也；白虎加人参汤、小柴胡加人参汤之主消渴也；炙甘草汤、通脉四逆汤、温经汤之主通血脉也；旋覆花代赭石汤、鳖甲煎丸之主破坚积也。似尽之矣，而未也，如桂枝新加汤、小柴胡汤、小柴胡诸加减汤、侯氏黑散、泽漆汤，终不可不谓之除邪气耳。然有邪气而用人参者，其旨甚微，故小柴胡汤证，若外有微热，则去人参，又桂枝汤加人参生姜，不曰桂枝汤加人参，而曰新加，则其故有在矣。徐洄溪曰：古人曲体病情，至精至密，知病有分有合，合者邪正并居，当专于攻散，分者邪正相离，有虚有实，实处宜泻，虚处宜补，一方之中，兼有无碍，且能相济。观论中发汗后，身疼痛，脉沉迟，及外有微热二语，则执其两端，病情已无可逃矣，夫始本不用人参，以下后虚甚邪微，邪因虚陷而用之，是始合而终分也，本应用人参，因外有微热而不用，是尚合而未分也。虽然，小柴胡汤证，何以知为邪与正分，盖亦以外有微热知之夫寒时但寒不热，热时但热不寒，寒热分明，谓之往来寒热，若外有微热，则寒时仍有微热，热时仍有微寒，此所谓表证不罢，邪气尚混合不分，邪气混合不分而可用人参哉！此表证用参之微旨所当深察明辨者。

山药

《药性论》：臣，能补五劳七伤，去冷风，止腰疼，镇心神，安魂魄，开通心孔，多记事，补心气不足，患人体虚羸，加而用之。

熟地黄

《药性解》：味甘苦，性温，无毒，入心、肝、肾三经。活血气，封填骨髓，滋肾水，补益真阴，伤寒后胫股最痛，新产后脐腹难禁，利耳目，乌须发，治五劳七伤，能安魂定魄。使、忌、畏、恶俱同生地，性尤泥滞。

按：熟地黄为补血上剂，而心与肝脏藏血生血者也，故能入焉。其色黑，其性沉阴重浊。经曰：浊中浊者，坚强骨髓。肾主骨，故入之。精血既足，则胫股腹之症自愈，耳目须发，必受其益。而劳伤惊悸，并可痊矣。

甘草

《日华子本草》：安魂定魄，补五劳七伤，一切虚损，惊悸烦闷、健忘，通九窍，利百脉，益精养气，壮筋骨，解冷热。入药久用。

龙眼肉

《神农本草经》：味甘，平。主治五脏邪气，安志厌食。久服强魂魄，聪察，通神明。

北沙参

《医学衷中参西录》：味淡微甘，性凉。色白，质松，中空，故能入肺，清热滋阴，补益肺气，兼能宣通肺胡，随入《神农本草经》谓其主血积，肺气平而血之上逆者自消也。人之魂藏于肝，魄藏于肺，沙参能清补肺藏以定魄，更能使肺金之气化清肃下行，镇戢肝木以安魂，魂魄安定，惊恐自化，故《神农本草经》又谓主惊气也。

麦冬

《日华子本草》：治五劳七伤，安魂定魄，止渴，肥人，时疾热狂，头痛，止嗽。

百合

《景岳全书》：味微甘淡，气平功缓。以其甘缓，故能补益气血，润肺除嗽，定魄安心，逐惊止悸，缓时疫咳逆，解乳痈喉痹，兼治痈疽，亦解蛊毒，润大小便，消气逆浮肿。仲景用之以治百合证者，盖欲借其平缓不峻，以收失散之缓功耳。虚劳之嗽，用之颇宜。

《本草求真》：[批]清心肺余热。

百合专入心、肺。甘淡微寒。功有利于心肺，而能敛气养心，安神定魄。朱二允曰：百合之甘敛，胜于五味之酸收。然究止属清邪除热利湿之品。因其气味稍缓，且于甘中有收，故于心肺最宜，而不致与血有碍耳。是以余热未靖，坐卧不安，咳嗽不已，朱二允曰：久嗽之人，肺气必虚，虚则宜敛。涕泪不收，涕泪系肝肺之邪，有寒有热，当察其因，不可概作热治。但此专就余热言。《经》曰：肺为涕，肝为泪，心为汗，脾为涎，肾为唾。胸浮气胀，状有鬼神，用此治其余孽，收其残，安养抚恤，恩威不骤，故能安享无事，岂非宁神益气之谓乎。仲景用此以治百合病症，义亦由此。但初嗽不宜遽用。

八、收涩类调魄药

金樱子

《景岳全书》：味涩，性平。生者色青酸涩，熟者色黄甘涩，当用其将熟微酸而甘涩者为妙。其性固涩，涩可固阴治脱，甘可补中益气。故善理梦遗精滑，及崩淋带漏，止吐血衄血，生津液，安魂魄，收虚汗，敛虚火，益精髓，壮筋骨，补五脏，养血气，平咳嗽，定喘急，疗怔忡惊悸，止脾泄血痢及小水不禁。此固阴养阴之佳品，而人之忽之亦久矣，此后咸宜珍之。

《本草求真》：[批]收涩脾、肾与肺精气。

金樱子专入肾、脾、肺，形如黄罂。生者酸涩，熟者甘涩，用当用其将熟之际，得微酸甘涩之妙。取其涩可止脱，甘可补中，酸可收阴，故能善理梦遗、崩带、遗尿，且能安魂定魄，补精益气，壮筋健骨。此虽收涩佳剂，然无故熬膏频服而令经络隧道阻滞，非惟无益，反致增害。震亨曰：经络隧道，以通畅为平和，而味者取涩性为快，熬金樱膏为煎食之，自作不靖，咎将谁属？诸凡药品，须当审顾，不可不知。

九、外用类调魄药

硫黄

《药性解》：味酸，性大热，有毒，入命门经。主下焦虚冷，阳绝不起，头秃、疽痔、癣疥，心腹痃癖，脚膝冷疼，虚损泄精。莹净无夹石者良，畏朴硝、细辛、飞廉，忌百般禽兽血。

按：硫黄为火之精，宜入命门补火。盖人有真火，寄于右肾，苟非此火，则不能有生；此火一息，则万物无父。非硫黄孰与补者？《太清》云：硫禀纯阳，号为将军，破邪归正，返浊还清，挺立阳精，消阴化魄。戴元礼云：热药皆燥，惟硫黄不燥，则先贤尝颂之矣。今人绝不用之，诚虞其热毒耳。然有火衰之证，舍此莫疗，亦畏而遗之，可乎？中其毒者，以猪肉、鸭羹余、甘草汤解之。

第三节　精神类药

一、补益类调精神药

大枣

《药性赋》：味甘，平，性温，无毒。降也，阳也。其用有二：助脉强神，大和脾胃。

《神农本草经疏》：大枣纯得土之冲气，兼咸天之微阳以生。《本经》味甘，气平，无毒。东垣、孟诜言温。气味俱厚，阳也。入足太阴、阳明经。经曰：里不足者，以甘补之。又曰：形不足者，温之以气。甘能补中，温能益气，甘温能补脾胃而生津液，则十二经脉自通，九窍利，四肢和也。正气足则神自安，故主心腹邪气，及大惊。中得缓则烦闷除，故疗心下悬急，及少气。脾得补则气力强，肠胃清，故主身中不足及肠澼。甘能解毒，故主和百药。

简误：枣虽能补脾胃，益气，然而味过于甘，中满者忌之。小儿疳病不宜食，齿痛及患痰热者不宜食，生者尤不利人，多食致寒热。

《本经逢原》：枣属土而有火，为脾经血分药。甘先入脾，故用姜、枣之辛甘，以和营卫也。仲景治奔豚，用滋脾土，平肾气也。十枣汤用以益土，胜邪水也。而中满者勿食，故仲景建中汤，心下痞者减饴、枣，与甘草同侧，比得用枣之法矣。《金匮》治妇人脏躁，悲愁欲哭，有甘麦大枣汤，亦取其助肝、脾、肺三经之津液，以滋其燥耳。《本经》主心腹邪气，亦是和营卫邪之义。平胃气者，以其甘温健运，善平胃中敦阜之气也。《素问》以枣为脾家之果，故《本经》又主身中不足，大惊，四肢重，用此补益脾津，而神气自宁，肢体自捷矣。古方中用大枣，皆是红枣，取生能散表也。入补脾药，宜用南枣，取甘能益津也。其黑枣助湿中火，损齿生虫，入药非宜。生枣多食，令人热渴气胀，瘦人多火者，弥不可食。

《本草求真》：[批]补脾胃中气血。

大枣专入脾、胃。味甘气温，色赤肉润，为补脾胃要药。经曰：里不足者，以甘补之，形不足者，温之以气。大枣甘能补中，温能益气，脾胃既补，则十二经脉自通，九窍利，九窍：口、耳、鼻、目、前后二阴。四肢和也。正气足则神自安。

故凡心腹邪气，心下悬急者，得此则调，得补则气力强，肠胃清。身中不足及病见肠者，用此则安。甘能解毒，故于百药中，得甘则协，且于补药中风寒发散，内用为向导，则能于脾助其升发之气。仲景治奔豚，用大枣滋土以平肾，治水饮胁痛，用十枣益土以胜水。不似白术性燥不润，专于脾气则补；山药性平不燥，专于脾阴有益之为异耳。但多食损齿，齿属肾，土燥克水。及气实中满切忌。甘令中满，大建中汤减饧、枣与甘草同例。

《本草经解》：大枣气平，秉天秋收之金气，入手太阴肺经；味甘无毒，得地中正之土味，入足太阴脾经。气味升多于降。阳也。

心腹者，太阴经行之地也。“邪之所凑，其气必虚”，阴阳形气不足者，宜调以甘药，大枣味甘，可以调不足，故主心腹邪气。

外为阳，内为阴，阴阳和则中安，甘平益阴，所以安中。

脾者，阴气之原也；胃者，阳气之原也，甘平益阴，故养脾气，阴和则阳平，故平胃气。中气不足，则九窍不通，甘能满中，中气足，九窍通也。

十二经者，三阴三阳也；脾胃者，阴阳之原也。大枣养脾气、平胃气，则十二经无不助矣。肺主气而生津液，气平益肺，所以主少气少津液也。脾统一身之血，肺主一身之气，甘平益肺，身中气血和，自无不足之症矣。血气足则神安，所以定大惊。

脾主四肢，甘味益脾，脾气中，四肢自轻。甘平解毒，故和百药。

蜂蜜

《本草蒙筌》：味甘，气平、微温。无毒。益气补中，润燥解毒。养脾胃，却痫，止肠澼，除口疮，心腹卒痛即驱，五脏不足俱补。补阴丸用，取甘缓难化，可达下焦；点眼膏搀，因百花酿成，能生神气。蜜导通大便久闭，蜜浆解虚热骤生。食多亦生诸风，七月忌食生蜜。

《本草崇原》：草木百卉，五色咸具，有五行之正色，复有五行之间色，而花心只有黄白二色，故蜜色有黄白也。春夏秋集采群芳，冬月退藏于密，得四时生长收藏之气，吸百卉五色之精。主治心腹邪气者，甘味属土，滋养阳明中土，则上下心腹之正气自和，而邪气可治也。诸惊痫痓，乃心主神气内虚，蜂蜜花心酿成，能和心主之神，而诸惊痫可治也。安五脏诸不足者，花具五行，故安五脏之不足。益气补中者，气属肺金，中属胃土，蜂采黄白金土之花心，故益气补中也。止痛解毒者，言蜂蜜解毒，故能止痛也。除众病，和百药者，言百药用蜂蜜和丸，以蜂蜜能除众病也，久服强志，金生水也。

《神农本草经百种录》：石蜜，野蜂于崖间石隙中采花所作也，疑古时未有养蜂之法，则以崖蜜为上，而土木中之蜜不用。今人养蜂收蜜，其法最良，功同石蜜也。味甘，平。主心腹邪气，养胃和中。诸惊痫痓，定心平肝。安五脏诸不足，益气补中，百花之精，脏腑经络皆受益也。止痛，甘能缓痛。解毒，香能辟秽恶之毒。除众病，诸花之性俱全。和百药。诸花之性俱化。久服强志轻身，不饥不老。精神充足故也。

蜜者，采百花之精华而成者也。天地春和之气，皆发于草木，草木之和气，皆发于花。花之精英，酿而为蜜，和合众性则不偏，委去糟粕则不滞。甘以养中，香以理气，真养生之上品也。但其性极和平，于治疾则无速效耳。

凡天地之生气，皆正气也。天地之死气，皆邪气也。正则和平，邪则有毒。毒者，败正伤生之谓。蜜本百花之蕊，乃生气之所聚，生气旺，则死气不能犯，此解毒之义也。

当归

《景岳全书》：味甘辛，气温。气轻味重，可升可降，阴中有阳。其味甘而重，故专能补血；其气轻而辛，故又能行血。补中有动，行止血上行，身养血中守，尾破血下流，全活血不走。大约佐之以补则补，故能养营养血，补气生精，安五脏，强形体，益神志，凡有形虚损之病，无所不宜；佐之以攻则通，故能祛痛通便，利筋骨，治拘挛瘫痪燥涩等证。营虚而表不解者，佐以柴、葛、麻、桂等剂，大能散表；卫热而表不敛者，佐以六黄之类，又能固表。惟其气辛而动，故欲其静者当避之；性滑善行，大便不固者当避之。凡阴中火盛者，当归能动血，亦非所宜；阴中阳虚者，当归能养血，乃不可少；若血滞而为痢者，正所当用。其要在动、滑两字。若妇人经期血滞，临产催生，及产后儿枕作痛，俱当以此为君。小儿痘疹惊痫，凡属营虚者，必不可少。

阿胶

《本草备要》：平，补而润。甘平。清肺养肝，滋肾益气，肺主气，肾纳气。和血补阴，肝主血，血属阴。除风化痰，润燥定喘，利大小肠。治虚劳咳嗽，肺痿吐脓，吐血衄血，血淋血痔，肠风下痢，伤暑伏热成痢者必用之，妊娠血痢尤宜。腰酸骨痛，血痛血枯，经水不调，崩带胎动。或妊娠下血，酒煎服。痈疽肿毒。及一切风病泻者忌用。大抵补血与液，为肺、大肠要药。寇宗曰：驴皮煎胶，取其发散皮肤之外，用乌者，其属水以制热则生风之义，故又治风也。陈自明曰：补虚用牛皮肤，去风用驴皮胶。杨士瀛曰：小儿惊风后，瞳人不正者，以阿胶倍人参服最良。阿胶育神，人参益气也。按阿井乃济水伏流，其性趋下，用搅浊水则清，故治瘀浊及逆上之痰也。山药为使，畏大黄。

《本草求真》：[批]入肝补血，通润心肺与肾。

阿胶专入肝，兼入肺、肾、心。味甘气平，质润，专入肝经养血。何书又言除风化痰，盖以血因热燥，则风自生，阿胶得阿井纯阴之济水，又得纯黑补阴之驴皮。宗曰：驴皮煎胶，取其发散皮肤之外也。用乌者取乌色属水，以制热则生风之义，如乌卵、乌鸡之类皆然。气味俱阴，既入肝经养血，复入肾经滋水，水补而热自制，故风自尔不生。藏器曰：诸胶皆主风，止泄补虚，而驴皮主风为最。又胶润而不燥，胶性既能润肺，复能趋于降浊，使痰不致上逆耳。至于痔漏肠风、衄血、血淋、下痢，痢因热成。暨经枯崩带，胎动，痈肿，治克有效，亦是因血枯燥，伏热而成，故能得滋而解。此为血分养血润燥，养肺除热要剂。不似首乌功专入肝，补血祛风，乌须黑发，而于肺经润燥定喘则未及；鹿胶性专温督与冲，以益其血，而于肺经清热止嗽则未有；龟胶力补至阴，通达于任，退热除蒸，而于阴中之阳未克有补。古人云阿胶养神，人参益气，正谓此也。

龙眼肉

《神农本草经》：味甘，平。主治五脏邪气，安志厌食。久服强魂魄，聪察，通神明。

《神农本草经疏》：龙眼禀稼穑之化，故其味甘，气平，无毒。入足太阴，手少阴经。少阴为君主之官，藏神而主血，甘能益血补心，则君主强，神明通，五脏邪气俱除矣。甘味补脾，脾得补则食自寡而饫，心得补则火下降而坎离交，故能安志。肝藏魄，主纳血，心家血满，则肝有所受而魂强。甘能解毒，故主去毒。久服聪明耳目，轻身不老，总之补益心脾之验也。

《本经续疏》：甘肥黏厚之物，决难治邪，借云治邪，又岂堪安志，安志矣何以复厌食。夫厌读为压，抑也，谓压抑谷气使淫气输精入于经脉也。诸脉者皆属于心，心有所忆谓之意，意之所存谓之志，脉气谐畅，经队流通，所忆既端，所存胡妄，五脏间遂气摄于液，志凝于精，如金城汤池之不可攻，尚何邪气更敢干哉？所以然者，龙眼壳色青黄，固象以木疏土，肉本洁白，转而红紫，又象金火交媾，化汁为赤，味甘且厚，恰大展力于中，五脏之邪不能干，与志之安，总赖中之宣布，则厌食为是物之功能主脑矣。不然，厌食而不及饮，是安志而非定志强志，主五脏邪气而非除五脏邪气，又何为者耶？窃尝论之，五志统于神，而神行于气，气复囿于精，所以精灭则气耗，气耗则神衰，神衰则志虑绌也。如是者虽补救有方，缀聊有物，凡含气于味者，能从精而益气，寓味于气者，能从气而安神，仍有钳气于精摄神于气者，然皆仅能通其一节，而不能统会其全体。如龙眼者，由脾而血脉，由血脉而心，上不能关键于肺，下不能帖著于肾肝，又何以云不使五脏得受邪气耶？不知五谷为养，五果为助，五畜为益，五荣为充，原非治病之物，曰厌食，则明明取为食之助以奉生，非可恃以攻坚补缺者也，奈之何欲与药石并列而言哉！但凡居处之致慎，饮食之合节，能补偏救弊于日用寻常之间，俾有所生而无所损，则所谓主五脏邪气者在此。古人重治未病，周官所以列食医于疾医疡医前也。

《本草分经》:甘平而润。补心脾,安神,治一切思虑过度,劳伤心脾及血不归脾诸症。

何首乌

《药性解》:味苦甘涩,微温,无毒,十二经络无所不收。观其藤夜交,乃补阴之剂也。消瘰疬,散痈肿,疗五痔,止肠风,乌须发,美容颜,补劳瘦,助精神,长肌肉,坚筋骨,添精髓,固腰膝,除风湿,明眼目,及治妇人产后带下诸血,老年尤为要药,久服令人多子延年。春夏采鲜者,赤白合用,兼补气血。茯苓为使,畏猪羊血、无鳞鱼、萝卜,忌铁器。

按:何首乌大能补益,全在蒸晒如法。

《景岳全书》:味甘涩微苦,阴中有阳,性温。此其甘能补,涩能固,温能养阳。虽曰肝肾之药,然白者入气分,赤者入血分,凡血气所在,则五阴之脏何所不至?故能养血养神助气,壮筋骨,强精髓,黑须发,亦治妇人带浊失血、产后诸虚等疾。第其性效稍缓,暂服若不甚显,必久服之,诚乃延年益寿,滋生助嗣之良剂。至如断疟疾,安久痢,活血治风,疗痈肿瘰疬、风湿疮疡、及一切冷气肠风宿疾,总由其温固收敛之功,血气固则真元复,真元复则邪自散也。故唐之李翱著有《何首乌传》,即李时珍亦曰此物不寒不燥,功在地黄、门冬之上,诚非诬也。服此之后,须忌生萝卜并诸血败血等物。

《本草求真》:[批]专补肝血。

何首乌专入肝,兼入肾。诸书皆言滋水补肾,黑发轻身,备极赞赏。时珍曰:何首乌足厥阴、少阴药也。白者入气分,赤者入血分,肾主闭藏,肝主疏泄,此物气温味苦涩。苦补肾,温补肝,能收敛精气,所以能养血益肝,固精益肾,健筋骨,乌须发,为滋补良药,不寒不燥,功在地黄、天门冬诸药之上。气血太和,则风虚痈肿、瘰疬诸疾可知矣。与地黄功力相似,独冯兆张辨论甚晰,其言首乌苦涩微温,阴不甚滞,阳不甚燥,得天地中和之气。熟地、首乌虽俱补阴,然地黄禀仲冬之气以生,蒸虽至黑,则专入肾而滋天一之真水矣,其兼补肝者因滋肾而旁及也;首乌禀春气以生,而为风木之化,入通于肝,为阴中之阳药,后天之阳。故专入肝经以为益血祛风之用,血活则风散。其兼补肾者,亦因补肝而兼及也。一为峻补先天真阴之药,故其功可立救孤阳亢烈之危;一系调补后天营血之需,以为常服,长养精神,却病调元之饵。先天后天之阴不同,奏功之缓急轻重亦有大异也。况名夜合,又名能嗣,则补血之中,尚有化阳之力,岂若地黄功专滋水,气薄味厚,而为浊中浊者,坚强骨髓之用乎!斯言论极透辟,直冠先贤未有,不可忽视。

麦冬

《名医别录》：微寒，无毒。主治身重目黄，心下支满，虚劳、客热，口干、燥渴，止呕吐，愈痿蹶，强阴，益精，消谷调中，保神，定肺气，安五脏，令人肥健，美颜色，有子。

《开宝本草》：味甘，平、微寒，无毒。身重、目黄，心下支满，虚劳客热，口干燥渴。止呕吐，俞痿蹶，强阴益精，消谷调中，保神，定肺气，安五脏，令人肥健，美颜色，有子。

《本草》云：主心腹结气，伤中伤饱，胃络脉绝，羸瘦短气。身重目黄，心下肢满，虚劳客热，口干燥渴，止呕吐，愈痿蹶，强阴益精，消谷调中，保神，定肺气，安五脏，令人肥健，美颜色，有子。地黄、车前子为之使，恶款冬花、苦瓠，畏苦参、青蘘。入手太阴。

《本草衍义补遗》：甘，微寒，阳中微阴。治肺气伏火，主肺保神，强阴益精；又补肺中元气不足，及治血妄行。《衍义》云：治肺热及虚劳客热。若与地黄、麻仁、阿胶，润经益血，复脉通心。

《神农本草经疏》：麦门冬在天则禀春阳生生之气，在地则正感清和稼穑之甘。《本经》甘平，平者，冲和而淡也。《别录》微寒，著春德矣。入足阳明，兼入手少阴、太阴。实阳明之正药，主心腹结气者，邪热之气结于心腹间也，以其清和微寒而平缓，故能散热结而下逆气也。伤中伤饱，以致胃络脉绝者，脾主肌肉，五脏之气皆禀于胃，胃病则脾无所禀，故羸瘦而短气也。身重目黄者，脾胃湿热也。心下支满者，脾虚而湿滞中焦也。虚劳客热，口干燥渴者，因虚劳而热客中焦，故口干而燥渴，阳明之热上冲则兼呕吐也。痿蹶者，阳明湿热病也，阳明湿热盛则上熏蒸于肺，而为痿蹶，治痿独取阳明，治本之道也。阴精生于五味，五味先入脾胃，脾胃得所养，则能散精于各脏，而阴精充满，故能强阴益精也。中焦者，脾胃之所治也，脾胃安则中焦治，故能消谷而调中也。保神定肺气，则兼润乎心肺。胃气盛则五脏之气皆有所禀而安，脾胃俱实则能食而肥健。脾统血，心主血，五脏之英华皆见于面，血充脏安则华彩外发而颜色美矣。脾胃强则后天之元气日盛。下气则阳交于阴，交则虚劳愈而内热不生，内热去则阴精日盛，故有子。

《本草乘雅》：麦门冬，具稼穑甘，禀春和令当入足阳明，为阳明之体用药，故本经所陈诸证，皆属阳明之上为病。若痿蹶，又属阳明之下为病。经云：阳明为阖，阖折，则气无所止息而痿疾起矣。是以治痿独取诸阳明。阳明为五脏六腑之本，五脏六腑，皆受气于阳明故尔。

心腹脉络，皆心所主。胃络肌肉，皆心所生。美颜吐衄，唯心所现，结者能使之不结，绝者能使之不绝，唯从容润泽，潜滋暗长，沦结成形者也。

麦门冬，叶色尝青，根须内劲外柔，连缀贯根上，凌冬不死，随地即生。以白色可入肺，甘平可入脾，多脉理可入心，凌冬可入肾，长生可入肝，虽入五脏，以心为主，心之肾药也。其气象生成，及命名之义，能转春为夏，使肾通心，但力量不阔大，如有守有养，贞静宁谧，和润舒徐之君子也。仓皇之际，虽自愦愦，然躁进表露者，不及其久而不变也。其根俨似肪络，故本经以之治心腹结气，伤中伤饱，胃络脉绝。盖心腹中央，皆心之部分，脉络亦心之所主，悉属象形对待法耳。若脉络之绝，伤中之绝，伤饱之绝，羸瘦肉理之绝，气结使然者，咸可使之复生。《别录》所云：皆结气伤中伤饱之所生，盖强阴益精，消谷保神，安藏美色，皆复脉通心，润经益血之力也。盖心主血脉，脉溃血溢，脉伤则咳，经水已枯，乳汁不下，脉气欲绝者，皆克成效。如水入于经，而血乃成，不入于经，以致浮肿者，潜滋之妙，赖有此耳。惟阴形缓性人，及脾慢中寒有湿者，不相宜也。金水主时，则根苗茂盛，有继绝续乏之义。三冬闭藏，而阴阳互根之妙。麦则独贞其窍，故处秋冬之时，能行春夏之令，以降入为升出者也，故名麦门冬。四季长生，中内坚劲，气味甘平，具土德性，当判入脾，脾之脾药也。色白属金，脾之肺药也。似脉属火，脾之心药也。不凋属水，脾之肾药也。长生属木，脾之肝药也。所谓一藏之内，具五脏焉。故五脏六腑位于内，十二经脉见于外，莫不资始于脾，资生于胃，互为枢纽者也。盖心腹结气，中内所司，伤中伤饱，胃络脉绝，羸瘦短气，象形对治，故继绝续乏之义，悉从中字起见耳。广推研释，隽永可思，盖土主中宫，长养后天，必须德全之品，相为匹配，其唯麦乎。至若保心之神，定肺之气，安肝之魂，补肾之精，因脾转属者，无所不宜。若脉伤则咳，经络断绝，致血液妄行，经水枯竭，变生烦热焦渴者，求其因而借用之亦可，大抵象形对治，更相宜也。先人有议，辄加推广如此。

《药性解》：麦门冬，味甘，性平，微寒，无毒，入肺、心二经。退肺中隐伏之火，生肺中不足之金。止消渴，阴得其养；补虚劳，热不能侵。去心用。地黄、车前为使，恶款冬、苦参，忌鲫鱼。肥大者佳。

按：麦门冬阳中微阴，夫阳乃肺药，微阴则去肺中伏火，伏火去，则肺金安全能生水，水盛则能清心而安神矣。故能治血妄行，调经和脉。

《药鉴》：气微寒，味甘平，无毒，降也，阳中微阴也。阴乃肺药，微阴去肺中之伏火，火去则肺金生，金生则烦渴止，而心亦清矣，心清而神亦保安矣。惟肺金得令，则金能生水，又能强阴益精，心清神安，则气血和畅，又能治血妄行。夫曰解烦渴补虚劳者，正以其润肺清心也。心清而肺润，则心统气行，而郁结之患可释矣。夫曰能复脉者，何也？盖心主脉，而百脉之朝宗于肺。若肺润心清，则脉亦调和，气血无所阻，必听命以遂脉之通畅也。能引生地而至所生之处。痘家用之，以止烦渴。诸症便滑者忌之。

百合

《本草备要》:润肺止嗽。甘平。润肺宁心,清热止嗽,益气调中,止涕泪,涕泪,肺肝热也。经曰:肺为涕,肝为泪,心为汗,脾为涎,肾为唾。利二便。治浮肿胪胀,痞满寒热,疮肿乳痈,途寒百合病。行住坐卧不安,如有鬼神状。苏颂曰:病名百合,而用百合治之,不识其义。李士材曰:亦清心安神之效耳。朱二允曰:久嗽之人,肺气必虚,必虚宜敛。百合之甘敛,胜于五味之酸收。

《本草求真》:[批]清心肺余热。

百合专入心、肺。甘淡微寒。功有利于心肺,而能敛气养心,安神定魄。朱二允曰:百合之甘敛,胜于五味之酸收。然究止属清邪除热利湿之品。因其气味稍缓,且于甘中有收,故于心肺最宜,而不致与血有碍耳。是以余热未靖,坐卧不安,咳嗽不已,朱二允曰:久嗽之人,肺气必虚,虚则宜敛。涕泪不收,涕泪系肝肺之邪,有寒有热,当察其因,不可概作热治。但此专就余热言。《经》曰:肺为涕,肝为泪,心为汗,脾为涎,肾为唾。胸浮气胀,状有鬼神,用此治其余孽,收其残,安养抚恤,恩威不骤,故能安享无事,岂非宁神益气之谓乎。仲景用此以治百合病症,义亦由此。但初嗽不宜遽用。

枸杞子

《药性论》:臣,子叶同说,味甘,平。能补益精诸不足,易颜色,变白,明目,安神,令人长寿。叶和羊肉作羹,益人,甚除风,明目。若渴,可煮作饮代茶饮之。发热诸毒,烦闷,可单煮汁解之,能消热面毒。又根皮细锉,面拌,熟煮吞之,主治肾家风,良。主患眼风障,赤膜昏痛,取叶捣汁注眼中妙。

《本草蒙筌》:味甘、苦,气微寒。无毒。明耳目安神,耐寒暑延寿。添精固髓,健骨强筋。滋阴不致阳衰,兴阳常使阳举。谚云:离家千里,勿服枸杞,亦以其能助阳也。更止消渴;尤补劳伤。叶捣汁注目中,能除风痒去膜。若作茶啜喉内,亦解消渴强阴。诸毒烦闷善驱,面毒发热立却。地骨皮者,性甚寒凉。即此根名,惟取皮用。经入少阴肾脏,并手少阳三焦。解传尸有汗,肌热骨蒸;疗在表无寒,风湿周痹。去五内邪热,利大小二便。强阴强筋,凉血凉骨。

《药鉴》:气微寒,味甘苦,无毒。补肾明耳目,安神耐寒暑。延寿添精,固髓健骨。滋阴不致阴衰,兴阳常使阳举。并麦冬,同生地,入葙子,治肾虚目疾如神。佐杜仲,同芡实,加牛膝,疗房劳腰疼甚捷。

《本草崇原》:枸杞根苗苦寒,花实紫赤,至严冬霜雪之中,其实红润可爱,是禀少阴水阴之气,故可治也。主治周痹风湿者,兼得少阴水阴之气,兼少阴君火之化者也。主治五内邪气、热中、消渴。谓五脏正气不足,邪气内生,而为热中、消渴之病。枸杞得少阴水阴之气,故可治也。主治周痹风湿者,兼得少阴君火之化也。岐伯曰:周痹者,在于血脉之中,随脉以上,随脉以下,不能左右,各当其所。枸杞能助君火之神,出于血脉之中,故去周痹而除风湿。亦得水阴水火之气,而精神充足。阴阳交会也。

《本草新编》:味甘、苦,气微温,无毒。甘肃者佳。入肾、肝二经。明耳目,安神,耐寒暑,延寿,添精固髓,健骨强筋。滋阴不致阴衰,兴阳常使阳举。更止消渴,尤补劳伤。

地骨皮,即枸杞之根也。性甚寒凉,入少阴肾脏,并入手少阳三焦。解传尸有汗肌热骨蒸,疗在表无汗风湿风痹,去五内邪热,利大、小二便,强阴强筋,凉血凉骨。二药同是一本所出,而温寒各异,治疗亦殊者,何也?盖枸杞秉阴阳之气而生。亲于地者,得阴之气;亲于天者,得阳之气也。得阳气者益阳,得阴气者益阴,又何疑乎?惟是阳之中又益阴,而阴之中不益阳者,天能兼地,地不能包天。故枸杞子益阳而兼益阴,地骨益阴而不能益阳也。然而,二物均非君药,可为褊裨之将。枸杞佐阳药以兴阳,地骨皮佐阴药以平阴也。

或疑枸杞阳衰者,尤宜用之,以其能助阳也。然吾独用一味煎汤服之,绝不见阳兴者,何故?恐枸杞乃地骨皮所生,益阴而非益阳也。曰:兴阳亦不同也。阳衰而不至大亏者,服枸杞则阳生。古人云:离家千里,莫服枸杞。正因其久离女色,则其阳不衰,若再服枸杞,必致阳举而不肯痿,故戒之也。否则,何不戒在家之人,而必戒远行之客,其意可知矣。然则吾子服枸杞而阳不兴者,乃阳衰之极也。枸杞力微,安得有效乎。

山茱萸

《医学衷中参西录》:山萸肉:味酸性温。大能收敛元气,振作精神,固涩滑脱。因得木气最厚,收涩之中兼具条畅之性,故又通利九窍,流通血脉,治肝虚自汗,肝虚胁疼腰疼,肝虚内风萌动,且敛正气而不敛邪气,与他酸敛之药不同,是以《神农本草经》谓其逐寒湿痹也。其核与肉之性相反,用时务须将核去净,近阅医报有言核味涩,性亦主收敛,服之恒使小便不利,椎破尝之,果有有涩味者,其说或可信。

山茱萸得木气得厚,酸收之中,大具开通之力,以木性喜条达故也。《神农本草经》谓主寒湿痹,诸家本草,多谓其能通利九窍,其性不但补肝,而兼能利通气血可知,若但视为收涩之品,则浅之乎视山茱萸矣。

桑椹

《神农本草经疏》:甘寒益血而除热,其为凉血补血益阴之药无疑矣。消渴由于内热津液不足,生津故止渴。五脏皆属阴,益阴故利五脏。阴不足则关节之血气不通,血生津满,阴气长盛,则不饥而血气自通矣。热退阴生则肝心无火，故魂安而神自清宁，神清则聪明内发，阴复则变白不老。

《本草蒙筌》：开关利窍，安魂镇神。久服不饥，聪耳明目。

《本草备要》：甘凉入肾而补水，利五脏关节，安魂镇神，聪耳明目。

《本草崇原》：止消渴，利五脏，关节痛，安魂，镇神，令人聪明，变白不老。

女贞子

《神农本草经》：味苦、平。主补中，安五脏，养精神，除百疾。

《本草蒙筌》：女贞实即冬青树子。味苦、甘，气平。无毒。黑发黑须，强筋强力。安五脏补中气，除百病养精神。多服补血去风，久服健身不老。

《本草乘雅》：女贞实不曰士贞，而曰女贞，谓主居中之藏阴故也。则凡藏室萎顿，以及精神魂魄意志，离败而为百病者，靡不相宜。故久服则散精于肝，而淫气于百骸，肥健轻身不老，其外征也。

《药性解》：女贞子，味甘苦，性平，无毒，入心、脾二经。主安五脏，养精神，补阴分，益中气，黑须发，强筋力，去风湿，除百病。

按：女贞子苦走心，甘走脾，性用平和，经冬不凋，诚补阴之上剂也，今罕有能用之者，亦未既其功耳。

《本草崇原》：三阳为男，三阴为女，女贞禀三阴之气，岁寒燥守，因以为名。味苦性寒，得少阴肾水之气也。凌冬不凋，得少阴君火之气也。作蜡坚白，得太阴肺金之气也。结实而园，和太阴脾土之气也。四季常青，得厥阴肝木之气也。女贞属三阴而禀五脏五行之气，故主补中，安五脏也。水之精为精，火之精为神，禀阴水火之气，故养精神。人身百病，不外五行，女贞备五脏五行之气，故除百病。

《本草经解》：女贞气平，秉天秋收之金气，入手太阴肺经；味苦无毒，得地南方之火味，入手少阴心经。气味俱降，阴也。

中者阴之守也，五脏者藏阴者也，女贞气平益肺，肺为津液之化源，所以补中而脏安也。心者神之居，肺者水之母，入心肺而益阴，阴足气充，气足神旺精生，所以主养精神也。气失其平则为病，女贞气平益肺，肺主气，气得其平，则百病皆除矣。

人身有形之皮肉筋骨，皆属阴者也，女贞苦平益阴，则肌肉自丰，筋骨自强也。

《本经续疏》：《本经》于女贞实既谓中虚可补，五脏可安，精神可养矣，更谓百疾可除，似近夸诞。试于凡中之虚，五脏之不安，精神之失养，百疾之不可名状者，咸不究而投之，鲜不败事，又何能冀其有功！予则谓不揣本而齐末，即目之为夸诞也，亦何不可。夫女贞之放蜡虫也，惟恐虫不在树，甚且树下不得有寸草，有则虫居草间，不肯复上，须栖止叶底，偏树周行而啮其皮，咂其脂液，乃得生花刿蜡以为用。设使他树遭此蠹蚀，不及一载，定致枯槁，惟女贞则能经三年，只须停放三年，又复如故，且其所成之蜡，遇火遂热，盖烛不淋，而其光之清，迥非他膏他脂能及，则所用之实，全具此理，不即可寿思其功用乎！自春夏秋当生长之会，乃常蚀肌吮血，身无完肤，仍不废开花结实。至严寒飕烈，他草木剥落无馀，犹独逞翠扬华，挺然繁秀，是所补之中，必被火气剥蚀之中，所安之五脏，必被热气骚扰之五脏，所养之精神，必气被火耗不能化育之精神，而所除之百疾，必火热游行无定，或内或外，或上或下，变幻无方之百疾。夫相火之下，阴精承之，故凡火之病人，赖有阴精相应，以为康复之阶，苟所病不止一处，则阴精虽欲应而不能偏及，于是得之东又失之西，向乎南又遗夫北。苏长公云，使人左手连斤，右手报削，目数飞鸿，耳节鸣鼓，首肯旁人，足识梯级，虽大智有所不暇，及夫燕坐心念凝默，湛然朗照，纵物无不接，接则有道以御之，而女者如也。(《大戴记·本命》)贞者定也，精定不动惑也，定于中而不动惑于外，犹之湛然朗照之中，自有道以御夫物，任物之奔弛变幻而无容心焉。则所耗遂不能敌其所生，病虽百变，不能为人大害，是之谓补中安五脏养精神，何夸诞之有哉！自于精而言，则当日之剥削，不能碍今日之充盈，自于火而言，则今日之充盈，正以供他时之朗照，女贞实全体大纲具于是矣。

《本草新编》：女贞子，味苦、甘，气平，无毒。入肾经。黑须乌发，壮筋强力，安五脏，补中气，除百病，养精神。多服，补血祛风，健身不老。近人多用之，然其力甚微，可入丸以补虚，不便入汤以滋益。与熟地、枸杞、南烛、麦冬、首乌、旱莲草、乌芝麻、山药、桑椹、茄花、杜仲、白术同用，真变白之神丹也。然又为丸则验，不可责其近效也。

或问女贞既善黑须，又有诸益，自宜入汤剂中，以收其功，何以不宜乎？夫女贞子功缓，入在汤剂中，实无关于重轻，无之不见损，有之不见益。若必欲入汤剂，非加入一两不可，然而过多，则又与胃不相宜。盖女贞少用则气平，多用则气浮也。

或疑女贞子为长生之药，而子以为无足重轻，何以又誉之为变白之神丹乎？曰：余前言其有功者，附之于诸补阴药中为丸，以变白也，后言其无足重轻者，欲单恃之作汤，难速效也。女贞子缓则有功，而速则寡效，故用之速，实不能取胜于一时；而用之缓，实能延生于永久，亦在人用之得宜耳。

《本草思辨录》：《本经》女贞主治，张石顽谓咸指枸骨，诸家误列于此。观邹氏之疏，则知张氏实误矣。女贞当春夏秋生长之会，被蜡虫蚀肌吮血，身无完肤，仍不废开花结实，而其所成之蜡，非他膏脂可及。是故中之所以补，五脏之所以安，精神之所以养，百疾之所以除，皆人于热气耗败之余之大效，非《本经》无端加以隆誉。然则用女贞者，当知苦平非温补之品，而功与温补埒者，其故自有在矣。

鹿茸

《药性解》:鹿茸,味甘咸,性温,无毒,入肾经。主益气滋阴,强志补肾,理虚羸,固齿牙,止腰膝酸疼,破流血作痛,疗虚劳如疟,女子崩漏胎动,丈夫溺血泄精,小儿惊痛,散石淋痈肿、骨中热疽痒。状如玛瑙红玉,长三四寸,破之中有朽木者佳。连顶骨用。长成鹿角,主逐鬼邪,益神气,续绝伤,强筋骨,消痈肿,愈恶疮及妇人梦与鬼交。麋茸及角,功相仿而性更热,专主补阳。麋、鹿茸角四种,俱杜仲为使,畏大黄。

按:鹿茸,咸温之品,舍肾奚归。功效虽宏,须脉沉细、相火衰弱者,始为相宜。若有火热者用之,何异掏薪救火。其角亦然,麋者更甚。夫麋冬至解角则属阳,鹿夏至解角则属阴,其性热,所以其功捷。大凡含血之物肉易长,角难长,惟二茸不两月长大一二十斤,其坚如石,生长神奇,莫过于此。且诸兽之角,终身不易,惟此种一年一易,盖其性热,生生不已,旧者未去,新者随之,气化秘密,孰能与京诸贤盛述其功,良有以也。

《景岳全书》:味甘咸,气温。破开涂酥炙黄脆入药。益元气,填真阴,扶衰羸瘦弱,善助精血,尤强筋骨,坚齿牙,益神志。治耳聋目暗,头脑眩运。补腰肾虚冷,脚膝无力,夜梦鬼交,遗精滑泄,小便频数,虚痢尿血,及妇人崩中漏血,赤白带下。道家云:惟有斑龙顶上珠,能补玉堂关下血者,即此是也。若得嫩而肥大如紫茄者,较之鹿角胶,其功力为倍。

《本草崇原》:鹿性纯阳,息通督脉,茸乃骨精之余,从阴透顶,气味甘温,有火土相生之义。主治漏下恶血者,土气虚寒,则恶血下漏。鹿茸禀火气而温土,从阴出阳,下者举之,而恶血不漏矣。寒热惊痫者,心为阳中之太阳,阳虚则寒热。心为君主而藏神,神虚则惊痫。鹿茸阳刚渐长,心神充足,而寒热惊痫自除矣。益气强志者,益肾脏之气,强肾藏之志也。

鹿角胶

《药鉴》:气温,味苦咸,气薄味厚。生精血,秘精髓,止血崩,除腰脊之疼,补虚羸劳绝之剂,血家之圣药也。与川芎同用,上补头角,及面部之血。与白芍、当归同用,中补脾胃之血,使脾胃永不受邪。与熟地同用,下补肾家之阴。与条芩、槐角同用,能补大肠之血而凉之。随其所至,而各有所补焉。予尝治一人肠风下血并血痢者,诸药不效,即用鹿角胶以治之,服一斤愈。或问其故,予曰:大肠虽云多血,亦多气也。其人患血病数月,则血愈亏,而气愈盈,邪火灼真阴,即草根树皮,安能疗之哉?故用鹿角胶为主,人乳为辅,大佐以凉血药,则血生以配气,而气不得逼血妄行,故其患乃止。方用鹿角胶一斤,何首乌赤者六两,分三制,一用旱莲草汁浸,一用冬青子汁浸,一用桑椹汁浸,当归六两制同，白芍三两，川芎一两，自己发漆一两，胎发漆一两，晒熟地五两，茯神四两，乳浸加倍为良，浑沌皮一付，俱为细末，炼蜜和胶为丸。久服诸病不染，极能黑须发，美颜色，壮精神，填骨髓，固肾元。内加家白菊乳制，又能明目清心。此天一生水之要药也。痘家热症，用之于凉血解毒药中立儿。盖热毒既盛，则真阴为其所灼烁矣。真阴既损，则热毒用之益炽，世之治者，每每用解毒汤单服，是救一息之危，不知真阴不至，则热邪虽退，刻即生矣。予尝用此剂于凉血解毒药中以养阴，则养阴者，乃所以退阳也，悟者得之。又脾泄之人，服之亦妙。药后不可食鹿肉，鹿肉忌雉肉。

巴戟天

《神农本草经疏》：巴戟天禀土德真阳之精气，兼得天之阳和，阳主发散，散则横行，是当木之令而兼金之用也，故其味辛。《别录》益以以甘，而《本经》又曰微温无毒，宜其然也。其主大风邪气，及头面游风者，风为阳邪，势多走上，经曰：邪之所凑，其气必虚。巴戟天性能补助元阳而兼散邪，况真元得补，邪安所留？此所以愈大风邪气也。主阴痿不起，强筋骨，安五脏，补中增志益气者，是脾肾二经得所养而诸虚自愈矣。其能疗少腹及阴中引痛，下气并补五劳，益精利男子者，五脏之劳肾为之主，下气则火降，火降则水升，阴阳互宅，精神内守，故主肾气滋长，元阳益盛，诸虚为病者不求其退而退矣。

简误：巴戟天性温属阳，故凡病相火炽盛，思欲不得，便赤口苦，目昏目痛，烦躁口渴，大便燥闭，法咸忌之。

《景岳全书》：味甘微温，阴中阳也。虽曰足少阴肾经之药，然亦能养心神，安五脏，补五劳，益志气，助精强阴。治阴痿不起，腰膝疼痛，及夜梦鬼交，遗精尿浊，小腹阴中相引疼痛等证。

仙茅

《神农本草经疏》：仙茅禀火金之气，然必是火胜金微，虽云辛温，其实辛热有毒之药也。气味俱厚，可升可降，阴中阳也。入手足厥阴经。命门真阳之火，即先天祖气，天非此火不能生物，人非此火不能有生。故真火一衰，则虚劳无子，阳道痿弱，老人失溺，风冷外侵，为腰脚不利，挛痹不能行，冰不能生土，以致脾虚腹冷不能食。此药味辛气热，正入命门补火之不足，则诸自除，筋骨自利，皮脉自益也。命门之系，上通于心，相火得补则君火益自振摄。故久服能通神强记也。长精神明目者，言真阳足，阴翳消，肝肾俱补之极功耳。

简误：凡味之毒者必辛，气之毒者必热。仙茅味辛，气大热，其为毒可知矣。虽能补命门，益阳道，助筋骨，除风痹，然而病因不同，寒热迥别，施之一误，祸如反掌。况世之人火旺致病者，十居八九，火衰成疾者，百无二三。辛温大热之药，其可常御乎？凡一概阴虚发热咳嗽，吐血，衄血，齿血，溺血，血淋，遗精，白浊，梦与鬼交，肾虚腰痛，脚膝无力，虚火上炎，口干咽痛，失志阳痿，水涸精竭，不能孕育，老人孤阳无阴，遗溺失精，血虚不能养筋，以致偏枯痿痹，胃家邪热不能杀谷，胃家虚火，嘈杂易饥，三消五疸，阴虚内热外寒，阳厥火极似水等证，法并禁用。

《本草蒙筌》：味辛、气温。有毒。西域多有，蜀浙亦生。叶青似茅。故此为誉。忌两般牛肉牛乳。主心腹冷气不能食，疗腰足挛痹不能行。丈夫虚损劳伤，老人失溺无子。益肌肤，明耳目。助阳道，长精神。久久服之，通神强记。传云：十斤乳石不及一斤仙茅，亦表其功力尔。误服中毒舌胀者，急饮大黄朴硝数杯，仍以末掺舌间，遂旋愈也。

《本草乘雅》：仙茅阳草，足厥阴中治，足阳明气化荣也。阳明之上，燥气主之，厥阴之中，相火治之。设阳明标虚，厥阴中失者，则宗筋纵，挛痹不能行，及心腹冷气，腰脚风冷丈夫虚劳，老人失溺无子矣。仙茅主益阳道，润宗筋、束骨崦利关机，为力甚易。阴平阳秘人，久服助筋骨，益肌肤，长精神，耳目聪明，通神强记，诚驻形久视所必需物耳。倘壮火炽然，少火食气者，不堪饵服。以功齐雄附，而雄附但起贞下之元，此更长淫业之毒，慎之慎之。

《药鉴》：气温，味辛。足少阴剂也。益肌肤，明耳目，强阳事，壮精神，久服大有奇功。惟气温，故能除心腹冷气不能食。惟味辛，故能疗腰足挛痹不能行。合气与味，又能治大人虚损劳伤，老人失溺无子。忌牛肉、牛乳。

《景岳全书》：味辛，温，有小毒，阳也。能助神明，强筋骨，益肌肤，培精血，明耳目，填骨髓，开胃消食，助益房事，温利五脏，补暖腰脚。此西域婆罗门僧献方于唐明皇，服之有效，久秘而后得传。许真君书云：仙茅久服，可以长生。其味甘能养肉，辛能养节，苦能养气，咸能养骨，滑能养肤，酸能养筋，宜和苦酒服之，必效也。然仙茅性热，惟阳弱精寒，禀赋素怯者宜之，若体壮相火炽盛者，服之大能动火，不可不察。

《本草新编》：仙茅，味辛，气温，有毒。入肾。治心腹冷气，疗腰膝挛痹，不能行走，男子虚损劳伤，老人失溺，无子，益肌肤，明耳目，助阳道，长精神，久服通神强记。中仙茅毒者，含大黄一片即解，不须多用大黄也。此种药近人最喜用之，以《本草》载其能助阳也。然全然不能兴阳。盖仙茅气温，而又入肾，且能去阴寒之气，以止老人之失溺。苟非助阳，焉能如此。而子独谓全不兴阳者，以仙茅之性，与附子、肉桂迥异。仙茅虽温，而无发扬之气，长于闭精，而短于动火。闭精，则精不易泄，上溺，则气不外走，无子者自然有子，非因其兴阳善战，而始能种玉也。子辨明其故，使世之欲闭其精者，用之以固守其精。而元阳衰惫，痿弱而不举者，不可惑于助阳之说，错用仙茅，归咎于药之不灵也。

或问仙茅闭精，而不能兴阳，其说甚创，然子论之甚辨，岂亦有试之而云然乎？曰：余论其性耳，何试为然，而余亦曾自试之矣。予平日之阳，亦未甚衰也，服仙茅半年，全然如故。余不得其意，后遇岐天师之指示，而始爽然自失也。仙茅闭精，而不兴阳，实身试而有验，乃阅历之语，非猜度之辞也。

补骨脂

《本草纲目》：补骨脂言其功也。

白飞霞《方外奇方》：破故纸属火，收敛神明，能使心包之火与命门之火相通。故元阳坚固，骨髓充实，涩以治脱也。胡桃属木，润澡养血，血属阴，恶燥，故油之润之。佐破故纸，有木火相生之妙。故语云：破故纸无胡桃，犹水母之无虾也。又破故纸恶甘草，而《瑞竹堂方》青蛾丸内加之，何也？岂甘草能调和百药，恶而不恶耶？又许叔微《本事方》云：孙真人言补肾不若补脾，予曰补脾不若补肾。肾气虚弱，则阳气衰劣，不能熏蒸脾胃。脾胃气寒，令人胸膈痞塞，不进饮食，迟于运化，或腹胁虚胀或呕吐痰涎，或肠鸣泄泻。譬如鼎釜中之物，无火力，虽终日不熟，何能消化？《济生》二神丸，治脾胃虚寒泄泻，用破故纸补肾，肉豆蔻补脾，二药虽兼补，但无斡旋。往往常加木香以顺其气，使之斡旋，空虚仓廪。仓廪空虚，则受物矣，屡用见效，不可不知。

治肾泄，通命门，暖丹田，敛精神。

忌芸药及诸血，得胡桃，胡麻良。

《本经逢原》：补骨脂属火，收敛神明，能使心胞之火，与命门之火相通，使元阳坚固，骨髓充实，涩以固脱也。胡桃属水，润燥养血，血属阴恶燥，故油以润之，佐补骨脂，有水火相生之妙，故《局方》青娥丸用之。孙思邈言补肾不若补脾，许学士言补脾不若补肾。肾气虚弱，则阳气衰劣，不能熏蒸脾胃，令人痞满少食，譬如釜底无火，虽终日不熟，阳衰则饮食亦不能消化。《济生》二神丸治脾肾虚寒泄泻，用补骨脂补肾，肉豆蔻补脾，加吴茱萸以平其肝，加木香以顺其气，使之斡旋。若精伤尿赤涩痛者，去木香易五味子。腰膝酸疼，肾冷精流者，用之屡效。凡阴虚有火，梦泄溺血，大便闭结者勿施。

《本草求真》：[批]温肾逐冷，涩气止脱。

补骨脂即破故纸，专入肾。辛苦大温，色黑。何书皆载能敛神明，使心包之火与命门之火相通，因而元阳坚固，骨髓充实，以其气温味苦，涩以止脱故也。时珍曰：按白飞霞《方外奇方》云，破故纸属火，收敛神明，能使心包之火与命门之火相通，故元阳坚固，骨髓充实，涩以止脱也。胡桃属木，润燥养血，血属阴恶燥，故油以润之。佐破故纸，有水火相生之妙，故语云破故纸无胡桃，犹水母之无虾。凡五痨（五痨：曰志痨、心痨、思痨、忧痨、瘦痨）七伤（七伤曰阴寒、阴痿、里急精枯、精少、精清、下湿小便数，临事不举）因于火衰而见腰膝冷痛，肾冷流精，肾虚泄泻，及妇人肾虚脱滑，用此最为得宜。许叔微学士《本事方》

云：补脾不若补肾，肾气虚弱则阳气衰劣，不能熏蒸脾胃，脾胃气寒，令人胸膈痞塞，不进饮食，迟于运化，虽终日不熟，何能消化。《济生》二神丸用破故纸补肾，肉豆蔻补脾，二药虽兼补，但无斡旋往往常加木香以顺其气，使之斡旋，空虚仓廪，仓廪空虚，则受物矣。屡用见效，不可不知。若认症不真，或因气陷气短而见胎堕，应用参芪。水衰火盛而见精流泄泻，应用滋润，兼以清利。妄用补骨脂止脱，则杀人惨于利器矣。

《本草新编》：补骨脂，即破故纸也。味苦、辛，气温，无毒。入脾、肾二经。治男子劳伤，疗妇人血气，止腰膝酸疼，补髓添精，除囊湿而缩小便，固精滑而兴阳事，去手足冷疼，能定诸逆气。但必下焦寒虚者，始可久服。倘虚火太旺，止可暂用，以引火归原，否则，日日服之，反助其浮游之火上升矣。古人用破故纸，必用胡桃者，正因其性过于燥，恐动相火，所以制之使润，非故纸必须胡桃也。

或问补骨脂既不可轻用，而青娥等丸，何以教人终日吞服，又多取效之神耶？不知青娥丸，治下寒无火之人也。下寒无火者，正宜久服，如何可禁其少用乎。命门火衰，以致腰膝之酸疼，手足之逆冷，甚则阳痿而泄泻。苟不用补骨脂，急生其命门之火，又何以回阳而续命乎。且补骨脂尤能定喘，肾中虚寒，而关元真气上冲于咽喉，用降气之药不效者，投之补骨脂，则气自归原，正借其温补命门，以回阳而定喘也。是补骨脂，全在审其命门之寒与不寒而用之耳，余非不教人之久服也。

或问破故纸虽善降气，然亦能破气，何子未言也？曰：破故纸，未尝破气，人误见耳。破故纸，乃纳气归原之圣药，气之不归者，尚使之归，岂气之未破者而使之破乎？惟是性过温，恐动命门之火，火动而气动，气动而破气者有之。然而用故纸者，必非单用，得一、二味补阴之药以济之，则火且不动，又何能破气哉？

或问补骨脂治泻有神，何以脾泻有宜有不宜乎？不知补骨脂，非治泻之药，不治泻而治泻者，非治脾泄，治肾泄也。肾中命门之火寒，则脾气不固，至五更痛泻者，必须用补骨脂，以温补其命门之火，而泻者不泻矣。若命门不寒而脾自泻者，是有火之泻，用补骨脂正其所恶，又安能相宜哉。

或问补骨脂无胡桃，犹水母之无虾，然否？嗟乎。破故纸何借于胡桃哉。破故纸属火，收敛神明，能使心包之火与命门之火相通，不必胡桃之油润之，始能入心入肾也。盖破故纸，自有水火相生之妙，得胡桃仁而更佳，但不可谓破故纸，必有借于胡桃仁也。

或疑破故纸阳药也，何以偏能补肾？夫肾中有阳气，而后阴阳有既济之美。破故纸，实阴阳两补之药也，但两补之中，补火之功多于补水。制之以胡桃仁，则水火两得其平矣。

或问破故纸补命门之火，然其气过燥，补火之有余，恐耗水之不足。古人用胡桃以制之者，未必非补水也。不知胡桃以制破故纸者，非制其耗水也，乃所以助肾中之火也。盖肾火非水不生，胡桃之油最善生水，肾中之水不涸，则肾中之火不寒，是破故纸得胡桃，水火有两济之欢也。

益智仁

《开宝本草》：味辛，温，无毒。主遗精虚漏，小便馀沥，益气安神，补不足，安三焦，调诸气。夜多小便者，取二十四枚，碎，入盐同煎服，有奇验。

《本草》云：主遗精虚漏，小便遗沥，益气安神。补不足，安三焦，调诸气。夜多小便者，取二十四枚，碎之，入盐同煎服，有神效。

《药性解》：益智，味辛，性温，无毒，入脾、胃；肾三经。主遗精虚漏、小便余沥，益气安神，和中止呕。

按：益智辛温，善逐脾胃之寒邪，而土得所胜，则肾水无凌克之虞矣，遗精诸证，吾知免矣。

《药鉴》：气热，味大辛。主君相二火，手足太阴经、足少阴经。本是脾经药也，故治脾胃中受寒邪，和中益气。又治多唾，当于补药中兼用之，不可多服。在集香丸则入肺，在四君子汤则入脾，在凤髓丹则入肾，盖脾肺肾互有子母相关之义也。惟其温也，能治虚漏，遗精遗沥。益气安神，又安三焦。夜多小便者，取二十四枚碎之，入盐煎汤，服有神效。兼以女贞实、川萆薢更妙，乃补不足之剂也。惟其辛也，能调诸气。能散诸郁，能止诸疼。群乌药、木香甚捷，又为辛散之剂也。

二、收涩类调精神药

五味子

《药类法象》：气温，味酸。大益五脏之气。孙真人云：五月常服五味子，以补五脏气。遇夏月季夏之间，人困乏无力，乃无气以动也。以黄芪、人参、麦冬，少加黄柏锉，煎汤服，使人精神、神气两足，筋力涌出。

《汤液本草》：气温，味酸，阴中阳。酸而微苦，味厚气轻，阴中微阳，无毒。

入手太阴经，入足少阴经。

《象》云：大益五脏。

孙真人云：五月常服五味子，以补五脏气。遇夏月、季夏之间，困乏无力，无气以动，与黄芪、人参、麦门冬，少加黄柏煎汤服，使人精神顿加，两足筋力涌出。生用。

《本草发挥》：成聊摄云：《内经》曰：肺欲收，急食酸以收之。芍药五味子之酸，以收逆气而安肺。

洁古云：五味子，大益五脏气。孙真人曰：五月常服五味子，以补五脏之气。遇季夏之间，令人困乏无力，无气以动，与黄芪、人参、麦门冬，少加黄柏，锉，煎汤服之，使人精神、精气两足，筋力涌出。生用。

椿皮

《本草乘雅》：椿樗同种，材臭异形者，牝牡有别耳。樗孕荚者牝，椿无荚者牡，故椿体木性之直，樗体木性之曲，曲直仆伛，木体之全性现矣。故始区芽蘖，直拆者萌，曲生者句，枝干已成，曲直仆伛，四体始备，直无仆伛，曲则兼有，是以椿木体直，精专枝叶，樗木体曲，精专根皮，诚肝木之体用药也。椿益皮肤毛发，正肝以能生为体，荣华为用；樗益血气阴窍，正肝以藏血为体，疏泄为用。内而肠风已，崩带除，滞痢行，癃闭利，遗浊清，神安志悦；外而疮疡净，斑疹消，丁毒解，好颜媚色，以及四体百骸，不言而喻。至若疳虫蛊毒，传尸鬼注，而与物为春，杀厉之气，暖然齐春仁之洁，椿樗之为用溥矣。

《药性解》：味苦涩，性温，有小毒，入心、肝、脾三经。主月经过度、带漏崩中、梦泄遗精、肠风痔漏、久痢脱肛，缩小便，除疮疥，祛鬼疰，杀传尸，解蛊毒，逐蛔虫。

按：椿皮血中之药也，心主血，肝藏血，脾裹血，宜均入之。孟诜云：多食令人神昏血气微。

桑螵蛸

《名医别录》：味甘，无毒。主治男子虚损，五脏气微，梦寐失精，遗溺。久服益气，养神。

《神农本草经疏》：桑螵蛸，桑树上螳螂子也。禀秋金之阴气，兼得桑木津液，《本经》味咸气平。《别录》甘无毒。气薄味厚，阴也。入足少阴、太阳经。人以肾为根本，男子肾经虚损，则五脏气微，或阴痿，梦寐失精遗溺。咸味属水，内合于肾，肾得之而阴气生长，故能愈诸疾及益精生子也。肾与膀胱为表里，肾得所养则膀胱自固，气化则能出，故利水道通五淋也。女子属阴，肝肾用事，疝瘕血闭腰痛，皆二经为病，咸能益阴入血软坚，是以主之。甘能补中，故主伤中益气。肾足则水自上升，克与心交，故能养神也。

简误：桑螵蛸气味虽咸平，走肾利水道，然得秋时收敛之气，凡失精遗溺，火气太盛者，宜少少用之。

《本草备要》：补肾。

甘咸，入肝、肾、命门，益精气而固肾。治虚损阴痿，梦遗白浊，血崩腰痛，伤中疝瘕。肝肾不足。通五淋，缩小便，能通故能缩。肾与膀胱相表里，肾得所养，气化则能出，故能通；肾气既固，则水道安常，故又能止也。寇宗奭治便数有桑螵蛸散：桑螵蛸、茯神、远志、菖蒲、人参、当归、龙骨、鳖甲，醋炙各一两，为末卧时人参汤下二钱，能补心安神，亦治健忘。炙饲小儿止夜尿。畏旋覆花。

《本草求真》：[批]滋肾、利水、交心。

桑螵蛸专入肝、肾、膀胱。即桑枝上螳螂子也。一生九十九子，用一枚便伤百命，勿轻用之。禀秋金之阴气，得桑木之津液，味咸甘，气平无毒。入足少阴肾、跳太阳膀胱。盖人以肾为根本，男子肾经虚损，则五脏气微，或阴痿、梦寐失精遗溺。螵蛸咸味属水，内舍于肾，肾得之而阴气生长，故能愈诸疾及益精生子。肾与膀胱为表里，肾得所养则膀胱自固，气化则能出，故利水道通淋也。宗奭治小便数，用桑螵蛸、远志、龙骨、菖蒲、人参、茯神、当归、龟甲醋炙，各一两为末，卧时人参汤调下而愈。女子疝瘕、血闭腰痛，皆肝肾二经为病，咸能入血轻坚，是以主之。甘能补中故主伤中，益气肾足则水自上升，克与心交，故能养神也。至书既言功专收涩，又言利便。能涩能利。义由是矣。

莲子

《神农本草经》：气味甘平无毒，主补中，养神，益气力，除百病。

《本草乘雅》：其根藕，其实莲。莲者，奇也。藕者，耦也。奇耦者，即坎离之中画。莲实者，即坎中之满，能填离中之虚，故称补中。中即中黄，假实中之薏，以为种子。其中所蕴，为资始资生之本，微而能著，固而愈强。故养益神气，百疾自除。菊耐霜，莲耐日，寒暑所不能损者，岂患老之将至耶。然妙在薏，设修治之，失却圣胎种子矣。

客曰：经秋正黑，入水必沉，卤盐煎之能浮，生山海间者，百年不坏，食之能令发黑不老者，何也？颐曰：曰：莲实一名水芝，盖钟天一之灵，以透发地二之德，见秋金之母，自然本色毕露，入水而炎上一脉已断，全归水性，密藏不出，无复浮理，唯以卤盐之本族柔之，煎熬之火力迫之，自然生气流动，不容终沉。若归宗于海者，必能久居其所，以北方之水液，滋血之馀，后天之坎精，润形之槁，宜其黑发不老也。客曰：安靖上下君相火邪者，何也？颐曰：曰：莲从藕根抽茎开花，以及结实，皆自下而上。实中之薏，包蕴根茎花叶，形复倒垂，自上而下，有归根潜伏之义。薏居中，为黄婆，能调伏心肾。又若味能降，此为莲之心苗，含水之灵液，结于炎夏。又秉火之正令，其安靖上下君相火邪，气味应尔。客曰：曰：《本经》主治惟实，《别录》以藕节，止吐血、衄血、消瘀血、血闷者，何也？颐曰：曰：心主血脉，吐衄即血无所主。脉无经纬，亦道路填塞，疆界失制，藕质脉络井然，窍穴玲彻，节则又为疆界之总制，象形从治，则血有所主，错宗经隧，仍无碍矣。

《药性解》：主清心醒脾，补中养神，进饮食，止泻痢，禁泄精，除腰痛，久服耳目聪明。宜去心蒸熟用。莲须，主益肾涩精。荷叶，主雷头风，破血止渴。叶蒂，主安胎，逐瘀血，留好血，止血痢。

按：藕味甘温，宜归脾脏，脾实裹血，故治血证。多服莲子，令人气滞；多服莲须，令人秘结。荷叶形如仰盂，其象为震，震为雷，属木化风，故治雷头风。枳术丸用之，取其引生少阳经清气耳。叶蒂在中，故能中守；又能行血者，性温之功也。

《本经逢原》：莲子得水之精英，补中养神，益气清心，固精止泻，除崩带赤白浊，能使心肾交而成既济之妙。昔人治心肾不交，劳伤白浊，清心莲子饮；补心肾，益精血，有瑞莲丸，皆取其补益黄庭，实堤御水之义。

《本草崇原》：莲生水中，茎直色青，具有木之象，花红，须黄，房白，子黑，得五运相生之气化，气味甘平。主补中，得中土之精气也。养神，得水火之精气也。益气力，得金木之精气也。百疾之生，不离五运，莲禀五运之气化，故除百疾。

《本草经解》：莲实气平涩，秉天秋收之金气，入手太阴肺经；味甘无毒，得土中正之土味，入足太阴脾经；以其仁也，兼入少阴心经。气味升降，阳也。脾者，五脏之中也，甘平益脾，所以补中。心者，神之居也，芳香清心，所以养神。脾为万物之母，后天之肺，主周身之气，先天之源，甘平益脾肺，所以益气力。

心为十二官之主，主安则十二官俱安，而百病皆除也。

《本草新编》：味甘涩，气平、寒，无毒。入心、脾、肝、肾四脏。养神定志，能交君相二火，善止泄精，清心气，去腰疼，禁痢疾。

花心，益肾，涩精，固髓。

藕，甘寒。主血多验，治瘀血，逐散不凝，止吐衄溢妄行，破产后血积烦闷，解酒却热，治金疮生肌。

按：莲子、花、藕，俱能益人，而莲子之功尤胜。世人谓莲子不宜食心，恐成卒暴霍乱。不知莲子去心用之，全无功效，其妙全在于心，不特止产后消渴也。莲子之心，清心火，又清肾火。二火炎，则心肾不交；二火清，则心肾自合。去莲心，而止用莲肉，徒能养脾胃，而不益心肾矣。莲子心单用入之于参、苓、芪、术之中，治梦遗尤神，取其能交心肾也。故用莲子断不可去心，一去心，则神不能养，而志不能定，精泄不能止，而腰痛不能除矣。

或问莲子清心汤，前人用之，未闻用心也。曰：莲子而不用心，此清心汤之所以不效也。前人制方，未必不单用莲心，岁久失传，人不知用，致清心汤神效竟为无用之方。此铎所以三叹也。原世人用清心汤者，用莲子心一钱以清心，未有不效应如响者矣。

芡实

《景岳全书》:味甘,气平,入脾肾两脏。能健脾养阴止渴,治腰膝疼痛,强志益神,聪明耳目,补肾固精,治小便不禁,遗精白浊带下,延年耐老。或散丸、或煮食皆妙。但其性缓,难收奇效。

第四节　意　类　药

一、解表类调意药

柴胡

《本草新编》:柴胡以补正,能提气以升于阳。使参、芪、归、术,共健脾而开胃,不能生津以降于阴;使麦冬、丹皮,同益肺以滋肾,能入于血室之中以去热,不能入于命门之内以去寒。无奈世人妄用柴胡以杀人也,余所以探辨之耳。或问柴胡不可用之以治阴虚之人是矣,然古人往往杂之青蒿、地骨皮、丹皮、麦冬之内,每服退热者,又谓之何?曰:此阴虚而未甚者也。夫阴虚而火初起者,何妨少用柴胡,引诸补阴之药,直入于肝、肾之间,转能泻火之速。所恶者,重加柴胡,而又久用不止耳。用药贵通权达变,岂可拘泥之哉。

又问柴胡既能提气,能补脾而开胃,何以亦有用之而气上冲者,何故?此正见柴胡之不可妄用也。夫用柴胡提气而反甚者,必气病之有余者也。气之有余,必血之不足也,而血之不足也,必阴之甚亏也。水不足以制火,而反助气以升阳,则阴愈消亡,而火愈上达,气安得而不上冲乎。故用柴胡以提气,必气虚而下陷者始可。至于阴虚火动之人,火正炎上,又加柴胡以升提之,火愈上腾,而水益下走,不死何待乎?此阴虚火动,断不可用柴胡,不更可信哉。

或问柴胡乃半表半里之药,故用之以治肝经之邪最效,然而肝经乃阴脏也,邪入于肝,已入于里矣,又何半表半里之是云,乃往往用柴胡而奏效如神者,何也?夫肝经与胆经为表里,邪入于肝,未有不入于胆者,或邪从胆而入于肝,或邪已入肝,而尚留于胆,彼此正相望而相通也。柴胡乃散肝邪,而亦散胆邪之药,故入于肝者半,而入于胆者亦半也。所以治肝而胆之邪出,治胆而肝之邪亦出也。

或问柴胡既是半表半里之药,邪入于里,用柴胡可引之以出于表,则病必轻。邪入于表,亦用柴胡,倘引之以入于里,不病增乎?不知柴胡乃调和之药,非引经之味也。邪入于内者,能和之而外出,岂邪入于内者,反和之而内入乎。此伤寒汗、吐、下之病,仲景夫子所以每用柴胡,以和解于半表半里之间,使反危而为安，拨乱而为治也。

又问柴胡既是调和之药，用之于郁症者固定，然有时解郁，而反动火，又是何故？此必妇女郁于怀抱，而又欲得男子，而不可得者也。论妇女思男子而不可得之脉，肝脉必大而弦出于寸口。然其怀抱既郁，未用柴胡之前，肝脉必涩而有力，一服柴胡，而涩脉必变为大而且弦矣。郁开而火炽，非柴胡之过，正柴胡之功，仍用柴胡，而多加白芍、山栀，则火且随之而即散矣。

或问柴胡为伤寒要药，何子不分别言之？曰：伤寒门中，柴胡之症甚多，何条宜先言，何条宜略言乎。虽然柴胡之症虽多，而其要在寒热之往来，邪居于半表半里之言尽之矣，用柴胡而顾半表半里也，又何误用哉。

或问柴胡开郁，凡男子有郁，亦可用之乎？盖一言郁，则男妇尽在其中矣，岂治男一法，而治女又一法乎。世人治郁，多用香附，谁知柴胡开郁，更易于香附也。

或问柴胡本散风之味，何散药偏能益人，此予之未解也。盖克中不克，克即是生也。柴胡入肝，而性专克木。何以克木而反能生木？盖肝属木，最喜者水也，其次则喜风。然风之寒者，又其所畏，木遇寒风则黄落，叶既凋零，而木之根必然下生而克土矣。土一受伤，而胃气即不能开而人病，似乎肝之不喜风也，谁知肝不喜寒风，而喜温风也。木一遇温风，则萌芽即生，枝叶扶疏，而下不生根，又何至克土乎。土不受伤，而胃气辄开，人病顿愈。柴胡，风药中之温风也，肝得之而解郁，竟不知抑带之气何以消释也。故忘其性之相制，转若其气之相宜。克既不克，非克即所以生之乎。克即是生，克非真克，生乃是克，生实非生。全生于克之中，制克于生之外，是以反得其生之之益，而去其克之之损也。

或疑柴胡用之于补中益气汤，实能提气，何以舍补中益气汤用之，即不见有功，意者气得补而自升，无借于柴胡耶？曰：柴胡提气，必须于补气之药提之，始易见功，舍补气之药，实难奏效。盖升提之力，得补更大，非柴胡之不得气也。

或疑柴胡用之补中益气汤中，为千古补气方之冠，然吾以为柴胡不过用之升提气之下陷耳，胡足奇。此真不知补中益气汤之妙也。补中益气汤之妙，全在用柴胡，不可与升麻并论也。盖气虚下陷，未有不气郁者也。惟郁故其气不扬，气不扬，而气乃下陷，徒用参、归、芪术以补气，而气郁何以舒发乎。即有升麻以提之，而脾胃之气，又因肝气之郁来克，何能升哉。得柴胡同用以舒肝，而肝不克土，则土气易于升腾。方中又有甘草、陈皮，以调和于胸膈之间，则补更有力，所以奏功和神也。是柴胡实有奇功，而非提气之下陷一语也了。使柴胡止提气之下陷，何风药不可提气，而东垣先生必用柴胡，以佐升麻之不及耶。夫东垣先生一生学问，全在此方，为后世首推，盖不知几经踌度精思，而后得之也，岂漫然哉。

或问大、小柴胡汤，俱用柴胡，何以有大小之分，岂以轻重分大小乎？不知柴胡调和于半表半里，原不必分大小也，而仲景张夫子分之者，以大柴胡汤中有攻下之药，故以大别之。实慎方之意，教人宜善用柴胡也，于柴胡何豫哉。

二、清热类调意药

生地黄

《得配本草》：得酒、麦门冬、姜汁、缩砂良。畏芜荑、莱菔子。恶贝母。忌葱、蒜、萝卜、诸血。

甘，凉，微苦。入手足少阴、厥阴及手太阳经血分。其生血以清阴火，举世皆知。能生气以行阳分，人多不晓。血足气得所归，所谓借精生气。一切惊悸经枯，掌中热，劳劣痿厥，吐衄、崩漏、便闭等症。均此治之。消谷食，大便下，则中气动而食自化。实脾胃，湿热去，肠胃自实。亦奏其功。

得玄参，定精意；得竹茹，息惊气。麦冬为佐，复脉内之阴；当归为佐，和少阳之血。配地龙，治鼻衄交流。佐天门冬，引肺气入生精之处；使羚羊角，起阴气固封蛰之本；使通草，导小肠郁热；调鸡子白，治胎动；调蜜、酒，治热传心肺；君茯苓，除湿热伤脾；和车前汁，治血淋。生地通血脉之源。

鲜用则寒，干用则凉。上升，酒炒；痰膈，姜汁炒；入肾，青盐水炒；阴火咳嗽，童便拌炒。

犯铜铁器，令人肾消。

胃气虚寒，阳气衰少，胸腹痞闷，三者禁用。

世人动云生地妨胃，其能开胃，人实不晓。惟胃中阳气不足者，服之则胃气不运，而饮食减。若胃阴虚，而胃土干燥，致胃气不运者，生地滋其阴以清其火，而胃气从此运行，饮食自然渐进。不知者妄加议论，真不啻胶柱鼓瑟也。至时行热证，生地尤为切要，邪火郁于胃，胃阴干涸，势难救药，若胃中阴血未干，断无不可救药之理，惟生地实所以滋胃阴也。阴汁上充，则涌于肌表而经邪解，阴血下润，则秽泄于二便而腑邪出，所谓金令一行，酷热顿消也。故火邪溢于阳明经，冲生地汁于白虎汤中，战汗而顿解。邪热入于阳明腑，冲生地汁于陷胸汤中，便通而自退。更有火生痰、痰生火，交结于中，和生地汁于竹油、姜汁中，则谵语直视等症即除。如无生地，可用干地黄，滚水浸透，绞汁冲服，防其泥滞，加枳壳或川贝疏之，且气道通，邪气外达，而病自霍然。近人多以生地为补剂，又疑妨胃，畏不敢用，即用之亦一二钱而止，五六铢而止，入诸药同煎，半成熟地，使邪滞于内而莫出，泥于膈而胃闭，遂视此为害人之品，禁不入方，致令胃阴枯涸，多有不可救药者，亦由用之不善也。

三、祛风湿类调意药

五加皮

《开宝本草》:味辛、苦,温、微寒,无毒。男子阴痿,囊下湿,小便馀沥,女人阴痒及腰脊痛,两脚疼痹风弱,五缓虚羸。补中益精,坚筋骨,强志意。

《本草蒙筌》:味辛、苦,气温、微寒。无毒。畏蛇蜕人参,宜远志为使。堪用酿酒,任研为丸。逐多年瘀血在皮筋中,驱常痛风痹缠脚膝里。坚筋骨健步,强志意益精。去女人阴痒难当,扶男子阳痿不举。小便遗沥可止,阴蚀疽疮能除。叶采作蔬食,散风疹于一身;根茎煎酒尝,治风痹于四末。

谟按:五加之名据义甚大,盖天有五车之星精也。青精入茎,则有东方之液;白气入节,则有西方之津;赤气入花,则有南方之光;玄精入根,则有北方之饴;黄烟入皮,则有戊己之灵。五神镇生,相转育成。

《本经续疏》:按《素问·脉要精微论》曰:诊得心脉而急,此名心疝,心为牡藏,小肠为之使,故少腹当有形也。王注:心为牡藏,其气应阳,今脉反寒,故为疝,则心腹疝气腹痛,乃阴之遏阳矣。痿论曰:肺热叶焦,则皮毛虚弱急薄,著则生痿辟。王注:辟谓挛辟,足不得伸以行肺热,则肾受热气故耳。则辟不能行,乃阳之劫阴,五加皮一物既能主阴遏阳,又能主阳劫阴。刘潜江曰:肾肝气虚故病于湿。湿者阴之淫气也,阴淫则阳不化而为风,风者阳之淫气也,阳淫则阴愈不化,而更病于湿。至病湿,固已阴锢阳、阳蚀阴而成湿热矣。生气通天论曰:湿热不攘,大筋软短,小筋驰长。短故迫促而气诜诜上行,弛长故懈缓而不能束骨利机关,则疝之与辟,比归一本。五加皮气味辛苦及温,散其阳实之淫气,行其滞窒之阴气,是其祛风淫以宣湿者,即赖其逐湿淫以清气也。所以然者,根皮之黄黑,显然水土和于下,肉之白,又显然邪气净于内,而骨之硬不更可见和于外净于内,而其中遂不得不强乎?此行于下者也。其行于上者,茎则赤而有刺,则青而变黑,不又显然下既强而阳上行,阳既行而邪遂解,邪既解而阴乃复顺乎?五色分绚,五叶交加,是谓五加,顾名可思义也。曰益气,曰坚筋骨,曰强志意,皆身半已上事;曰疽疮阴蚀,曰囊下湿,小便馀沥,皆身半已下事。惟五加之茎柔(以似蔓故)而根鞭,于上则以柔而济其强,于下则以刚而胜其湿;曰风弱五缓虚羸补中益精,当观其所以除邪,而后可以明其崇正矣。

《本草思辨录》:五加皮茎柔皮脆,用在于根,宜下焦风湿之缓证。若风湿搏于肌表,则非其所司。古方多浸酒、酿酒及酒调末服之,以行药势。

心疝少腹有形为寒,肺热生痿躄为热,《本经》并主之。刘潜江云:肾肝气虚,故病于湿,湿者阴之淫气也,阴淫则阳不化而为风;风者阳之淫气也,阳淫则阴愈不化而更病于湿。至病湿,固已阴锢阳、阳蚀阴而成湿热矣。按此论甚精。五加皮辛苦而温，惟善化湿耳。化其阴淫之湿，即驱其阳淫之风。风去则热已，湿去则寒除。即《别录》之疗囊湿、阴痒、小便余沥、腰肢痛痹、风弱、五缓，皆可以是揆之。邹氏以《本经》之益气，《别录》之坚筋骨强志意，为身半以上事。实则肾肝受治之益，不必析之为两事也。

四、安神类调意药

柏子仁

《景岳全书》：味甘平，性微凉，能润心肺，养肝脾，滋肾燥，安神魂，益志意。故可定惊悸怔忡，益阴气，美颜色，疗虚损，益血止汗，润大肠，利虚秘，亦去百邪鬼魅，小儿惊痫。总之，气味清香，性多润滑，虽滋阴养血之佳剂，若欲培补根本，乃非清品所长。

远志

《本草乘雅》：气味芳烈，阳草也。菖蒲之流乎，入手少阴经。盖心为君主之官，神明出焉。天君即定，五官自明，百体从令矣。

识深志远，也处咸宜。苗短根长，司肾之物。志，意也。心之所之，心之所向也。藏于肾而用于心，故处则为意，出则为志也。意居六根之六，志居五神之五，可谓远也已矣。维尔之远，乃可禅神明之欲动欲流，圆通无碍，令根身聪慧轻安也。如是则何有于器界六淫，潜入根身之中，而为填塞奔逆者哉。

《本经续疏》：远志自诩阴中醒阳、阳中宅阴……予谓譬之灯膏盈而火暗者，必挑其芯，此阴中醒阳之意也；譬之烛必芯具而膏始得附，必火然而膏始得融，此阳中宅阴之意也。两语者诚为扼要。且人之智慧聪明记忆志力运动皆火，其精血津液涕唾便溺皆膏，火以化膏为用，膏以资火为用，而火之馀烬不可使留以翳夫火，故随其所翳挑而翦之。远志者苗短根长(苗名小草，根长尺馀)，根之长有以见其人膏之深，苗之短有以见其翦翳之净，此益智慧耳目聪明不忘强志倍力之说也。阳之所在，即阴之所随，阴之所资，即阳之所运，两者必胶膝融液，并无乖隔，斯得运动灵，开阖利，苟有纤尘干于其间，即机关窒强矣。远志者根似牛膝，叶以麻黄，惟其人阴者深，出阳者浅外，出之力为入下之性所掣，是以不能如麻黄之大发其阳，随窍皆透，而仅能去九窍之翳累，此除邪气利九窍之说也。震动于上，能使阳离于阴，泄澼于下，能使阴离于阳。离之甚者上伤及下，下伤及上，离之浅者则仅伤中，若上久震动在中，津液遂漓，而有阴不摄阳之兆，惟使阳能人阴，阴从阳化，乃得两气复相联聚。远志者从上下下，最为有力，犹不能及泉从下上上，终不能及其根之分寸，故仅能使由上病而伤中者复，此咳逆伤中补不足之说也。三项之中，最精微者置之极后，极笼统者反著最前，何也？是盖顺病之高下以为言，且以明远志之用虽广，而其实在由阳病以累及阴，其于由阴病而累及阳者，犹隔膜也，至若《别录》所著，皆《本经》注脚，曰去心膈气，皮肤中热，面目黄，即所谓咳逆伤中补不足也，曰定心气，止惊悸，即所谓益智慧耳目聪明不忘强志也。

古今注本草家，类以远志《本经》有不忘强志之文，《别录》有益精之文，遂互相牵合，谓惟能益精，故有不忘强志之效，不知味苦气温性燥之物，岂是益精之品。必也精本不亏，而运精之神有翳累，故拨去其翳累而神自清，神清而精自融，液谓为益精可也。《本神》篇曰肾藏精，精舍志，又曰肾盛怒而不止则伤志，志伤则喜忘其前言，明明因暴怒引火上浮，致神离于精耳，精亦可从骤亏？惟引其火使归于精，精与神相合而自复，又何必益精。《千金·杂补门》治阴痿，精薄而冷，方后注欲多房室倍蛇，欲坚倍远志，欲大倍鹿茸，欲多精倍钟乳，亦可见用远志者为坚志意，非益其精之谓也。远志何以能坚其志？盖房室之事，源发于心，心有所忆谓之意，意之所存谓之志，其志不回，则其火不散，而阴不泄，此即与不忘强志倍力之经文一贯矣，于此见善忘即志不坚，志之不坚，即神之注于精不纯一，其取义仍在远志之苗短根长，自上下下，苦温以醒发其火耳，益精云乎哉？

五、补益类调意药

人参

《本草乘雅》：人参功力，安定精神魂魄意志，于仓忙纷乱之际，转危为安。定亡为存。生处背阳向阴，当入五脏，以类相从也。人身卫气，日行于阳道则寤，夜入于五脏则寐。则凡病剧张惶，不能假寐者，人参入口，便得安寝，此即入藏养阴，安精神，定魂魄之外征矣。天资万物之始，地资万物之生，人则参天两地，禀万物之灵，人参虽质依于草，而克肖乎人，是具足三才，乃精英之气，融结所成也。色白属金，气寒喜阴，属水，花色纯紫，及生处上有紫气属火，三极属木，味甘五叶属土，五行周备，是补五脏，而奠安神舍，则邪僻自除，窍穴明彻，济弱扶倾，运用枢纽者也。顾彼命名之义，功德作用可知。

淫羊藿

《景岳全书》：味甘，气辛，性温，乃手足阳明少阴、三焦命门药也。主阳虚阳痿，茎中作痛。化小水，益精气，强志意，坚筋骨，暖下部一切冷风劳气，筋骨拘挛。补腰膝、壮真阴，及年老昏耄，中年健忘。凡男子阳衰，女子阴衰，艰于子嗣者，皆宜服之。服此之法，或单用浸酒，或兼佐丸散，无不可者。制法：每择净一斤，以羊脂四两，同炒油尽用之

第五节　志　类　药

一、解表类调志药

防风

《药性论》:主心腹痛,四肢拘急,行履不得,经脉虚羸,主骨节间疼痛。《日华子本草》治三十六般风,男子一切劳劣,补中,益神,风赤眼,止泪及瘫痪,通利五脏,头脉,五劳七伤,羸损,盗汗,心烦体虚,能安神定志,匀气脉。

苍耳子

《神农本草经》:味甘,温。主治风头寒痛,风湿周痹,四肢拘挛痛,恶肉死肌。久服益气,耳目聪明,强志轻身。

《本草蒙筌》:味苦、甘,气温。味苦、辛,微寒。有小毒。最忌猪肉、米泔。散疥癣细疮遍身瘙痒者立效,驱风湿周痹四肢挛急者殊功。止头痛善通顶门,追风毒任在骨髓。杀疳虫湿䘌,主恶肉死肌。益气开聪明,强志暖腰膝。亦堪久服,明目轻身。

生姜

《名医别录》:味辛,微温。主治伤寒头痛、鼻塞、咳逆上气,止呕吐。又,生姜,微温,辛,归五脏。去淡,下气,止呕吐,除风邪寒热。久服小志少智,伤心气。

二、清热类调志药

苦参

《名医别录》:无毒,养肝胆气,安五脏,定志,益精,利九窍,除伏热,肠澼,止渴,醒酒,小便黄赤,治恶疮,下部䘌,平胃气,令人嗜食。

《开宝本草》:味苦,寒,无毒。养肝胆气,安五脏,定志,益精,利九窍,除伏热,肠澼,止渴,醒酒,小便黄赤,疗恶疮,下部匿疮,平胃气,令人嗜食轻身。

《本草》云:主心腹结气,癥瘕积聚,黄疸,溺有余沥,逐水除痈肿,补中,明目止泪。养肝胆气,安五脏,定志益精,利九窍,除伏热肠澼,止渴醒酒,小便黄赤,疗恶疮,下部䘌,平胃气,令人嗜食轻身。

《神农本草经疏》:苦参禀天地阴寒之气而生,其味正苦,其气寒而沉,纯阴无毒。足少阴肾经君药也。苦以燥脾胃之湿,兼泄气分之热,寒以除血分之热。热则生风，风湿合则生虫，故主心腹结气，癥瘕积聚，黄疸，溺有余沥，逐水，除痈肿，明目止泪，利九窍，除伏热，肠澼，止渴醒酒，小便黄赤，疗恶疮，下部匿疮。胃家湿热盛则口淡不思食，食亦不生肌肉，湿热散则胃气平和而令人嗜食矣。其曰补中养肝胆气，安五脏，定志，益精，轻身者，通指热散湿除，则脏腑气血安和而致然也。味既至苦，性复阴寒，善能杀虫，故《药性论》治热毒风，皮肤烦躁生疮，赤癞眉脱，主除大热嗜睡。

简误：苦参虽能泄血中之热，除湿热生虫为疠，然以其味大苦，气大寒，久服能损肾气，肾虚而无大热者，勿服。

《本草蒙筌》：味苦，气寒。沉也，纯阴。无毒。反藜芦莫入，恶贝母菟丝。使宜玄参，惟作丸服。不入汤散。治肠风下血及热痢刮痛难当，疗温病狂言致心躁结胸垂死。赤癞眉脱者，驱风有功；黄疸遗溺肿，逐水立效。扫遍身痒疹，止卒暴心疼。除痈肿，杀疥虫。破癥瘕，散结气。养肝气明目止泪，益肾精解渴生津。利九窍通便，安五脏定志。

《药鉴》：气寒，味苦，无毒，沉也，阴之阴也。主治痈肿，杀疥虫，消热毒。破癥瘕，散结滞。养肝气，安五脏，定诸志。同菊花明目，止目益精。同麦冬解渴，生津利窍。赤癞眉脱者，君诸药驱风甚捷。黄疸遗溺者，主利药逐水立效。同槐花除肠风下血，及热痢刮痛难当。同茵陈疗湿病狂言，致心燥结胸垂死。少入麻黄，能扫遍身痒疹。佐以山栀，能止卒暴心疼。使玄参，反藜芦，恶贝母、菟丝。

《本草新编》：苦参，味苦，气寒，沉也，纯阴，无毒。入心、肝、肾、大肠之经。治肠风下血，热痢刮痛难当，疗狂言心燥，结胸垂死；赤癞眉脱者，祛风有功；黄疸遗溺者，逐水立效。扫遍身痒疹，止卒暴心疼，杀疥虫，破癥瘕，散结气，明目止泪，解渴生津，利九窍，通大便。第过于迅利，宜少用为佐使，不宜多用为君臣。至称益肾、安五脏、定心志，不可信之辞也。

或问苦参非益肾之药，夫人而知之也，但未知其所以损肾之故乎？苦参之不益肾，岂待问哉。沉寒败肾，必有五更泄利之病；苦寒泻肾，必有少腹作痛之疴。苦参味苦而寒，气沉而降，安得不败肾而泻肾乎。而五更泄利，小腹作痛，必不能免矣。败泻肾气，而反言益肾，殊不可解，愿吾子勿信也。

生地黄

《日华子本草》：干地黄，助心胆气，安魂定魄，治惊悸，劳劣心肺损，吐血鼻衄，妇人崩中血运，助筋骨，长志。日干者，平，火干者，温。

玄参

《本草乘雅》：玄正子半，一阳将复之时也。非动非静，若显若匿，一点微芒，万钧之力；其味苦，已向乎阳，其气寒，未离乎阴，俨似少阴之枢象。参赞化育之元始，具备少阴之体用者也。主治功力，与芍药相似，芍则端倪已破，玄则酝借幽微，故主寒热积聚之欲成坚凝闭密，与产乳余疾之已出未净，补肾气者，补肾气方萌之机兆，非补肾藏欲藏之形质。体用周备，则精华上注，故令目明。冬三月，此谓闭藏，使志若伏，若匿，若有私意，若已有得，非水凝如石之肾气独沉矣。

牡丹皮

《本草》云：主寒热中风，瘈疭痉，惊痫邪气。除癥坚，瘀血留舍肠胃。安五脏，疗痈疮，除时气头痛，客热，五劳之气，腰痛，风噤，癫疾。

易老云：治神志不足，神不足者手少阴，志不足者足少阴，故仲景八味丸用之。牡丹乃天地之精，群花之首。叶为阳，发生；花为阴，成实；丹为赤，即火，故能泻阴中之火。牡丹皮；手厥阴，足少阴，治无汗骨蒸；地骨皮，足少阴，手少阳，治有汗骨蒸也。

《本草蒙筌》：味辛、苦，气寒。阴中微阳。无毒。经入足肾少阴，及手厥阴包络。忌葫蒜，畏菟丝。凉骨蒸不遗，止吐衄必用。除癥坚瘀血留舍于肠胃中，散冷热血气攻作于生产后。仍主神志不足，更调经水欠匀。治风痫定搐止惊，疗痈肿排脓住痛。

谟按：牡牝乃天地称，牡则为群花首。花为阴成实，叶为阳发生。丹系赤色象离，阴中之火能泻。故丹溪云：地骨皮治有汗骨蒸，牡丹皮治无汗骨蒸。盖有见于此尔。《本经》又云：主神志不足。神不足，手少阴也；志不足，足少阴也。张仲景八味丸用者，又非主于斯乎。

《景岳全书》：味辛苦，气微凉，气味俱轻，阴中阳也。赤者行性多，白者行性缓，入足少阴及手厥阴经。忌葫蒜。凉骨蒸无汗，散吐衄于血，除产后血滞寒热，祛肠胃蓄血癥坚，仍定神志，通月水，治惊搐风痫，疗痈肿住痛。总之，性味和缓，原无补性，但其微凉而辛，能和血凉血生血，除烦热，善行血滞，滞去而郁热自解，故亦退热。用此者，用其行血滞而不峻。

《本草备要》：泻伏火而补血。

辛甘微寒。入手足少阴、心、肾。厥阴。心包、肝。泻血中伏火，色丹故入血分，时珍曰：伏火即阴火也，阴火即相火也。世有专以黄柏治相火，不知丹皮之功更胜，故仲景肾气丸用之。和血凉血而生血，血热则枯，凉则生。破积血，积瘀不去则新血不生。通经脉，为吐衄必用之药。血属阴本静，因相火所逼，故越出上窍。治中风五劳，惊痫瘛疭。筋脉伸缩抽掣为瘛疭，或手足抽掣，口眼歪斜，卒然眩仆，吐涎身软，时发时止为痫。皆阴虚血热，风火相搏，痰随火涌所致。除烦热，疗痈疮，凉血。下胞胎，退无汗之骨蒸。张元素曰：丹皮治无汗之骨蒸，地骨皮治有汗之骨蒸。神不足者手少阴，志不足者足少阴，故仲景肾气丸用丹皮，治神志不足也。按《内经》云：水之精为志，故肾藏志，火之精为神，故心藏神。畏贝母、菟丝、大黄，忌蒜、胡荽、伏砒。时珍曰：花白者补，赤者利，人所罕悟，宜分别之。

《本经逢原》：牡丹皮入手、足少阴厥阴，治血中伏火，故相火胜肾，无汗骨蒸为专药。《本经》主寒热中风，瘈疭惊痫等证，以其味辛气窜，能开发陷伏之邪外散。惟自汗多者勿用，为能走泄津液也。痘疹初起勿用，为其性专散血，不无根脚散阔之虑。王安道云：志不足者，足少阴病也，故仲景肾气丸用之。后人惟知黄柏治相火，不知丹皮之功更胜也。又癥坚瘀血留舍肠胃，及阴虚吐血、衄血必用之药，以能行瘀血，而又能安好血。有破积生新，引血归经之功，故犀角地黄汤用之。凡妇人血崩，及经行过期不净，属虚寒者禁用。又赤者利血，白兼补气，亦如赤、白芍药之义。诸家言其性寒，安有辛香而寒者乎？

《本草求真》：[批]泻肾血分实火实热，治无汗骨蒸。

牡丹皮专入心、肾、肝。辛苦微寒，能入手少阴心、足少阴肾、足厥阴肝，以治三经血中伏火。时珍曰：伏火即阴火也，阴火即相火也。相火炽则血必枯、必燥、必滞，与火上浮而见为吐、为衄；汪昂曰：血属阴，本静，因相火所逼，故越出上窍。虚损与风与痰与火相搏，而见五痨惊痫瘛疭；瘛则筋急而缩，疭之则筋缓而伸，或伸或缩，手如拽锯，谓之瘛疭，即俗所谓为搐。惊则外有所触，心无所生。痫则卒然昏仆，身软吐痰，时发时止。五痨：一曰志痨、二曰心痨、三曰思痨、四曰忧痨、五曰疲痨。瘀结而见疮疡痈毒产难，并无汗滑蒸。阴虚又兼邪郁，故见无汗骨蒸。用此不特味辛而散血中之实热，且有凉相火之神功，世人专以黄柏治相火，而不知丹皮之功更胜。盖黄柏苦寒而燥，初则伤胃，久则败阳，苦燥之性徒存，而补阴之功绝少。丹皮赤色象离，能泻阴中之火，使火退而阴生，所以入足少阴而佐滋补之用，较之黄柏，不啻霄壤矣。张元素曰：丹皮治无汗之骨蒸，地骨皮治有汗之骨蒸。神不足者手少阴心，志不足者足少阴肾，仲景。肾气丸用丹皮，治神志不足也。《内经》曰：水之精为志，故肾藏志；火之精为神，故心藏神。但补性少而泄性多，凡虚寒血崩，经行过期不尽者，为并禁焉。赤者[批]赤丹皮，利血白者[批]白丹皮，兼补气。

《本草新编》：牡丹皮，味辛、苦，气微寒，阴中微阳，无毒。种分赤、白，性味却同。入肾、肝二经，兼入心包络。凉骨蒸之热，止吐血、衄血、呕血、咯血，兼消瘀血，除癥坚，定神志，更善调经，止惊搐，疗痈肿，排脓住痛。亦臣、佐使之药，而不可为君也。仲景张夫子入之八味丸中，所以治汉武帝消渴之症也。消渴，本是热症，方中加入桂、附，以火治火，奇矣。盖此火乃相火，而非火。相火者，虚火也。实火可泻，虚火必须滋补；阳火可以水折，阴火必须火引。地黄汤中既用熟地、山药以滋阴，不用桂、附以引火，则火不归源，而渴终不可止。但既用桂、附以引火，而火归于下焦，而上焦余热，何能顿清。吾恐命门之火已归于肾宫，心包之火仍炎于心位，热必余焰尚存，而渴仍不止也。故方中又加入牡丹皮，调和于心、肝、肾之际，滋肾而清其肝中之木，使木不助心包之火。而牡丹皮又自能直入于膻中，以凉其热，下火既安，而上火亦静，火宅之中，不成为清凉之境乎。此仲景夫子制方之神，而亦牡丹皮之功，实有如是者也。不特此也，牡丹皮在六味地黄丸中，更有奇议。肾有补无泻，用熟地、山药以补肾，又何必用牡丹皮以滋其骨中之髓耶。若云泻火，则已有泽泻矣；若云健脾，则已用茯苓矣；若云涩精，则已用山萸矣。然则何所取，而又用牡丹皮哉？不知牡丹皮，所以佐五味之不足也。补阴之药过于寒，则阴不能生，而过于热，则阴亦不能生。六味丸中不寒不热，全赖牡丹皮之力，调和于心、肝、脾、肾之中，使骨中之髓温和，而后精闭于肾内，火泻于膀胱，水湿化于小便，肺气清肃，脾气健旺，而阴愈生矣。

三、祛风湿类调志药

五加皮

《神农本草经疏》：五加皮在天得少阳之气，为五车星之精，在地得火金之味，故其味辛，其气温，而其性无毒。《别录》加苦，微寒。气味俱厚，沉而阴也。入足少阴，足厥阴经。观《本经》所主诸证，皆因风寒湿邪伤于二经之故，而湿气尤为最也。其治疝气腹痛，疗澼小儿不能行，阴蚀痈疮，男子阴痿囊下湿，小便余沥，女人阴痒，脊痛两脚疼痹风弱者，何莫非二经受风寒湿邪所致。经云：伤于湿者，下先受之。又云：地之湿气，感则害人皮肉筋脉。肝肾居下而主筋骨，故风寒湿之邪多自二经先受。此药辛能散风，湿能除寒，苦能燥湿，二脏得其气而诸证悉瘳矣。又湿气浸淫则五脏筋脉缓纵，湿气留中则虚羸气乏，湿邪既去则中焦治而筋骨自坚，气日益而中自补也。其主益精强志者，肾藏精与志也。轻身者，除风湿之效也。耐老者，补肝肾之功也。

简误：下部无风寒湿邪而有火者，不宜用。肝肾虚而有火者，亦忌之。

《药性解》：五加皮，味辛苦，性温，无毒，入肺、肾二经。主心腹腰膝痛、疝气、骨节拘挛多年、瘀血在皮肤、阴痿囊湿，小儿脚软、女子阴痒阴蚀，补劳伤，坚筋骨，益志气，添精髓。远志为使，畏蛇皮、玄参。

《本草思辨录》：五加皮茎柔皮脆，用在于根，宜下焦风湿之缓证。若风湿搏于肌表，则非其所司。古方多浸酒、酿酒及酒调末服之，以行药势。

心疝少腹有形为寒，肺热生痿躄为热，《本经》并主之。刘潜江云：肾肝气虚，故病于湿，湿者阴之淫气也，阴淫则阳不化而为风；风者阳之淫气也，阳淫则阴愈不化而更病于湿。至病湿，固已阴锢阳、阳蚀阴而成湿热矣。按此论甚精。五加皮辛苦而温，惟善化湿耳。化其阴淫之湿，即驱其阳淫之风。风去则热已，湿去则寒除。即《别录》之疗囊湿、阴痒、小便余沥、腰肢痛痹、风弱、五缓，皆可以是揆之。邹氏以《本经》之益气，《别录》之坚筋骨强志意，为身半以上事。实则肾肝受治之益，不必析之为两事也。

茯苓

《神农本草经疏》：茯苓生于古松之下，感土木之气而成质，故其味甘平，性则无毒。入手足少阴，手太阳，足太阴、阳明经，阳中之阴也。胸胁逆气，邪在手少阴也。忧恚惊邪，皆心气不足也。恐悸者，肾志不足也。心下结痛，寒热烦满咳逆，口焦舌干，亦手少阴受邪也。甘能补中，淡而利窍，利中则心脾实，利窍则邪热解，心脾实则忧恚惊邪自止，邪热则心下结痛，寒热烦满咳逆，口焦舌干自除。中焦受湿热则口发渴，湿在脾，脾气弱则好睡。大腹者，脾土虚不能利水，故腹胀大也，淋沥者，脾受湿邪则水道不利也。膈中痰水，水肿，皆缘脾虚所致。中焦者，脾土之所治也，中焦不治故见斯病。利水实脾，则其证自退矣。并胸腑，调脏气，伐肾邪者，何莫非利水除湿，解热散结之功也。长益气力，保神守中，久服安魂养神，不饥延年者，补心脾，伐肾邪，除湿利窍之极功也。白者入气分，赤者入血分，补心益脾，白优于赤；通利小肠专除湿热，赤亦胜白。

茯神，抱木心而生，以此别于茯苓。《别录》谓茯神平。总之，其气味与性，应是茯苓一样。茯苓入脾肾之用多，茯神入心之用多。故主辟不祥，疗风眩风虚，五劳，口干，止惊悸，多恚怒善忘，开心益智，劳魂魄，养精神。《药性论》又云：茯神君，味甘无毒。主惊痫，安神安志，补劳乏，主心下急痛坚满，人虚而小肠不利，加而用之。

四、理气类调志药

木香

《神农本草经》：味辛，温。主治邪气，辟毒疫温鬼，强志，治淋露。久服不梦寤魇寐。

《汤液本草》：气热，味辛苦，纯阳。味厚于气，阴中阳也，无毒。

《象》云：除肺中滞气，若治中、下焦气结滞，须用槟榔为使。

《珍》云：治腹中气不转运，和胃气。

《心》云：散滞气，调诸气。

《本草》云：治邪气，辟毒疫瘟鬼，强志，主淋露，疗气劣，肌中偏寒，主气不足，消毒，温疟蛊毒，行药之精。

《本经》云：主气劣、气不足，补也；通壅气，导一切气，破也。安胎、健脾胃，补也；除痃癖块，破也。与本条补破不同，何也？易老以为破气之剂，不言补也。

《神农本草经疏》：味辛，温，无毒。是禀夏秋之阳气以生，兼得土之阳精，故无毒。性属纯阳，故主邪气，辟毒疫温鬼。阳主清明开发，故强志及不梦寤魇寐。行药之精，皆阳盛气烈之功也。

《本草乘雅》：上为木象，彻具春宣。木香，香草也。名木者，当入肝，故色香气味，各具角木用。亦入脾，故根枝节叶，亦各具宫土数。入脾则夺土郁，入肝则达木郁。经云：木郁则达之，土郁则夺之。夺土即所以达木，达木即所以夺土；土以木为用，木以土为基也。邪气毒疫，温鬼淋露，梦寤魇寐，致郁土郁木者，咸可达之夺之。强志者，即强木土之用，得以行其志耳。

《本经逢原》：辛苦，温，无毒。生用理气，煨熟止泻。

木香气香味厚，不独沉而下降，盖能理胃以下气滞，乃三焦气分之药，兼入肺、脾、肝三经，能升降诸气。故上焦气滞贲郁宜之者，金郁则泄之也。然虽入肺，而肺燥气上者，良非所宜。其中焦气滞不运宜之者，脾胃喜芳香也。下焦气滞后重宜之者，塞者通之也。若治中脘气滞不运，心腹疼痛，以槟榔佐之，使气下则结痛下散矣。《本经》辟疫毒邪气，强志，主淋露，以其辛燥助阳，善开阴经伏匿之邪。《大明》治心腹一切气，膀胱冷痛，呕逆反胃，霍乱泻痢，健脾消食，安胎。甄权治九种心痛，积年冷气痃癖，癥块胀痛，壅气上冲，烦闷羸劣，女人血气刺痛不可忍。然香燥而偏于阳，肺虚有热，血枯而燥，及阴火冲上者勿服。

《本草崇原》：木香其臭香，其数五，气味辛温，上彻九天，禀手足太阴天地之气化，主交感天地之气，上下相通。治邪气者，地气四散也。辟毒疫温鬼者，天气光明也。强志者，天一生水，水生则肾志强。主淋露者，地气上腾，气腾则淋露降。天地交感，则阴阳和，开合利，故久服不梦寤魇寐。梦寤者，寤中之梦。魇寐者，寐中之魇也。

《本草经解》：木香，气秉天春和之木气，入足厥阴肝经；味辛无毒而香燥，得地燥金之正味，入足阳明胃经。气味俱升，阳也。

辛温益胃，胃阳所至，阴邪恶毒鬼气皆消，所以主邪气毒疫瘟鬼也。辛润之品，能益阳明，阳明之气，能强志气。淋露者，小便淋沥不止，阳气虚，下陷也。阳者，肠胃之阳也，辛温益胃，胃阳充而淋露止也。

久服则阳胜，阳不归于阴，故不梦寤。阳气清明，阴气伏藏，故不魇寐也。

《神农本草经百种录》：味辛。主邪气，辟毒疫温鬼，气极芳烈，能除邪秽不祥也。强志，香气通于心，主淋露。心与小肠为表里，心气下交于小肠，则便得调矣。久服不梦寐、魇寐。心气通则神魂定。

木香以气胜，故其功皆在乎气。《内经》云：心主臭。凡气烈之药皆入心。木香，香而不散，则气能下达，故又能通其气于小肠也。

《本经续疏》:强志之义,具见远志,木香气温味辛苦,其气芳郁,宜乎性刚而散发者,岂亦能凝神于精、摄阳于阴耶?夫灯烛之譬,在于远志,原喻以芯剔翳沁膏,厥功懋矣。然膏中有故,独不能使灯不明乎?即膏中有故,系滓厚而沉浊者,犹非木香能为力也。灯既张矣,飞蛾青虫焦焉,渍于膏而虽出,将死未死,宛转蠕动,膏荡摇灯亦为之不明,非刚者挑而去之不可,此木香所为强志也。夫木香之首功为主邪气,则明非膏中所自有矣。曰毒曰鬼,皆阴也,必丽于阴。然毒而曰疫,鬼而曰温,不犹么麽之类,虽属夜出,然能飞扬者乎。是木香之治,治阴厉之气,反受质于阳,善飞扬而著人身之阴者,则导而出之于阳,以成其神,不摇于精,阳自摄于阳而不耗。夫阴之功,能入于阴,以其似枯骨也,能去阴中之客阳为累,以其气温味辛也,能不耗阴,以其质粘牙也。故夫淋露者,火在水中,致水流涩。梦寤魇寐者,神归阴分,为热所扰,皆阴中不靖,栖阳不稳之病,与远志之使阳归阴而阴不受翳累者,原大相径庭。至于别录所增治疗,若主气不足,致毒鬼温邪之伏于阴,气劣不行,致阳之不得偏于外,皆注本经而推广之词,独行药之精一语,他味不常有。夫药物行阳行阴者多矣,若阴中行阳、阳中行阴者则较寡,而此非特于阴中行阳,且能于阴中行阴,药之精微,使合于阳而成化育,则亦以其味辛在苦中,而其质粘牙而不粘舌,比之龙骨粘舌而不粘牙者为不侔,以彼之摄火于土,则知此为摄火于水,仍能使交于火矣。

五、温里祛寒类调志药

乌头

《药性论》:使,远志为之使,忌豉汁,味苦,辛,大热,有大毒。能治恶风憎寒,湿痹逆气,冷痰包心,肠腹疠痛,痃癖气块,益阳事,中风洗洗恶寒,除寒热,主胸中痰满冷气,不下食,治咳逆上气,治齿痛,破积聚寒,主强志。

六、理血类调志药

丹参

《日华子本草》:养神安志,通利关脉,治冷热劳,骨节疼痛,四肢不遂,排脓,止痛,生肌,长肉,破宿血,补新生血,安生胎,落死胎,止血崩,带下。调妇人经脉不匀,血邪心烦恶疮疥癣,瘿赘肿毒,丹毒,头痛,赤眼,热温狂闷。

《药性解》:丹参,味苦,性微寒,无毒,入心经。养神定志,破结除癥,消痈散肿,排脓止痛,生肌长肉,治风邪留热、眼赤狂闷、骨节疼痛、四肢不遂,破宿血,补新血,安生胎,落死胎,理妇人经脉不调、血崩带下。

《景岳全书》:味微苦、微甘、微涩,性微凉,无毒。反藜芦。能养血活血,生新血,行宿血,故能安生胎,落死胎;血崩带下可止,经脉不匀可调。此心脾肝肾血分之药,所以亦能养阴定志,益气解烦,疗眼疼脚痹,通利关节,及恶疮疥癣,赤眼丹毒,排脓止痛,长肉生肌。

《本草备要》:补心,生血,去瘀。气平而降,《本经》微寒。弘景曰:性应热。味苦色赤。入心与包络。破宿血,生新血,瘀去然后新生。安生胎,养血。堕死胎,去瘀。调经脉,风寒湿热,袭伤营血,则经水不调。先期属热,后期属寒,又有血虚、血瘀、气滞、瘀阴之不同。大抵妇人之病,首重调经,经调则百病散。除烦热,功兼四物,一味丹参散,功同四物汤。为女科要药。治冷热劳,骨节痛,风痹不随,手足缓散,不随人用。经曰:足受血而能步,掌受血而能握。肠鸣腹痛。崩带癥瘕(音征加)。癥者,有块可征,瘕者,假也,移动聚散无常,皆血病。血虚血瘀之候,又治目赤疝痛,疮疥肿毒,排脓生肌。郑奠一曰:丹参养神定志,通利血脉,实有神验。畏咸水。忌醋。反藜芦。

《本草求真》:[批]破心包血瘀,安神志。

丹参专入心包络,兼入肝。味苦色赤,性平而降。时珍曰:五参五色配五脏。故人参入脾曰黄参,沙参入肺曰白参,玄参入肾曰黑参,牡蒙入肝曰紫参,丹参入心曰赤参,其苦参则右肾命门药也,古人舍紫参而称苦参,未达此义。书载能入心包络破瘀一语,已尽丹参功效矣。然有论其可以生新安胎,调经除烦,养神定志,及一切风痹,崩带癥瘕,目赤疝痛,疮疥肿痛等症。时珍曰:《妇人明理论》云四物汤治妇人病,不问产前产后,经水多少,皆可通用。惟一味丹参散主治与之相同。盖丹参能破宿血,补新血,安生胎,落死胎,止崩中带下,调经脉,其功大类当归、地黄、芎䓖、芍药故也。[批]四物汤亦有产前产后不得妄用,愿医者勿拘死法可耳。总皆由其瘀去,以见病无不除,非真能以生新安胎,养神定志也。凡妊娠无故大便不实者,切忌。

血余炭

《景岳全书》:味微苦,性温气盛,升也,阴中阳也。在古药性不过谓其治咳嗽,消瘀血,止五淋、赤白痢疾,疗大小便不通,及小儿惊痫,治哽噎、痈疽疔肿,烧灰吹鼻,可止衄血等证。然究其性味之理,则自阴而生,自下而长,血盛则发盛,最得阴阳之生气。以火炮制,其色甚黑,大能壮肾,其气甚雄,大能补肺。此其阴中有阳,静中有动,在阴可以培形体,壮筋骨,托痈疽;在阳可以益神志,辟寒邪,温气海,是诚精气中最要之药,较之河车、鹿角胶阴凝重著之辈,相去远矣。凡补药中,自人参、熟地之外,首当以此为亚。

七、安神类调志药

磁石

《得配本草》:柴胡为之使。伏丹砂。

辛、咸,平。入足少阴经。坠炎上之火以定志,引肺金之气以入肾。水得金而自清,火不攻而自伏。除烦闷,逐惊痫,聪耳明目。

得朱砂、神曲,交心肾,治目昏内障。磁石使精水不外遗,朱砂使邪火不上侵。配人参,治阳事不起。佐熟地、萸肉,治耳聋;相火不上,则气清而聪。和面糊调涂囟上,治大肠脱肛。入后洗去。

地榆汁煮,火煅醋淬用。入肠恐致后患。纱包入药煎,但取其气为妥。

诸石有毒。不宜久用。独磁石性禀冲和,常服亦可。

酸枣仁

《本草蒙筌》:味酸,气平。无毒。因肉味酸,故名酸枣。能治多眠不眠,必分生用炒用,多眠胆实有热,生研末,取茶叶姜汁调吞;不眠胆虚有寒,炒作散,采竹叶煎汤送下。倘和诸药共剂,却恶防己须知。宁心志,益肝补中;敛虚汗,驱烦止渴。去心腹寒热,五脏能安。

《本草新编》:酸枣仁,味酸,气平,无毒。入心、肝、胆与胞络四经。宁心志,益肝胆,补中,敛虚汗,祛烦止渴,安五脏,止手足酸痛,且健筋骨,久服多寿。以上治疗,俱宜炒用,惟夜不能眠者,必须生用,或神思昏倦,久苦梦遗者,亦宜生用。可为臣佐,多用尤佳,常服亦妙也。

或问酸枣仁止能益心,何以补肾之药,古人往往用之乎?盖心肾原不可两治也。因世人贪色者多,仲景夫子所以止立六味、八味,以补肾中之水火宜。然而肾火原通于胞络,而肾水原通于心,补心未尝不能益肾,古人所以用枣仁以安心,即安肾也。且世人入房而强战者,心君不动,而相火乃克其力以用命。心君一移,而相火即懈,精即下泄。可见补心所以补肾,心气足而肾气更坚,不信然哉。

或问酸枣仁之治心也,不寐则宜炒,多寐则宜生,又云夜不能寐者,必须生用。何其自相背谬耶?不知此实用药之机权也。夫人不寐,乃心气之不安也,酸枣仁安心,宜用之以治不寐矣。然何以炒用枣仁则补心也?夫人多寐,乃心气之大昏也。炒用,则补心气而愈昏;生用,则心清而不寐耳。夜不能寐者,乃心气不交于肾也;日不能寐者,乃肾气不交于心也。肾气不交于心,宜补其肾;心气不交于肾,宜补其心。用枣仁正所以补心也。补心宜炒用矣,何以又生用。不知夜之不寐,正心气之有余,清其心,则心气定,而肾气亦定矣,此所以必须生用。若日夜不寐，正宜用炒，而不宜用生矣。

或疑枣仁安心，人人知之，安心而能安肾，此则人未知也。曰：枣仁岂特安心以安肾而已乎，更能安五脏之气。盖心肾安，而五脏有不安者乎，不必其入脾、入肺、入肝而后能安也。

柏子仁

《神农本草经疏》：柏感秋令得金气，其质坚而气极芬芳，故其寄实味甘平无毒。甄权加辛，亦应有之。入足厥阴、少阴，亦入手少阴经。其主惊悸者，心藏神，肾藏精与志，心肾两虚则病惊悸。入心故养神，入肾故定志，神志得所养而宁定，则其证自除矣，芬芳则脾胃所喜，润泽则肝肾所宜，故能安五脏，五脏皆安则气自益矣。惟除风湿痹之功，非润药所能，当是叶之能事耳。《别录》疗恍惚，即惊悸之渐也。虚损吸吸，精气微也，历节腰中重痛，肝肾不足也。汗乃心液，心主血，益阴血则诸证悉瘥矣。

叶：味苦而微温，义应并于微寒，故得主诸血，崩中赤白。若夫转身益气，令人耐寒暑，则略同于柏实之性矣。惟生肌去湿痹，乃其独擅之工也。

简误：柏子仁，体性多油，肠滑作泻者勿服。膈间多痰者勿服，阳道数举，肾家有热，暑湿作泻，法咸忌之。已油者勿用入药。

《景岳全书》：味甘平，性微凉，能润心肺，养肝脾，滋肾燥，安神魂，益志意。故可定惊悸怔忡，益阴气，美颜色，疗虚损，益血止汗，润大肠，利虚秘，亦去百邪鬼魅，小儿惊痫。总之，气味清香，性多润滑，虽滋阴养血之佳剂，若欲培补根本，乃非清品所长。

《得配本草》：辛，平、微凉。入手少阴、足厥阴经气分。安五脏，宁神志。去鬼交，定惊悸，利虚秘，治惊痫。

得远志少许，升肾气交心。配松子、麻子仁，治老人虚秘。

痰多，肺气上浮，大便滑泄，胃虚欲吐，四者禁用。

远志

《神农本草经》：味苦，温。主治咳逆伤中，补不足，除邪气，利九窍，益智慧，耳目聪明，不忘，强志，倍力。

《神农本草经疏》：远志感天之阳气，得地之芳烈而生，故无毒，亦阳草也。其菖蒲之流乎。其味苦温，兼微辛，为手少阴经君药，兼入足太阴经。苦能泄热，温能壮气，辛能散郁，故主咳逆伤中，补不足。养性全神明，故除邪气。阳主发散，故利九窍，心气开通则智慧自益。经曰：心为君主之官，神明出焉。天君既定，五官自明，故耳目聪明，不忘强志。阳气盛则力增长，男子属阳，故利丈夫。定心气，止惊悸者，心脏得补而实，故心气定而惊悸止也。心火不妄动则阳不安举，精不摇矣，故益精，心下膈气是心气郁而不舒也，皮肤中热而目黄者，湿热在上部也，苦以泄之，温以畅之，辛以散之，则二证自去矣。久服轻身不老，好颜色，延年者，心主血，心气足则血色华于面，君主强明则十一官皆得职，故延年不老，阳气日积故身轻也。人之心肾，昼夜必交，心家气血旺盛，则肾亦因之而实，肾藏精与志，肾实故志强也。

简误：心经有实火为心家实热，应用黄连、生地黄者，禁与参、术等补阳气药同用。

《本草蒙筌》：味苦，气温。无毒。益精壮阳，强志倍力，辟邪气，去邪梦，定心气，安心神。增益智慧不忘，和悦颜色耐老。仍利九窍，亦补中伤。咳逆能驱，惊悸可止。治小儿惊痫客忤，疗妇人血禁失音。

《药鉴》：气温，味苦，无毒。主和颜悦色，轻身耐老。利九窍而补中伤，除咳逆而驱惊悸，益智慧而善不忘。小儿惊痫客忤，非此莫治。妇人血噤失音；非此莫疗。大都温则能补，故能益精气，壮阳神，强志倍力。苦则能泄，故能辟邪气，去邪梦，安心定神。畏珍珠、藜芦。

《景岳全书》：味微苦、微辛，气温，阳也，升也。制以甘草汤，浸一宿，晒干炒用。功专心肾，故可镇心止惊，辟邪安梦，壮阳益精，强志助力。以其气升，故同人参、甘草、枣仁，极能举陷摄精，交接水火。但可为佐，用不宜多。神气上虚者所宜，痰火上实者当避。

《本草备要》：补心肾。

苦泄热，温壮气，辛散郁。主手少阴。心。能通肾气上达于心。强志益智，补精壮阳，聪耳明目，利九窍，长肌肉，助筋骨，治迷惑善忘，惊悸梦泄，能交心肾。时珍曰：远志入足少阴肾经，非心经药也。强志益精，故治健忘，盖精与志，皆藏于肾，肾精不足，则志气衰，不能上通于心，故健忘梦泄也。肾积奔豚，一切痈疽。酒煎服。《经疏》曰：痈疽皆属七情忧郁恼怒而得。远志辛能散郁。昂按：辛能散郁者多矣，何独远志？《三因》云：盖亦补肾之力耳。缪希雍，著《本草经疏》。畏珍珠、藜芦。得茯苓、龙骨良。

《本经逢原》：远志入足少阴肾经气分，非心经药也。专于强志益精，主梦泄，盖精与志，皆肾所藏，肾气充，九窍利，智慧生，耳目聪明，邪气不能为害。肾气不足，则志气衰。不能上通于心，故迷惑善忘；不能闭蛰封藏，故精气不固也。小便赤浊，用远志、甘草、茯神、益智为丸，枣汤服效，取其为阴火之向导也。昔人治喉痹失音作痛，远志末吹之，涎出为度，取其通肾气而开窍也。又治妇人血噤失音，及一切痈疽，嗅鼻，治脑风，杀乌附毒辣。惟水亏相火旺者禁服，以其善鼓龙雷之性也。《本经》言治咳逆伤中，详远志性温助火，非咳逆所宜，当是呕逆之误，以其性禀纯阳，善通诸窍，窍利则耳目聪明，强志不忘，皆益肾气之验。《别录》云：去心下膈气，非呕逆之类乎？一切阴虚火旺，便浊遗精，喉痹肿痛，慎用！苗名小草，亦能利窍，兼散少阴风气之结也。

《本草崇原》：远志气味苦温，根荄骨硬，禀少阴心肾之气化。苦温者，心也。骨硬者，肾也。心肾不交，则咳逆伤中。远志主交通心肾，故治咳逆伤中。补不足者，补心肾之不足。除邪气者，除心肾之邪气。利九窍者，水精上濡空窍于阳，下行二便于阴也。神志相通，则益智慧。智慧益，则耳目聪明。心气盛，则不忘。肾气足，则强志倍。

《本草求真》：[批]补火通心。

远志专入肾。辛苦而温，入足少阴肾经气分，强志益精。凡梦遗善忘，喉痹失音，小便赤涩，因于肾火衰薄而致者，宜用是药以补。盖精与志皆藏于肾，肾气充则九窍利、智慧生、耳目聪明，邪气不能为害；肾气不足则志气衰，不能上通于心，故迷惑善忘，时珍曰：远志入足少阴肾经，非心经药也。其功专于强志益精，治善忘。盖精与志，皆肾经之所藏也。肾精不足则志气衰，不能上通于心，故迷惑善忘。不能蛰闭封藏，故精气不固也。昔人治喉痹失音作痛。火衰喉痹。远志末吹之，涎出为度，非取其通肾气而开窍乎！一切痈疽背发，从七情忧郁而得，单煎酒服，其渣外敷，投之皆愈。非苦以泄之，辛以散之之意乎！小便赤浊，用远志、甘草、茯神、益智为丸，枣汤服效，非取远志归阴以为向导之药乎！但一切阴虚火旺，便浊遗精，喉痹痈肿，慎勿妄用。

《得配本草》：得茯苓、龙骨、冬葵子良。畏珍珠、藜芦、杀天雄、附子、乌头毒。

辛、苦，温。入手足少阴经气分。开心气，去心邪，利九窍，散痈肿。

得甘草、陈皮，治脾经郁结。配川贝、茯神，除痰郁，开心窍。佐茯苓，入肾经以泄邪；佐麦冬，散心郁以宁神。若无邪，则散心之正气。研末嗅鼻，治脑风头痛。

心虚不寐。用之则有怔忡之患。肾气不足用之恐过提肾气。二者禁用。

远志一味，今皆以为补心安神之剂。其实消散心肾之气，心肾一虚，鼓动龙雷之火，而莫有底止，虚怯者实所禁用。惟心气郁结，痰涎壅塞心窍，致有神呆健忘，寤寐不宁等症，用以豁痰利气则可，若谓益精强志，使心肾交密，万万不能。

《本草经解》：远志气温，秉天春和之木气，入足厥之肝经；味苦无毒，得地南方之火味，入手少阴心经；气温味苦，入手厥阴心包络。气升味降，阳也。中者脾胃也，伤中，脾胃阴气伤也。远志味苦下气，气温益阳气，温则咳逆除，阳益则伤中愈也。补不足者，温苦之品，能补心肝二经之阳不足也。除邪气者，温苦之气味，能降心肝包络郁结之邪气也。气温益阳，阳主开发，故利九窍。九窍者，耳目鼻各二，口前后阴各一也。味苦清心，心气光明，故益智慧。心为君主，神明出焉，天君明朗，则五官皆慧，故耳目聪明不忘也。心之所之谓之志，心灵则志强。肝者敢也，远志畅肝，肝强则力倍。

《神农本草经读》：按远志气温，秉厥阴风木之气，入手厥心包络；味苦得少阴君火之味，入手少阴心经，然名络为相火，而主之者心也。

火不刑金，而咳逆之病愈。

主明则下安，安则不外兴利除弊两大事，即补不足，除邪气之说也。心为一身之主宰，凡耳目口鼻之类，无一不待其使令，今得远志以补之，则九窍利，智慧益，耳聪目明，记不忘，志强力壮，所谓天君泰然，百体从令者此也。

《神农本草经百种录》：味苦，温。主咳逆，气滞之咳。伤中补不足，心主营，营气顺则中焦自足。除邪气，利九窍，辛香疏达，则能辟秽通窍也。益智慧，耳目聪明，不忘，强志，心气通则精足神全矣。倍力。心气盛则脾气亦强，而力生也。久服轻身不老。气和之效。

远志气味苦辛，而芳香清烈，无微不达，故为心家气分之药。心火能生脾土，心气盛，则脾气亦和，故又能益中焦之气也。

《本经续疏》：远志自诩阴中醒阳、阳中宅阴……予谓譬之灯膏盈而火暗者，必挑其芯，此阴中醒阳之意也；譬之烛必芯具而膏始得附，必火然而膏始得融，此阳中宅阴之意也。两语者诚为扼要。且人之智慧聪明记忆志力运动皆火，其精血津液涕唾便溺皆膏，火以化膏为用，膏以资火为用，而火之馀烬不可使留以翳夫火，故随其所翳挑而翦之。远志者苗短根长（苗名小草，根长尺馀），根之长有以见其人膏之深，苗之短有以见其翦翳之净，此益智慧耳目聪明不忘强志倍力之说也。阳之所在，即阴之所随，阴之所资，即阳之所运，两者必胶膝融液，并无乖隔，斯得运动灵，开阖利，苟有纤尘干于其间，即机关窒强矣。远志者根似牛膝，叶以麻黄，惟其人阴者深，出阳者浅外，出之力为入下之性所掣，是以不能如麻黄之大发其阳，随窍皆透，而仅能去九窍之翳累，此除邪气利九窍之说也。震动于上，能使阳离于阴，泄澼于下，能使阴离于阳。离之甚者上伤及下，下伤及上，离之浅者则仅伤中，若上久震动在中，津液遂漓，而有阴不摄阳之兆，惟使阳能人阴，阴从阳化，乃得两气复相联聚。远志者从上下下，最为有力，犹不能及泉从下上上，终不能及其根之分寸，故仅能使由上病而伤中者复，此咳逆伤中补不足之说也。三项之中，最精微者置之极后，极笼统者反著最前，何也？是盖顺病之高下以为言，且以明远志之用虽广，而其实在由阳病以累及阴，其于由阴病而累及阳者，犹隔膜也，至若《别录》所著，皆《本经》注脚，曰去心膈气，皮肤中热，面目黄，即所谓咳逆伤中补不足也，曰定心气，止惊悸，即所谓益智慧耳目聪明不忘强志也。

古今注本草家，类以远志《本经》有不忘强志之文，《别录》有益精之文，遂互相牵合，谓惟能益精，故有不忘强志之效，不知味苦气温性燥之物，岂是益精之品。必也精本不亏，而运精之神有翳累，故拨去其翳累而神自清，神清而精自融，液谓为益精可也。《本神》篇曰肾藏精，精舍志，又曰肾盛怒而不止则伤志，志伤则喜忘其前言，明明因暴怒引火上浮，致神离于精耳，精亦可从骤亏？惟引其火使归于精，精与神相合而自复，又何必益精。《千金·杂补门》治阴痿，精薄而冷，方后注欲多房室倍蛇，欲坚倍远志，欲大倍鹿茸，欲多精倍钟乳，亦可见用远志者为坚志意，非益其精之谓也。远志何以能坚其志？盖房室之事，源发于心，心有所忆谓之意，意之所存谓之志，其志不回，则其火不散，而阴不泄，此即与不忘强志倍力之经文一贯矣，于此见善忘即志不坚，志之不坚，即神之注于精不纯一，其取义仍在远志之苗短根长，自上下下，苦温以醒发其火耳，益精云乎哉？

合欢皮

《神农本草经》：味甘，平。主安五脏，和心志，令人欢乐无忧。

《本草蒙筌》：味甘，气平。无毒。利心志补阴，安五脏明目。令人事事遂欲，时常安乐无忧。

《本草乘雅》：阳动而开，阴静而合，此至和，此至安也。动而能静，开而必合，此方至和，此方至安也。若动不能开，静不能合，与动不能静，开不能合，斯不和，斯不安矣。合欢昼而阳舒，夜而阴合，静时交结，动不相牵，开合动静，咸得所欲，是得阴阳之正，既安且和，人心如此，何忿不蠲。

昼开夜合，以昼夜为呼吸者也。当安心肺之阳，肾肝之阴，并安中州，滋培后天者欤。和心志欢乐无忧者，以藏安则神安，神安则志溢，志溢则无恐惧忧悲矣。俨似卫气之出入，亦可安卫气之昼出于阳，夜入于阴。更安营气之周行经隧，镇定中州故也。

惟藏安心和，故欢乐无忧。惟欢乐无忧，久之自身轻目明，而欲得矣。盖气郁闷则重滞，乐则飞扬而轻也。肝屈则目昏，乐则开爽而明也。心愁虑，则不能如意，乐则从心所欲，无弗得也。

《药性解》：合欢皮，味甘，性平，无毒，入心经。主安五脏，利心志，杀诸虫，消痈肿，续筋骨，令人欢乐无怒，轻身明目。花主小儿撮口，煎汤洗拭；跌打伤疼，热酒调下。

按：合欢味甘，何以独入心家？经所谓“以甘泻之”之说也。心得所胜，而痈疮诸患为之自释矣。其叶细细相并，至夜则合，又名夜合花，似绒拂可爱，俗又谓之乌绒。

《本草求真》：[批]补脾阴，缓心气。

合欢专入脾，兼入心。因何命名，谓其服之脏腑安养，令人欢欣怡悦，故以欢名。第此味甘气平，服之虽能入脾补阴，朱震亨曰：合欢属土，补阴之功，长肌肉、续筋骨，概可见矣。入心缓气，而令五脏安和，神气自畅，及单用煎汤，而治肺痈唾浊。韦宙独行方。合阿胶煎汤而治肺痿吐血，皆验；与白蜡熬膏，而为长肉生肌，续筋接骨之药。然气缓力微，用之非止钱许可以奏效，故必重用久服，方有补益怡悦心志之效矣。若使急病而求治即欢悦，其能之乎。

《本草分经》：甘，平。和血补阴，安五脏，和心志，益心脾。调和则五脏自安矣。

龙骨

《神农本草经百种录》：味甘，平。主心腹，鬼疰，精物老魅，纯阳能制阴邪。咳逆，敛气涤饮。泄痢脓血，女子漏下，收涩之功。癥瘕坚结，龙性善入，能穿破积滞。小儿热气惊痫，敛火安神。齿：主小儿、大人惊痫，癫疾狂走，与骨同义，但齿则属肾、属骨，皆主闭藏，故于安神凝志之效尤多。心下结气，不能喘息，收降上焦游行之逆气。诸痉，心经痰饮。杀精物。义亦与骨同。久服轻身，通神明，延年。龙能飞腾变化且多寿，故有此效。

龙得天地纯阳之气以生，藏进多，见时少其性至动而能静，故其骨最粘涩，能收敛正气。凡心神耗散，肠胃滑脱之疾，皆能已之。

阳之纯者，乃天地之正气，故在人身亦但敛正气，而不敛邪气。所以仲景于伤寒之邪气未尽者，亦用之。后之医者于斯义，盖未之审也。

人身之神属阳，然神非若气血之有形质可补泻也，故治神为最难。龙者乘天地之元阳出入，而变化不测，乃天地之神也。以神治神，则气类相感，更佐以寒热温凉补泻之法，虽无形之病，不难治矣。

天地之阳气有二：一为元阳之阳，二为阴阳之阳。阴阳之阳，分于太极既判之时，以日月为升降，而水火则其用也，与阴为对待，而不并于阴，此天地并立之义也。元阳之阳，存于太极未判之时，以寒暑为起伏，而雷雨则其用也。与阴为附丽而不杂于阴，此天包地之义也。龙者，正天地元阳之气所生，藏于水，而不离乎水者也。故春分阳气上，井泉冷，龙用事而能飞；秋分阳气下，井泉温，龙退蛰而能潜。人身五脏属阴，而肾尤为阴中之至阴，凡周身之水皆归之，故人之元阳藏焉。是肾为藏水之脏，而亦为藏火之脏也，所以阴分之火动而不藏者，亦用龙骨，盖借其气以藏之，必能自返其宅也。非格物穷理之极者，其孰能与于斯。

八、平肝息风类调志药

天麻

《药性论》：又名定风草。味甘，平。能治冷气瘰痹，瘫缓不遂，语多恍惚，多惊失志。

《景岳全书》：味辛，平，阴中有阳。治风虚眩晕头旋，眼黑头痛，诸风湿痹，四肢拘挛，利腰膝，强筋骨，安神志，通血脉，止惊恐恍惚，杀鬼精虫毒及小儿风痫惊气。然性懦力缓，用须加倍，或以别药相佐，然后见功。

九、开窍类调志药

石菖蒲

《开宝本草》：味辛，温，无毒。主耳聋，痈疮，温肠胃，止小便利，四肢湿痹，不得屈伸，小儿温疟，身积热不解，可作浴汤。聪耳目，益心智，高志不老。

《神农本草经疏》：菖蒲君，正禀孟夏六阳之气，而合金之辛味以生者也。其味苦辛，其气大温。阳精芳草故无毒。阳气开发，外充百骸，辛能四达以散邪结，此通利心脾二经之要药也。盖苦可燥湿，温能辟寒，辛可散结，风寒湿三者合而成痹，去此三邪痹自愈矣。阳气开发，芬芳轻扬，气重于味，辛兼横走，故能下气开心。咳逆者，气逆之候也，下气则咳逆上气可去。王脏之壅遏既彻，则九窍应之而通，故聪明耳目，出音声，主耳聋。辛以散之，故治痈疮。气味辛温，气厚发热，故温肠胃。膀胱虚寒则小便不禁，肠胃既温则膀胱兴焉，故止小便。脾主四肢，脾湿既祛，则四肢湿痹不得屈伸自利。山岚瘴气最能使小儿发疟，寒湿之甚莫过山岚，既散其邪则病本已拔，疟焉得而不已焉？作浴汤，及久服轻身者，除湿之验也。不迷惑，益心智，高志者，心窍开利也。

《药鉴》：气温，味辛苦，无毒。主消目翳，去头风。开心志，益智慧。清音声，通灵窍。腹痛或走者立效，胎动欲产者即安。中恶懵死难醒，急灌生汁。温疟积热不解，即浴浓汤。大都温则驱手足温痹，可使屈伸。辛则贴发背痈疽，能消肿毒。苦则除心热烦闷，能下气杀虫。

《本经逢原》：菖蒲乃手少阴、厥阴之药，心气不足者宜之。《本经》言补五脏者，心为君主，五脏系焉。首言治风寒湿痹，是取其辛温开发脾气之力。治咳逆上气者，痰湿壅滞之喘咳，故宜搜涤。若肺胃虚燥之喘咳，非菖蒲可治也。其开心孔，通九窍，明耳目，出音声，总取辛温利窍之力。心孔开，九窍利，则痈疮之毒可解。肠胃喜温恶寒，肠胃既温，则膀胱之虚寒，小便不禁自止。久服轻身者，除湿之验也。不忘不惑，延年益智，高志不老，皆补五脏，通九窍之力也。又主肝虚心腹痛，霍乱转筋，消伏梁癫痫，善通心脾痰湿可知，《千金》治胎动不安，半产漏下，或抢心下血，及产后崩中不止，并以菖蒲一味煎服。凡阳亢阴虚，嫠寡失合者禁用。以其性温，善鼓心包之火，与远志之助相火不殊。观《本经》之止小便利，其助阳之力可知。

牛黄

《景岳全书》:味苦辛,性凉,气平,有小毒。忌常山。入心肺肝经。能清心退热,化痰凉惊,通关窍,开结滞。治小儿惊痫客忤,热痰口噤,大人癫狂痰壅,中风发痉,辟邪魅中恶,天行疫疾,安魂定魄,清神志不宁,聪耳目壅闭,疗痘疮紫色,痰盛躁狂。亦能堕胎,孕妇少用。

十、补益类调志药

人参

《本草蒙筌》:味甘,气温、微寒。气味俱轻,升也,阳也,阴中微阴。无毒。反藜芦,恶卤咸,畏五灵脂。诸虚兼调,五脏俱补。肥白人任多服,苍黑人宜少投。丹溪云:肥白气虚,苍黑气实,然考医案中证虚色苍黑者,亦每多用。此云其常,犹当应其变也。健脉理中,生津止渴。开心益志,明目轻身。却惊悸,除梦邪,消胸胁逆满;养精神,安魂魄,苏心腹鼓疼。肠胃积冷温平,霍乱吐泻止息。定喘嗽,通畅血脉;泻阴火,阴虚生内热尔。一说:阳气下陷阴分,而生热也。丹溪言:补阴火者,一说:阳气下陷阴分,而生热也。丹溪言:补阴火者,非补助火邪。正谓虚火可补,龙火反治,补中有泻意也。今恐读者不能解悟,认假为真,故直书,与下文相贯,使毋惑云。滋补元阳。洁古云:补上焦元气,而泻脾、肺、胃中火邪,升麻为引;补下焦元气,而泻肾中火邪,茯苓为使。东垣曰:人参、黄芪、甘草三味,退虚火圣药也。丹溪治外感挟内伤证,但气虚热甚者,必与黄芪同用,托住正气。仍恐性缓,不能速达,少加附子。资其健悍之性,以助成功。是知火与元阳,热不两立。一胜一负,辄用匡扶。经曰:邪所凑,正必虚是尔。芦发吐痰沫善驱,味总甘和缓不峻。虚羸(音雷)老弱,膈壅煎宜。《衍义》亦云:难服藜芦,用此可代。

谟按:《集要》注曰:肺受寒邪,短气少气,虚喘宜用。肺受火邪,喘嗽及阴虚火动劳嗽、吐血勿用。盖人参入手太阴而能补火,故肺受火邪者忌之。王氏此言,乃述海藏肺寒用人参,肺热用沙参。及后好事者,假名东垣,辑成括曰:肺寒则可服,肺热还伤肺。东垣既云退虚火圣药,岂复语此,故知后人假名也。踵其遗辙,亦引寒热。对云:安知寒热之中,犹有虚实之别也。肺中实热,忌之固宜。肺中虚热,用之何害!况丹溪云:虚火可补,参术之类是也。即虚火也。在人身,虽指下焦相火为云,然而上下同法。肺中虚火,亦相侔焉。此火非水可扑,每当浓阴骤雨之时,火焰愈炽,或击碎木石,或烧毁房屋,燔灼酷烈之势,诚不可抗。太阳一照,火自消弥。可见人身虚火,无问上中下三焦之殊。但证有见于外,必非寒凉助水之药可制,务资此甘温补阳之剂补足元阳,则火自退尔。补中兼泻，泻中有补，正经所谓甘温能除大热是也。矧斯议者，匪特丹溪独知，如前洁古、东垣俱谓能泻火者，亦因洞烛此理，辄言之真切，用之的确如山石而不移焉。王氏弗知参能泻火之邪，反胃补火为忌。惟引寒热，不辨实虚，妄著示人，深可哂也。大抵人参补虚，虚寒可补，虚热亦可补；气虚宜用，血虚亦宜用。虽阴虚火动、劳嗽吐血、病久元气虚甚者，但恐不能抵当其补，非谓不可补尔。苟以王氏之言为拘，则前王氏生者，亦何屡用而不忌乎？如张仲景治亡血脉虚，非不知火动也，用此而补，谓气虚血弱，补气则血自生，阴生于阳，甘能生血故也。葛可久治痨瘵大吐血后，亦非不知由火载血上也。用此一味煎调，而命名曰独参汤。盖以血脱，须先益其气尔。丹溪治劳嗽火盛之邪，制琼玉膏，以之为君；或此单熬。亦曰人参膏类。服后肺火反除、嗽病渐愈者，又非虚火可补，龙火反治之验欤！抑不特此而已，古方书云：诸痛不宜服参芪，此亦指暴病气实者而言，若久病气虚而痛，何尝拘于此耶！东垣治中汤同干姜用，治腹痛吐逆者，亦谓里虚则痛，补不足也。是以医家临病用药，贵在察证虚实为先，当减当加，自合矩度。匪但病者不惧夭枉之殃，而在已亦得以免杀人不用刀之咎矣。

山药

《日华子本草》：助五脏，强筋骨，长志安神，主泄精健忘。

《医学衷中参西录》：色白入肺，味甘归脾，液浓益肾。能滋润血脉，固摄气化，宁嗽定喘，强志育神，性平可以常服多服。宜用生者煮汁饮之，不可炒用，以其含蛋白质甚多，炒之则其蛋白质焦枯，服之无效。若作丸散，可轧细蒸熟用之（《医方篇》一味薯蓣饮后，附有用山药治愈之验案数则可参观）。

大枣

《汤液本草》：气温，味甘，气厚，阳也，无毒。

《珍》云：味甘，补经不足，以缓阴血。

《液》云：主养脾气，补津液，强志。三年陈者核中仁，主腹痛恶气，卒疰忤，治心悬。《经》云：助十二经脉，治心腹邪气，和百药，通九窍，补不足气。生者多食，令人腹胀注泄。蒸熟食，补肠胃，肥中益气。中满者勿食甘，甘者令人中满，故大建中汤心下痞者，减饴、枣，与甘草同例。

蜂蜜

《本草乘雅》：其房如脾，谓之蜜脾。俨如胃，形受盛水谷，酝酿以成精血也。甘平色黄，当判入脾，故补中而益中气。盖万物莫不资始于脾，故主诸不足耳。设土大顽颓，则木无所倚，遂成惊骇痫痉。蜂蜜敦土化用，厚德载物，则上逆下陷之气，旋归于本位矣。安五脏者，安五脏之形。有形归土，脾所司耳。心腹居中，为邪所薄，则右宫不安，安中所以逐邪。未有中不安，而能剪除外侮者。和百药解毒者，以甘性能缓，则无躁暴骠悍之峻。脾藏志，故久服强志，轻身不饥不老，总属脾土事耳。

《本草崇原》：草木百卉，五色咸具，有五行之正色，复有五行之间色，而花心只有黄白二色，故蜜色有黄白也。春夏秋集采群芳，冬月退藏于密，得四时生长收藏之气，吸百卉五色之精。主治心腹邪气者，甘味属土，滋养阳明中土，则上下心腹之正气自和，而邪气可治也。诸惊痫痓，乃心主神气内虚，蜂蜜花心酿成，能和心主之神，而诸惊痫可治也。安五脏诸不足者，花具五行，故安五脏之不足。益气补中者，气属肺金，中属胃土，蜂采黄白金土之花心，故益气补中也。止痛解毒者，言蜂蜜解毒，故能止痛也。除众病，和百药者，言百药用蜂蜜和丸，以蜂蜜能除众病也，久服强志，金生水也。

当归

《景岳全书》：味甘辛，气温。气轻味重，可升可降，阴中有阳。其味甘而重，故专能补血；其气轻而辛，故又能行血。补中有动，行止血上行，身养血中守，尾破血下流，全活血不走。大约佐之以补则补，故能养营养血，补气生精，安五脏，强形体，益神志，凡有形虚损之病，无所不宜；佐之以攻则通，故能祛痛通便，利筋骨，治拘挛瘫痪燥涩等证。营虚而表不解者，佐以柴、葛、麻、桂等剂，大能散表；卫热而表不敛者，佐以六黄之类，又能固表。惟其气辛而动，故欲其静者当避之；性滑善行，大便不固者当避之。凡阴中火盛者，当归能动血，亦非所宜；阴中阳虚者，当归能养血，乃不可少；若血滞而为痢者，正所当用。其要在动、滑两字。若妇人经期血滞，临产催生，及产后儿枕作痛，俱当以此为君。小儿痘疹惊痫，凡属营虚者，必不可少。

龙眼肉

《神农本草经》：味甘，平。主治五脏邪气，安志厌食。久服强魂魄，聪察，通神明。

《神农本草经疏》：龙眼禀稼穑之化，故其味甘，气平，无毒。入足太阴，手少阴经。少阴为君主之官，藏神而主血，甘能益血补心，则君主强，神明通，五脏邪气俱除矣。甘味补脾，脾得补则食自寡而饫，心得补则火下降而坎离交，故能安志。肝藏魄，主纳血，心家血满，则肝有所受而魂强。甘能解毒，故主去毒。久服聪明耳目，轻身不老，总之补益心脾之验也。

《本草蒙筌》：味甘，气平。无毒。取内入药，因甘归脾。古方归脾汤中，功与人参并奏。《本经》一名益智，禅益脾之所藏。脾藏智故云。解毒去虫，安志厌食。养肌肉，美颜色，除健志，却怔忡。多服强魂聪明。

《本经续疏》：甘肥黏厚之物，决难治邪，借云治邪，又岂堪安志，安志矣何以复厌食。夫厌读为压，抑也，谓压抑谷气使淫气输精入于经脉也。诸脉者皆属于心，心有所忆谓之意，意之所存谓之志，脉气谐畅，经队流通，所忆既端，所存胡妄，五脏间遂气摄于液，志凝于精，如金城汤池之不可攻，尚何邪气更敢干哉？所以然者，龙眼壳色青黄，固象以木疏土，肉本洁白，转而红紫，又象金火交媾，化汁为赤，味甘且厚，恰大展力于中，五脏之邪不能干，与志之安，总赖中之宣布，则厌食为是物之功能主脑矣。不然，厌食而不及饮，是安志而非定志强志，主五脏邪气而非除五脏邪气，又何为者耶？窃尝论之，五志统于神，而神行于气，气复囿于精，所以精灭则气耗，气耗则神衰，神衰则志虑绌也。如是者虽补救有方，缀聊有物，凡含气于味者，能从精而益气，寓味于气者，能从气而安神，仍有钳气于精摄神于气者，然皆仅能通其一节，而不能统会其全体。如龙眼者，由脾而血脉，由血脉而心，上不能关键于肺，下不能帖著于肾肝，又何以云不使五脏得受邪气耶？不知五谷为养，五果为助，五畜为益，五荣为充，原非治病之物，曰厌食，则明明取为食之助以奉生，非可恃以攻坚补缺者也，奈之何欲与药石并列而言哉！但凡居处之致慎，饮食之合节，能补偏救弊于日用寻常之间，俾有所生而无所损，则所谓主五脏邪气者在此。古人重治未病，周官所以列食医于疾医疡医前也。

石斛

《名医别录》：无毒。主益精，补内绝不足，平胃气，长肌肉，逐皮肤邪热痱气，脚膝疼冷痹弱，久服定志，除惊。

《神农本草经疏》：石斛禀土中冲阳之气，兼感春之和气以生，故其味甘平而无毒。气薄味厚，阳中阴也。入足阳明，足少阴，亦入手少阴。甘能除热，甘能助脾，甘能益血，平能下气，味厚则能益阴气，故主伤中，下气，补五脏虚劳羸瘦，强阴益精，补内绝不足，平胃气，长肌肉，久服厚肠胃，轻身延年。定志除惊者，以其入胃，入肾，入心、脾，补益四经，则四经所生病皆得治疗。盖皆益脾、益胃、益肾、益心之功力也。又主除痹逐肌肤邪热痱气，脚膝疼冷痹弱者，兼能除脾胃二经之湿故也。

简误：宜入汤酒，不宜入丸。其味不苦而带甘，其形长而细，中坚实者良。酒洗蒸晒干用，慎毋误用木斛，味太苦，饵之损人，亦不入上焦药。

《本草蒙筌》：味甘，气平，无毒。却惊定志，益精强阴。壮筋骨，补虚羸，健脾膝，驱冷痹。皮外邪热堪逐，胃中虚火能除。厚肠胃轻身，长肌肉下气。

《药性解》：石斛，味甘，性平，无毒，入胃、肾二经。补虚羸，暖水脏，填精髓，强筋骨，平胃气，逐皮肤邪热，疗脚膝冷痹，久服厚肠胃，定志除惊。恶寒水石、巴豆，畏僵蚕、雷丸。

按：石斛入肾，则专主下部矣；而又入胃者，盖以其味甘耳。助肾而不伤于热，平胃而不伤于燥故也。

《景岳全书》：此药有二种，力皆微薄，圆细而肉实者，味微甘而淡，其力尤薄。《本草》云：圆细者为上。且谓其益精强阴，壮筋补虚，健脚膝，驱冷痹，却惊悸，定心志。但此物性味最薄，焉能滋补如此？惟是扁大而松，形如钗股者，颇有苦味，用除脾胃之火，去嘈杂善饥，及营中蕴热。其性轻清和缓，有从容分解之妙，故能退火养阴除烦，清肺下气，亦止消渴热汗。而诸家谓其厚肠胃，健阳道，暖水脏，岂苦凉之性味所能也？不可不辨。

《本经续疏》：凡水土媾乃生木，草木类也，未有草借水石而生，不资纤土者，有之则石斛是。凡水石相渍，纵千百年，水不烂石，石不耗水，惟既生斛，则若石挹水以灌斛，斛因石以引水，石属金，内应乎肺，水则内应乎肾。是石斛者，引肾阴以供肺，通调下降者也，斛以五月生，其时则阴姤后于下而势浸长，阳拔队而浮于土。以十月实，其时则阳复于下而力颇厚，阴连引而际于天，是其功用，究竟为助肺降而泄阳使下，引肾升而交阴于天。夫阴沉于下而不动，阳痹于中而不散，气结于上而不降，其中之伤为何如？但使阴济于上，相和而下交，阳归于下，成化而上济，斯可谓主伤中除痹下气否耶。脾肺肾既受益，则心与肝自不能不受益，五脏皆受益，斯虚劳羸瘦，何能不复。而其归著则尽由于强阴，盖斛固得金水之专精，而茎生青干黄花红，原具五脏之全也。益精补内绝不足除脚膝冷疼痹弱，此其故皆在肺肾不连，平胃气长肌肉逐皮肤邪热痱气定志除惊，此其故皆在热气中痹，得《别录》一证，《本经》益明，而用者遂有可遵循，此古人用意深处，所宜细绎者也。要之石斛自是补剂，然其调处阴阳，交联上下，有扶危定倾之概，遂不得但目为补剂，故施之于外感，凡火痹于中，气结于上，阴伏于下者，尤见收功莫测，以意消息而用之也可。

《本草新编》：金钗石斛，味甘、微苦，性微寒，无毒。不可用竹斛、木斛，用之无功。石斛却惊定志，益精强阴，尤能健脚膝之力，善起痹病，降阴虚之火，大有殊功。今世吴下之医，颇喜用之，而天下人尚不悉知其功用也。盖金钗石斛，生于粤闽岩洞之中，岩洞乃至阴之地，而粤闽又至阳之方也。秉阴阳之气以生，故寒不为寒，而又能降虚浮之热。夫虚火，相火也，相火宜补，而不宜泻。金钗石斛妙是寒药，而又有补性，且其性又下行，而不上行。若相火则易升，而不易降者也，得石斛则降而不升矣。夏月之间，两足无力者，服石斛则有力，岂非下降而兼补至阴之明验乎。故用黄柏、知母泻相火者，何如用金钗石斛之为当乎。盖黄柏、知母泻中无补，而金钗石斛补中有泻也。

或问金钗石斛降阴虚之火，乃泻阴之物也，何以能健脚膝之力，其中妙义，尚未畅发。曰：肾有补而无泻，何以金钗石斛泻肾，而反补肾，宜子之疑也。余上文虽已略言之，而今犹当罄言之。夫肾中有水、火之分，水之不足，火之有余也；火之有余，水之不足也。是水火不能两平者，久矣。脚膝之无力者，肾水之不足也。水不足则火觉有余，火有余则水又不足，不能制火矣。不能制火，则火旺而熬干骨中之髓，欲其脚膝之有力也，必不得之数矣。金钗石斛，本非益精强阴之药，乃降肾中命门虚火之药也，去火之有余，自然益水之不足，泻肾中之虚火，自然添骨中之真水矣，故曰：强阴而益精。此脚膝之所以健也。然则黄柏、知母亦泻肾火之药，何以不能健脚膝？不知肾中之火，大寒则泻而不补，微寒则补而能泻。此金钗石斛妙在微寒，以泻为补也。

或问子恶用黄柏、知母之泻火，何又称金钗石斛？不知金钗石斛，非知母、黄柏可比。知母、黄柏大寒，直入于至阴，使寒入于骨髓之中。金钗石斛不过微寒，虽入于至阴，使寒出于骨髓之外，各有分别也。

或疑金钗石斛使寒出于骨髓，实发前人之未发，但无征难信耳。曰：石斛微寒，自不伤骨，骨既不伤，则骨中之热自解，骨中热解，必散于外，此理之所必然，不必有征而后信也。

百合

《日华子本草》：安心，定胆，益志，养五脏，治癫邪，啼泣，狂叫，惊悸，杀蛊毒气，胁痈乳痈发背及诸疮肿，并治产后血狂运。

《本草蒙筌》：味甘，气平。无毒。人因美之，称名百合。白花者，养脏益志，定胆安心。逐惊悸狂叶之邪，消浮肿痞满之气。止遍身痛，利大小便。辟鬼氛，除时疫咳逆；杀蛊毒，治外科痈疽。乳痈喉痹殊功，发背搭肩立效。又张仲景治伤寒坏后，已成百合病证，用此治之，固此各同，然未识有何义也。蒸食能补中益气，作面可代粮过荒。赤花者，仅治外科，不理他病。

《药性解》：百合，味甘，性平，无毒，入心、肺、大小肠四经。主鬼魅邪气、热咳吐血，润肺宁心，定惊益志，攻发背，消痈肿，除胀满，利二便。按：百合性润，故入心肺诸经，虽能补益，亦伤肝气，不宜多服。

《本草新编》：味甘，气平，无毒。入肺、脾、心三经。安心益志，定惊悸狂叫之邪，消浮肿痞满之气，止遍身疼痛，利大小便，辟鬼气时疫，除咳逆，杀虫毒，消痈疽、乳肿、喉痹，又治伤寒坏症，兼能补中益气。此物和平，有解纷之功，扶持弱锄强，祛邪助正。但气味甚薄，必须重用，其功必倍。是百合可为君主，而又可为佐使者也，用之可至一二两。若止用数钱，安能定狂定痛，逐鬼消痈。倘用之安心益志，益气补中，当与参、术同施，又不必多用也。或问百合能止喘。百合非止喘之药也，但能消痞满耳。喘生于痞满，痞满消而喘胀除，故言痞满，而治喘在其中矣也。

女贞子

《本草乘雅》：女贞实不曰士贞，而曰女贞，谓主居中之藏阴故也。则凡藏室萎顿，以及精神魂魄意志，离败而为百病者，靡不相宜。故久服则散精于肝，而淫气于百骸，肥健轻身不老，其外征也。

鹿茸

《神农本草经》：味甘，温。主治漏下恶血，寒热，惊痫，益气，强志，生齿。角：主治恶疮，痈肿，逐邪恶气，留血在阴中。

《神农本草经疏》：鹿茸禀纯阳之质，含生发之气，故其味甘气温。《别录》言酸微温。气薄味厚，阴中之阳也。入手厥阴、少阴，足少阴、厥阴经。妇人冲任脉虚则为漏下恶血，或瘀血在腹，或为石淋；男子肝肾不足则为寒热惊痫，或虚劳洒洒如疟，或羸瘦，四肢酸疼，腰脊痛，或小便数利，泄精溺血。此药走命门、心包络，及肾肝之阴分，补下元真阳，故能主如上诸证，及益气、强志、生齿、不老也。痈肿疽疡，皆荣气不从所致，甘温能通血脉，和腠理，故亦主之。日华子主补男子腰肾虚冷，脚膝无力，夜梦鬼交，精溢自出；女人崩中漏血，赤白带下。炙末，空心酒服方寸匕。

《本草蒙筌》：味甘、咸。又去苦、辛，气温。无毒。入剂研细，任合散丸。益气滋阴，扶肢体羸瘦立效；强志坚齿，止腰膝酸痛殊功。破留血隐隐作疼，逐虚劳洒洒如疟。治女人崩中漏血，疗小儿寒热惊痫。塞溺血泄精，散石淋痈肿。骨热可退，疽痒能驱。

《本草乘雅》：鹿，阳兽也。卧则口接尾闾，以通督脉。性喜食龟，以交任脉。能取所不足以自辅，兽之至灵者也。故任病则先治督，以阴生于阳，而阳为督，阴为任也。即奇经六脉，与两手足各十二阴阳经脉，亦莫不综于任督也。礼记疏云：夏至而解角，谓消长使然。不知革故所以新，即此可见阴生于阳之妙矣。故角之力用虽广，而茸为独专。茸主漏下恶血，寒热惊痫，任为病也。角主伤中劳绝羸瘦，诸经肉理为病也。咸不能与督脉相交所致，腰痛，吕为病也，鹿力在吕，亦即督脉所过也。血闭无子，任不通也，不得相辅于督也。胎不安，胞系化薄也，不得依循任与督也。若益气强志，生齿，不老，延年者，即忤我，阴气乃生，骨气以精之外征耳。

《本草经解》：气温，秉天春升之木气，入足厥阴肝经；味甘无毒，行地中正之土味，入足太阴脾经。气味俱升，阳也。

肝藏血，脾统血，肝血不藏，则脾血不统，漏下恶血矣，鹿茸气温，可以达肝，味甘可以肤脾，所以主之也。

寒热惊痫者，惊痫而发寒热也，盖肝为将军之官，肝血虚则气亢，挟浊火上逆，或惊或痫矣，鹿茸味甘，可以养血，气温可以导火，所以止惊痫之寒热也。

益气者，气温则益阳气，味甘则益阴气也，甘温益阴阳之气，气得刚大而志强矣。

鹿茸骨属也，齿者骨之余也，甘温之味主生长，所以生齿。

真气充足，气血滋盛，所以不老也。

《神农本草经百种录》：味甘，温。主漏下恶血，血中之阳不能固摄。寒热，阳虚。惊痫，心火亏少。益气强志，补血之功。生齿不老。补肾之效。角：主恶疮痈肿，拓血中之毒。逐邪恶气，拓阴邪之气。留血在阴中。阴络之凝滞，得热而运行也。

鹿茸之中，惟一点胚血，不数日而即成角，此血中有真阳一点，通督脉，贯肾水，乃至灵至旺之物也，故入于人身为峻补阳血之要药。又其物流动生发，故又能逐瘀通血也。余义见白胶条下。

鹿茸气体全而未发泄，故补阳益血之功多。鹿角则透发已尽，故拓毒消散之功胜，先后迟速之间，功效辄异，非明乎造化之机者，不能测也。

《本经续疏》：血非与热搏，不为恶血痈肿，犹可以性温者治之乎？岂知鹿角之自下上上，歧中出歧，两两相参，灿然并列，绝似足三阴经也。夫脾肝肾聊处中下均主引精血上奉，其有藏气不咸，无以蒸腾精血，而或为留结，或至渗泄，若不用性温之物，何以使留者行，陷者举耶？纵使恶疮痈肿，邪恶气留血在阴中，有挟热者，不妨以他物别除其热，鹿角则仍引其中未败之血，隶原统之经而上萦焉，以免诛伐无过之咎。至于折伤血瘀，或血脉不续而腰脊痛，或血脉留阻而少腹急痛者，正须此通其流行之路，而后病可已，惟其性温，是以能致气行，惟其气行，是以能动留血，故别录归结其功而美之曰益气，无惭也已。凡兽血皆不能至角，惟鹿则角中有血，是本能引血至上者，况茸乃当旧角才解，积血岔涌，将欲作角之时，逞其曳引之力，正厚取其推送之势方张，而下溜者转而上供，馁怯者易而雄骏，斯不特漏下恶血可止，即惊痫寒热中，且能为益其气，强其志矣。齿为骨之余，与角为骨之余，则能生角者不能转而生齿乎？别录所谓虚劳洒洒如疟，正以扩充本经惊痫寒热之旨，见不但能益气强志已耳，就寒热洒洒如疟而羸瘦者，或兼有四肢酸疼，或兼有腰脊痛，或小便不固，或精自遗泄，或溺中有血，则此洒洒如疟者，不得徒以寒热视之，当知其精血不充，阴阳相贼害，宜建其作强之机，益其雄壮之势矣，其他主治，则犹角之所能，而此更加灵耳。

《本草新编》：味甘、咸、苦、辛，气温，无毒。益气滋阴，扶肢体羸瘦，强志坚齿，止腰膝酸疼，破留血隐隐作疼，逐虚劳洒洒如疟，治女人崩中漏血，疗小儿寒热惊痫，塞溺血泄精，散石淋痈肿。

鹿角，味淡，气温。逐鬼辟邪，轻身益气，续绝伤，强筋骨，消痈疽，愈恶疮，止妇人梦与鬼交,令病者招实鬼话。

鹿胶,止痛安胎,大补虚羸,疗跌仆损伤,治吐衄崩带。

鹿角霜,专止滑泻。鹿肾,补中以滋肾元。

鹿血,调血脉,止腰疼。滚酒调热服,生服误。

鹿一身皆益人者也,而鹿茸最胜。凡阳痿而不坚者,必得茸而始能坚,非草木兴阳之药可比,但必须用茸为妙。如不可得茸,用三寸长之毛角亦佳,犹胜于鹿角胶也。夫鹿乃阳兽,而世人转讥东坡之误,真不善读书者也。《本经》言麋属阳者,乃传写之误也。麋乃鹿之小者,鹿乃麋之大者,亦非也。麋鹿同形,而种实各别,麋小而鹿大者,尚是从形而分别之也。麋体生来是小,而老亦不大,鹿则老而弥大也。东坡谓鹿在山而麋在泽,亦非。麋实生于山也。夏至鹿角解,冬至麋角解,亦非阳退阴退之义。鹿,阳兽也,夏至则一阴生,阳得阴而生新,则旧者自去,故鹿角至夏至而解也;麋,阴兽也,冬至则一阳生,阴得阳而生新,则旧者难留,故麋角至冬至而解也。天地之道,阴阳两相根也,阳得阴而阳生,阴得阳而阴长。麋、鹿之角,亦何独不然。只因《本经》传写之误,以致人错认鹿为麋也。予不得不辨之,然而人终不信也。予更有辨麋之法,麋有四目,非目在眼上也,前腿外臁之间有似目者二处,有则麋而无则鹿,至易辨也。鹿茸益阴,然亦无大效,不必取之以入药。世人有麋、鹿合而成膏,以治阴阳之虚则可耳。然而用麋、鹿为膏,又不若用鹿胎,加之人参、熟地、山茱、山药、茯苓、牛膝、柏子仁、巴戟天、肉苁蓉、炒枣仁、甘草、白术、麦冬、沙参、五味子、杜仲、破故纸、黄芪、当归,为全鹿丸之更妙也。用大鹿为全鹿丸者,误。鹿脂为丸,大能生先天之气,益后天之母,健脾生精,兴阳补火,至神之丸,奈世人未识耳。

或疑鹿茸白者,非鹿茸也,乃麋茸也,必以紫者为佳,果然乎?曰:鹿茸不论紫白,大约角上毛短者为鹿茸,角上毛长半寸者为麋茸,最细而又多毛。然而天下鹿茸多而麋茸少。盖麋种雄最少,而紫最多,遇鹿则交,世人未知,因识之,以辨鹿、麋之分,最易别也。《本草分经》甘、咸,温。补右肾精气,暖肾助阳,添精补髓健骨。治一切虚损。

巴戟天

《神农本草经》:味辛,微温。主治大风邪气,阴痿不起,强筋骨,安五脏,补中,增志,益气。

《神农本草经疏》:巴戟天禀土德真阳之精气,兼得天之阳和,阳主发散,散则横行,是当木之令而兼金之用也,故其味辛。《别录》益以以甘,而《本经》又曰微温无毒,宜其然也。其主大风邪气,及头面游风者,风为阳邪,势多走上,经曰:邪之所凑,其气必虚。巴戟天性能补助元阳而兼散邪,况真元得补,邪安所留?此所以愈大风邪气也。主阴痿不起,强筋骨,安五脏,补中增志益气者,是脾肾二经得所养而诸虚自愈矣。其能疗少腹及阴中引痛，下气并补五劳，益精利男子者，五脏之劳肾为之主，下气则火降，火降则水升，阴阳互宅，精神内守，故主肾气滋长，元阳益盛，诸虚为病者不求其退而退矣。

简误：巴戟天性温属阳，故凡病相火炽盛，思欲不得，便赤口苦，目昏目痛，烦躁口渴，大便燥闭，法咸忌之。

《本草蒙筌》：味辛、甘，气微温。无毒。恶丹参雷丸，宜覆盆为使。禁梦遗精滑，补虚损劳伤。治头面游风，及大风浸淫血癞；主阳痿不起，并小腹牵引绞疼。安五脏健胃强筋，安心气利水消肿。益精增志，惟利男人。

《景岳全书》：味甘微温，阴中阳也。虽曰足少阴肾经之药，然亦能养心神，安五脏，补五劳，益志气，助精强阴。治阴痿不起，腰膝疼痛，及夜梦鬼交，遗精尿浊，小腹阴中相引疼痛等证。

《本经逢原》：巴戟天严冬不凋，肾经血分及冲脉药也，故守真地黄饮子用之，即《本经》治大风邪气之谓。以其性补元阳而兼散邪，真元得补，邪安所留？是以可愈大风邪气也。主阴痿不起，强筋骨，安五脏，补中增志益气者，脾胃二经得所养，而诸虚自瘥矣。又治脚气，补血海，病人虚寒加用之。有人嗜酒患脚气甚危，或教以巴戟半两，糯米同炒，去米，大黄一两炒为末，熟蜜丸，温水下七十丸，仍禁酒遂愈。惟阴虚相火炽盛者禁用。

《本草崇原》：巴戟生于巴蜀，气味辛甘，禀太阴金土之气化。其性微温，经冬不凋，又禀太阳标阳之气化。主治大风邪气者，得太阴之金气，金能制风也。治阴痿不起，强筋骨者，得太阳之标阳，阳能益阴也。安五脏，补中者，得太阴之土气，土气盛，则安五脏而补中。增志者，肾藏志而属水，太阳天气，下连于水也。益气者，肺主气而属金，太阴天气，外合于肺也。

《本草经解》：巴戟天气微温，秉天春升之木气，入足厥阴肝经；味辛甘无毒，得地金土二味，入足阳明燥金胃经。气味俱升，阳也。

风气通肝，巴戟入肝，辛甘发散，主大风邪气，散而泻之也。

阴者宗筋也，宗筋属肝，痿而不起，则肝已全无鼓动之阳矣，巴戟气温益阳，所以主之。盖巴戟治阳虚之痿；淫羊藿治阴虚之痿也。

肝主筋，肾主骨，辛温益肝肾，故能强筋骨也。

胃者五脏之原，十二经之长，辛甘入胃，温助胃阳，则五脏皆安也。胃为中央土，土温则中自补也。

肾通气而藏志，巴戟气温益肝，肝者敢也，肝气不馁，则不耗肾，而志气增益也。

《神农本草经读》：巴戟天气微温，秉天春升之木气，入足厥阴肝经；味辛甘无毒，得地金土二味，入足阳明燥金胃。虽气味有土木之分，而其用统归于温肝之内，《佛经》以风轮主持大地，即是此义。《本经》以“主大风”三字提纲两见，一见于巴戟天，一见于防风，阴阳造化之机，一言逗出。《金匮》云“风能生万物，亦能害万物。”防风主除风之害，巴戟天主得风之生，不得滑口读去。盖人居大块之中，乘风以行鼻息呼吸，不能顷刻去风。风即是气，风气通于肝，和风生人，疾风杀人，其主大风者，谓其能化疾风为和风也。

邪气者，五行正气不得风，而失其和，木无风则无以遂其条达之情，火无风则无以遂其炎上之性，金无风则无以成其坚劲之体，水无风则潮不上，土无风则植不蕃，一得巴戟天之用，则到处皆春，而邪气去矣。

邪气去而五脏安，自不待言也。

况肝之为言敢也，肝阳之气，行于宗筋，而阴痿起；行于肾脏，肾藏志而志增，肾主骨而骨强；行于脾脏，则震坤合德，土木不害，而中可补。

益气二字，又总结通章之义，气即风也，逐而散之，风散即为气散，生而亦死；益而和之，气和即是风和，死可回生，非明乎生杀消长之道者，不可以语此。

淫羊藿

《神农本草经》：味辛，寒。主治阴痿，绝伤，茎中痛，利小便，益气力，强志。

《神农本草经疏》：淫羊藿本得金土之气，而上感天之阳气，故其味辛甘，其气温而无毒。《本经》言寒者，误也。入手厥阴，为补命门之要药，亦入足少阴、厥阴。可升可降，阳也。辛以润肾，甘温益阳气，故主阴痿绝阳，益气力，强志。茎中痛者，肝肾虚也，补益二经，痛自止矣。膀胱者，州都之官，津液藏焉，气化则能出矣，辛以润其燥，甘温益阳气以助其化，故利小便也。肝主筋，肾主骨，益肾肝则筋骨自坚矣。辛能散结，甘能缓中，温能通气行血，故主瘰疬赤痈，及下部有疮，洗出虫。丈夫久服令人无子者，因阳旺则阳道数举，频御女而精耗伤，故无子也。一名仙灵脾。柳文作毗。毗者，人脐也。脐为命蒂，故主入命门。

《本草蒙筌》：淫羊藿即仙灵脾，味辛，气寒。无毒。羊食贪合，故此著名。治男子绝阳不兴，治女人绝阴不产。却老景昏耄，除中年健忘。益骨坚筋，增力增志。久服有损，明载《本经》。

《景岳全书》：味甘，气辛，性温，乃手足阳明少阴、三焦命门药也。主阳虚阳痿，茎中作痛。化小水，益精气，强志意，坚筋骨，暖下部一切冷风劳气，筋骨拘挛。补腰膝、壮真阴，及年老昏耄，中年健忘。凡男子阳衰，女子阴衰，艰于子嗣者，皆宜服之。服此之法，或单用浸酒，或兼佐丸散，无不可者。制法：每择净一斤，以羊脂四两，同炒油尽用之。

《本草崇原》：羊为火蓄，藿能淫羊，盖禀水中之天气，而得太阳阳热之气化也。禀水中之天气，故气味辛寒。得太阳之阳热，故主治阴痿绝伤。太阳合膀胱寒水之气，故治茎中痛，利小便。太阳之气，上合于肺，内通于肾，故益气力，强志。

淫羊藿禀太阳之气，而功能治下，与紫萍禀太阳之气，而浮越于肤表者，少有不同，故生处不闻水声者良。欲使太阳之气藏于水中，而不征现于外也。圣人体察物性，曲尽苦心，学者潜心玩索，庶几得之。

《本草经解》：淫羊藿气寒，秉天冬令之水气，入足少阴肾经；味辛无毒，得地润泽之金味，入手太阴肺经。气味降多于升，阴也。

阴者，宗筋也，水不制火热，则筋失其刚性而痿矣，淫羊藿入肾而气寒，寒足以制火，而痿自愈矣。

绝伤者，阴绝而精伤也，气寒益水，味辛能润，润则阴精充也。

茎，玉茎也；痛者，火郁于中也，热者清之以寒，郁者散之以辛，所以主茎中痛也。

小便气化乃出，辛寒之品，清肃肺气，故利小便。肺主气，辛润肺，故益气力也。气力既益，内养刚大，所以强志，盖肾藏志也。

《本经续疏》：诸疏《本经》家类视阴痿为阳不充，淫羊藿之性偏寒，则难于置说，以故改寒为温，辛温之物治阴痿固当矣，不知于阴痿绝伤，茎中痛，小便不利，亦有当否耶？夫绝之训为过。阳过盛阴不得与接，阴过盛阳不得与接之谓也。阳道断不得至其处，阴道断不得至其处之谓也。假云阴过盛阳不得与接，则茎中痛，云阴道断不得至其处，则小便不利，有是理乎？阴痿绝阳，茎中痛，小便不利者，阳盛于下，阴不能与相济也。阳盛则吸水以自资，故小便不利；阳壅则溺道阻塞，故茎中痛。淫羊藿为物妙能于盛阳之月开白花，是致凉爽于阳中也。其一茎之所生必三枝九叶，是导水联木以向金也。（一水数三木数九金数）导水以接火则火聚，联木以生火则火安，致金以就火则为火动而停者，皆应火金融液而下流。火聚则阴不痿，火安则茎中不痛，停火之物下流则小便利，不可谓无是理也。益气力强志，正与志之强志倍力对。彼则阳为阴翳，此则阳盛格阴，彼去翳而阳光舒，此阴入而阳光敛，阳舒则力宽裕而优厚，故曰倍，阳敛则力宛展而不衰，故曰益，本经之所主，皆有理可通。若云性温主真阳不足，纵使有说能辨，亦决不得一线贯注如此。即如《别录》所载瘰疬赤痈能消，下部有疮能洗出虫，又岂性温补真阳者可为力哉？是以丈夫久服令人无子，必更为有子而后可通矣，明者自能稔之。

《本草新编》：淫羊藿，一名仙灵脾。味辛，气温，无毒。云寒，误。用不必羊脂炒，亦不必去刺。入命门治男子绝阳不兴，治妇人绝阳不产，却老景昏耄，除中年健忘，益肾固筋，增力强志。补命门而又不大热，胜于肉桂之功，近人未知也。夫男女虽分阴阳，而五脏七腑正各相同，并无小异。男子命门寒则阳不举，女子命门寒则阳不容，非男子绝阳不能生，女子绝阳尚可产也。《本草》言女人绝阴不产者，乃讹写也。淫羊藿补阳而补阴，取补男女之阳，则彼此之化生不息。阴中有阳，则男子精热而能施，女子亦精热而能受。倘谓补其阴绝，则纯阴无阳，何以生育乎？此等药，中年以后之人，正可朝夕吞服，庶几无子者可以有子。而《本草》又戒久服有损，想因命门有火而言之也。命门有火者，初服即不相宜，又何待日久始有损哉。

杜仲

《神农本草经》：味辛，平。主治腰脊痛，补中，益精气，坚筋骨，强志，除阴下痒湿，小便余沥。

《药性赋》：味辛、甘，平，性温，无毒。降也，阳也。其用有二：强志壮筋骨，滋肾止腰痛。酥炙去其丝，功效如神应。

《本草》云：主腰脊痛，补中益精气，肾筋骨，强志，除阴下湿痒，小便余沥，脚中酸疼，不欲践地。恶蛇蜕皮、玄参。

《神农本草经疏》：杜仲禀阳气之微，得金气之厚，故其味辛，气平无毒。《别录》加甘温。甄权言苦暖。应是辛苦胜而苦次之，温暖多而平为劣也。气薄味厚，阳中阴也。入足少阴，兼入足厥阴经。按《本经》所主腰脊痛，益精气，坚筋骨，脚中酸痛不欲践地者，盖腰为肾之府，经曰：动摇不能，肾将惫矣。又肾藏精而主骨，肝藏血而主筋，二经虚则腰脊痛而精气乏，筋骨软而脚不能践地也。五脏苦欲补写云：肾苦燥，急食辛以润之，肝苦急，急食甘以缓之。杜仲辛甘俱足，正能解肝肾之所苦，而补其不足者也。强志者，肾藏志，益肾故也。除阴下痒湿，小便涂沥者，祛肾家之湿热也。益肾补肝，则精血自足，故久服能轻身耐老。其主补中者，肝肾在下，脏中之阴也。阴足则中亦补矣。

简误：肾虚火炽者不宜用，即用当与黄柏、知母同入。

《本草蒙筌》：味辛、甘，气平、温。凡为丸散煎汤，最恶玄参蛇蜕。补中强志，益肾添精。腰痛不能屈者神功，足疼不能践者立效。除阴囊湿痒，止小水梦遗。

《本草乘雅》：杜仲，从土从中，其色褐，为土克水象，坚之用药也。腰本肾府，湿土为害，必侵肾水，而腰先受之，据名据色，可以疗也。若象形，能使筋骨相着，又一义矣。杜，牝。仲，次，合阴，合耦，合象太阴这始生。自上而下，从外而内者也。皮络如绵，皮理如革，合至阳沦肤始尽，至阴容平始平也。平则转出为降，降则中实，中实，遂成入令矣。入则精志益，筋骨强，藏精而起亟矣。何患老之将至，余沥之有；又何患藏阴之形未充，致奉生者少，转为痿厥，及木用不及之有。既容且平，又何患长夏之土化未攘，与秋金骤敛，中含润湿之有。至阳沦肤始尽，所谓夏三月，此谓蕃莠，至阴容平始平；所谓秋三月，此谓容平。至阳，即太阳；至阴，至太阴。

《药性解》：杜仲，味辛甘，性温，无毒，入肾经。主阴下湿痒、小便余沥，强志壮筋骨，滋肾止腰疼。恶蛇蜕，玄参。

按：杜仲降而属阳，宜职肾家之症，然精血燥者，不宜多用。

《药鉴》:气平温,味辛甘,气味俱薄,降也,阴也,无毒。补中强志,益肾添精。腰痛不能屈者,同芡实、枣肉丸之神方。足疼不能践者,入黄芪、苍术煎之灵丹。除阴囊湿痒,止失精梦遗,故大造丸、补阴丸皆用之也。

《景岳全书》:味甘辛淡,气温平。气味俱薄,阳中有阴。其功入肾。用姜汁或盐水润透,炒去丝。补中强志,壮肾添精,腰痛殊功,足疼立效。除阴囊寒湿,止小水梦遗。因其气温,故暖子宫;因其性固,故安胎气。内热火盛者,亦当缓用。

《本草崇原》:杜仲皮色黑而味辛平,禀阳明、少阴金水之精气。腰膝痛者,腰乃肾府,少阴主之。膝属大筋,阳明主气。杜仲禀少阴、阳明之气,故腰膝之痛可治也。补中者,补阳明之中土也。益精气者,益少阴肾精之气也。肾筋骨也,坚阳明所属之筋,少阴所主之骨也。强志者,所以补肾也。阳明燥气下行,故除阴下痒湿。小便余沥。

《本草经解》:杜仲气平,秉天秋降之金气;味辛无毒,得地润泽之金味,专入手太阴肺经。气味升多于降,阳也。

腰者肾之府,膝者肾之主也,杜仲辛平益肺,肺金生肾水,所以腰膝痛自止也。

中者阴之守也,辛平益肺,肺乃津液之化源,所以阴足而补中也;初生之水谓之精,天一之水也。杜仲入肺,肺主气而生水,所以益精气,精气益,则肝有血的养筋,肾有髓以填骨,所以筋骨坚也。

肺主气,辛平益肺,则气刚大,所以志强。阴下者,即篡间,任脉别络也,湿痒者湿也,杜仲辛平润肺,则水道通而湿行也。小便气化乃出,有余沥,气不收摄也,杜仲益肺气,气固即能摄精也。

盐水炒则入肾,醋炒则入肝,以类从也。

《神农本草经百种录》:味辛,平。主腰脊痛,补中益精气,坚筋骨,强志,其质坚韧者,其精气必足,故亦能坚定人身之筋身气血也。除阴下痒湿,补皮利湿。小便余沥。坚溺管之气。久服轻身耐老。强健肢体。

《本经续疏》:杜仲之治曰主腰脊痛,别于因风寒湿痹而为腰脊痛也。曰补中益精气,坚筋骨,强志以能主腰脊痛而究极言之也。盖木皮之厚无过于杜仲,犹人身骨肉之厚无过于腰脊,木皮皆燥,独杜仲中含津润,犹腰脊之中实藏肾水。肾者藏精而主作强,此所以得其敦厚津润以补其中之精,并益其精中之气,而痛自可已。然敦厚津润,气象冲容,魄力和缓,何筋骨之能坚,志之能强?殊不知味之辛,即能于冲容和缓中发作强之机,而于敦厚津润中,行坚强之势,且其皮内白丝缠联,紧相牵引,随处折之,随处密布,是其能使筋骨相著,皮肉相帖,为独有之概,非他物所能希也。虽然,坚筋骨强志,皆腰脊以内事,谓之补中益精气可矣。阴下痒湿,小便馀沥,腰脊以外事,何又能除?夫肾固主收摄一身水气，分布四脏，以为泣为涎为汗为涕为唾而伸其变化云，为是之谓作强，是之为技巧，假使所居之境，所治之地，而渗漏不已，关键无节，又安得筋骨之能坚，志之能强！故惟能除阴下痒湿，小便馀沥，而后筋骨可坚，志可强，实皆腰脊以内事，不得云在腰脊外也。即别录所注脚中酸疼，不欲践地，尚是腰脊以内事，盖惟下一欲字，已可见其能而不欲，非欲而不能也。夫脚之用力皆出于腰，设使欲而不能，是脚不遵腰令，今曰不欲，则犹腰之令不行于脚，故曰尚是腰脊以内事。

《本草新编》：味辛、甘，气平温，降也，阳也，无毒。入肾经。补中强志，益肾添精，尤治腰痛不能屈伸者神效，亦能治足、阴囊湿痒，止小水梦遗。此物可以为君，而又善为臣使，但嫌过燥，与熟地同用，则燥湿相宜，自然无火动之忧也。

或问肾恶燥，而杜仲性燥，何以入肾以健腰？吾子加熟地尤宜，然亦似熟地之滋肾，终非杜仲之益肾矣。曰：补肾原不必熟地，余用熟地者，不过取其相得益彰也。夫肾虽恶燥，而湿气侵之，腰即重著而不可俯仰，是肾又未尝不恶湿也。杜仲性燥，燥肾中之邪水，而非烁肾中之真水也。去熟地而肾中之燥不相妨，用熟地而肾中之湿亦无碍，盖杜仲自能补肾，而非借重于熟地之助也。

或问杜仲非燥药也，而吾子谓是燥药，何据而云然乎？曰：论杜仲之有丝，其非燥药也。然而杜仲之燥，正有有丝之不肯断，其中之柔软为何如，而独谓其性燥者，别有义也。杜仲不经火则湿，经火则燥。不断之丝，非火炒至无丝，则不可为未非受火气迫急而为燥乎。肾恶躁。而以燥投燥，遽入往往动火，我所以教人与熟地同用也。至于肾经中湿，不特宜同熟地并施，且宜生用为妙，并不可火炒。盖肾既有湿，得熟地则增润，反牵制杜仲。一加火，则失其本性，但补而不攻，而湿邪反不得遽散。夫杜仲不炒则湿，何反宜于治湿。盖杜仲燥中有湿，湿非水气之谓也。邪湿得真水而化，生用，正存其真气耳。

或问杜仲补肾，仲景公何故不采入八味丸中？不知杜仲补肾中之火，而有动肾气，动则桂、附不安于肾宫，恐有飞越之虞，故用桂、附，而不用杜仲。然则固不可用乎，肾中有湿气，正宜加用于八味丸中，取其动而能散湿也，又不可拘执不用而尽弃之耳。

或问杜仲补肾，世人竟以破故纸佐之，毋乃太燥乎？杜仲得破故纸，而其功始大，古人嫌其太燥，益胡桃仁润之，有鱼水之喻。其实，杜仲得破故纸，正不必胡桃仁之润也。盖破故纸温补命门之火，而杜仲则滋益肾中之水，水火有既济之美，又何必胡桃仁之润哉。虽杜仲得胡桃仁之相助，亦无碍其益肾之功，然而，杜仲实无借于胡桃仁也。或云胡桃仁滋破故纸之燥也。夫破故纸用之于他药之中，未见用胡桃仁之助，何独入于杜仲之中而加胡桃仁也。谓非因杜仲而入之，吾不信也。

紫河车

《景岳全书》:味甘咸,性温。能补男妇一切精血虚损,尤治癫痫失志,精神短少,怔忡惊悸,肌肉羸瘦等证,此旧说也。但此物古人用少,而始于陈氏《本草》,自后丹溪复称其功,霜时用。

《本草备要》:紫河车即胞衣,一名混沌皮,大补气血。甘咸性温。本人之血气所生,故能大补气血,治一切虚劳损极,虚损:一损肺皮,槁毛落;二损心,血脉衰少;三损脾,肌肉消脱;四损肝,筋缓不收;五损肾,骨痿不起。六极曰气极;血极、筋极、肌极、骨极、精极。恍惚失志癫痫。以初胎及无病妇人者良,有胎毒者害人。

《本草求真》:[批]滋补虚损。

紫河车专入肝、肾。甘咸性温。虽曰本人血气所生,故能以人补人也,凡一切虚劳损极,损于肺则见皮聚毛落;损于心则见血脉不荣于五脏六腑;损于脾则见肌肉消瘦,不能饮食;损于肝则见筋缓不能收持;损于肾则见骨痿不起。损在肺则损自上及下,是肺先受其损,然后及心、及脾、及肝、及肾而递见也;损在精则损由下及上,是肾先受其损,然后自肝、自脾、自心、自肺而递及也。伤肺自上及下,过于胃则不可治;伤肾自下而上,过于脾则不可治,故以得饮食为贵。恍惚失志、癫痫、肌肉羸瘦等症,用之极为得宜。紫河车禀受精血结孕之余液,得母之气血居多,故能峻补营血。如《永类钤方》用此合以山药、参、苓以补真阴。所谓精不足者,补之以味也。然究皆漏滑肠之品,故合天冬、麦冬、黄柏、生地、龟板同服,则于胃气有损。如吴球创大造丸之类。况干食则等肉脯,入药亦鲜奇效。至于收藏不密,或令猪、雀、蝼蚁所食,于子尚属有碍,如铜山西崩洛钟东应。矧可取同人药以残厥子。且药补剂甚多,在人别为取用,慎毋于此恋恋不置也。

十一、收涩类调志药

椿皮

《本草乘雅》:椿樗同种,材臭异形者,牝牡有别耳。樗孕荚者牝,椿无荚者牡,故椿体木性之直,樗体木性之曲,曲直仆伛,木体之全性现矣。故始区芽蘖,直拆者萌,曲生者句,枝干已成,曲直仆伛,四体始备,直无仆伛,曲则兼有,是以椿木体直,精专枝叶,樗木体曲,精专根皮,诚肝木之体用药也。椿益皮肤毛发,正肝以能生为体,荣华为用;樗益血气阴窍,正肝以藏血为体,疏泄为用。内而肠风已,崩带除,滞痢行,癃闭利,遗浊清,神安志悦;外而疮疡净,斑疹消,丁毒解,好颜媚色,以及四体百骸,不言而喻。至若疳虫蛊毒,传尸鬼注,而与物为春，杀厉之气，暖然齐春仁之洁，椿樗之为用溥矣。

赤石脂

《汤液本草》：气大温，味甘、酸、辛，无毒。

《本草》云：主养心气，明目益精，疗腹痛泄澼，下利赤白，小便利，及痈疽疮痔，女子崩中漏下，产难，胞衣不出。久服补髓，好颜色，益志不饥，五色石脂，各入五脏补益。

《东垣》云：赤石脂、白石脂，并温，无毒。畏黄芩、芫花，恶大黄。

《珍》云：赤、白石脂俱甘酸，阳中之阴，固脱。

《心》云：甘温，筛末用。去脱，涩以固肠胃。

《局方本草》云：青石脂，养肝胆气，明目。黑石脂，养肾气，强阴，主阴蚀疮。黄石脂，养脾气，除黄疸。余与赤、白同功。

海螵蛸

《本经续疏》：海舟遇风势，虞漂覆，则下碇，鱼非畏漂覆者，何以亦下碇，不知鱼固优游涵泳于水，若掀舞簸荡，非所乐也。况云九月寒乌入水所化，过小满则形缩小，是乌本以不胜风力，故下碇而为鱼，虽既为鱼，岂忘风猛，且思休息，若不下碇，终无休息之期。小满以后，风力自微，而此物防范勇敢之气亦遂懈，是以形转小，不曰瘠而曰缩。人身之气犹风也，血犹水也，血由气而化，以气而行，气由血而泽，以血而宜。若血有所脱，则气遂独胜，而激扬飘骤，不能絪相感而相化，于是怒则促血妄出而成漏卮，驰则任血结聚而为症瘕。得此轻虚洁白骨之似气者，既能从空际下碇于水而为鱼，转危殆为安居，复能水中下碇于石，更便安居牢固焉。可会意夫摄气入血，固气即所以固血，气顺而血不能不顺矣。若命曰涩，或命曰通，其理均有所隔，观其肉能益气强志，不可为摄阳入阴之证耶。

莲子

《本草新编》：味甘涩，气平、寒，无毒。入心、脾、肝、肾四脏。养神定志，能交君相二火，善止泄精，清心气，去腰疼，禁痢疾。

花心，益肾，涩精，固髓。

藕，甘寒。主血多验，治瘀血，逐散不凝，止吐衄溢妄行，破产后血积烦闷，解酒却热，治金疮生肌。

按：莲子、花、藕，俱能益人，而莲子之功尤胜。世人谓莲子不宜食心，恐成卒暴霍乱。不知莲子去心用之，全无功效，其妙全在于心，不特止产后消渴也。莲子之心，清心火，又清肾火。二火炎，则心肾不交；二火清，则心肾自合。去莲心，而止用莲肉，徒能养脾胃，而不益心肾矣。莲子心单用入之于参、苓、芪、术之中，治梦遗尤神，取其能交心肾也。故用莲子断不可去心，一去心，则神不能养，而志不能定，精泄不能止，而腰痛不能除矣。

或问莲子清心汤，前人用之，未闻用心也。曰：莲子而不用心，此清心汤之所以不效也。前人制方，未必不单用莲心，岁久失传，人不知用，致清心汤神效竟为无用之方。此铎所以三叹也。原世人用清心汤者，用莲子心一钱以清心，未有不效应如响者矣。

芡实

《神农本草经》：味甘，平。主治湿痹，腰脊膝痛，补中，除暴疾，益精气，强志，令耳目聪明。

《本草乘雅》：芡生水中，华实向日，具既济水火义。又草木类，全借水土，吮抽发育，芡则更借日中火，为先后身，亦具木胎火里义。又叶上蹙衄如沸，连茎刺棘如猬，实皮实壳如介，亦具金胎水中义。诚互交木金火之驻形物也。如益精强志不饥，即驻形之里应，目明耳聪轻身耐老，即驻形之外合；飞行神仙，即驻形之行圆功满也。未有形已驻，而中央之基不筑已不练者；若湿痹之腰脊膝痛，及卒暴疾，即驻形物之主治功能也。芡乃大中之小，浊中之精，涩中之甘，荆棘中之软美，壅滞中之流行，意兰中之气悟，疲疲中之强。

《景岳全书》：味甘，气平，入脾肾两脏。能健脾养阴止渴，治腰膝疼痛，强志益神，聪明耳目，补肾固精，治小便不禁，遗精白浊带下，延年耐老。或散丸、或煮食皆妙。但其性缓，难收奇效。

《本草崇原》：芡实气味甘平，子黄仁白，生于水中，花开向日，乃阳引而上，阴引而下，故字从欠，得阳明少阴之精气。主治湿痹者，阳明之上，燥气治之也。治腰脊膝痛者，少阴主骨，外合腰膝也。补中者，阳明居中土也。除暴疾者，精气神三虚相搏，则为暴疾。芡实生于水而向日，得水之精，火之神。茎刺肉白，又禀秋金收敛之气，故治三虚之暴疾。益精气，强志，令耳目聪明者，言精气充益，则肾志强。肾志强则耳目聪明。盖心肾开窍于耳，精神共注于目也。

《本草经解》：芡实气平涩，秉天秋敛之金气，入手太阴肺经；味甘无毒，得地中正之土味，入足太阴脾经。气味降多于升，阴也。脾为湿土而统血，湿邪降于下，则走腰脊膝，致血泣而成痹。芡实甘平，则益脾肺，肺通水道，则湿行；脾和则血活，而痹者瘳矣。

中者脾也，味甘益脾，故能补中。暴疾多属于火，得水之精者，多能抑火，芡实味甘属土，而生于水，所以制火而主暴疾。

肾藏精，肺为金而肾为水，气平益肺，肺气旺则生精，金生水也。味甘益脾，脾统血，目得血则明，耳得血则聪，故令耳目聪明也。味甘益脾，脾气升；气平益肺，肺气降，升降和，则天清地宁，养以刚大，而志强矣。

《本草新编》：味甘，气平，无毒。入脾、肾二经。主湿痹，止腰膝疼痛，益精，令耳目聪明，强志补中，除暴疾，久食延龄益寿。视之若平常，用之大有利益。可君可臣，而又可佐使者也。其功全在补肾去湿。夫补肾之药，大都润泽者居多，润泽则未免少湿矣。芡实补中去湿，性又不燥，故能去邪水而补神水，与诸补阴之药同用，尤能助之以添精，不虑多投以增湿也。

或问芡实平平无奇，而子偏誉之为益精补中之药，何也？曰：芡实不特益精，且能涩精，补肾至妙药也，子不信其功效乎？夫芡实与山药并用，各为末，日日米饮调服，虽遗精至衰惫者，不旬日而精止神旺矣。至平之药，而实有至奇之功，非世人所能测也。

或问芡实性实平淡，吾子誉其功用，不识益肾补精之外，更有何病可大用乎？曰：芡实，无症不可大用，而尤可大用者，开胃气耳。胃气大开，何病不借之以得利。平而实奇，淡而无厌，殆芡实之谓乎。

或疑芡实但能止精，而不能益精，虽精止即是益精，而终不可谓精得芡实而生也。曰：芡实岂但止精哉。夫遗精之病，必能补而后能止。使芡实不能益精，又何能止精。况芡实不但止精，而亦能生精也。去脾胃中之湿痰，即生肾中之真水。芡实益精，又何疑乎。

第八章

志意魂魄精神相关方剂文献辑要

人参丸

[**方源**]《千金翼方》卷第七。

[**组成**] 人参　茯苓　麦门冬(去心)　甘草(炙)各三两　桂心一两　大枣五十枚,作膏　菖蒲　泽泻　薯蓣　干姜各二两

[**用法**] 上一十味,捣筛为末,炼蜜枣膏和丸如梧桐子大。空腹酒下二十丸,日三夜一服,不知稍增至三十丸。

[**主治**] 志意不安,心悸,思虑过多,恍惚不自觉,心中畏恐,夜不得眠,虚烦少气。

远志方

[**方源**]《千金翼方》卷第七。

[**组成**] 远志(去心)　人参　麦门冬(去心)　当归　桂心　甘草(炙)各二两　茯苓五两　芍药一两　生姜六两　大枣二十枚,劈

[**用法**] 上一十味,㕮咀,以水一斗,煮取三升。分三次服,日三,羸者分四服。

[**主治**] 志意不安,心中冲悸不定,言语误错,忽忽愦愦不自觉。

茯神汤

[**方源**]《备急千金要方》卷第十四。

[**组成**] 茯神　防风各三两　人参　远志　甘草　龙骨　桂心　独活各二两　细辛　干姜各六两　白术一两　酸枣一升

[**用法**] 上十二味,㕮咀,以水九升,煮取三升。分三服。

[**功用**] 安神定志。

[**主治**] 风经五脏,大虚惊悸。

预知子丸

[**方源**]《太平惠民和剂局方》卷五。

[**组成**]枸杞子(净)　白茯苓(去皮)　黄精(蒸熟)　朱砂(研,水飞)　预知子(去皮)　石菖蒲　茯神(去木)　人参(去芦)　柏子仁　地骨皮(去土)　远志(去心)山药各等分

[**用法**]上件一十二味,捣罗为细末,炼蜜圆如龙眼核大,更以朱砂为衣。每服一丸细嚼,人参汤下,不计时候。

[**功用**]益气养心,安定志意。

[**主治**]心气不足,志意不定,神情恍惚,语言错妄,忪悸烦郁,愁忧惨戚,喜怒多恐,健忘少睡,夜多异梦,寐即惊魇,或发狂眩,暴不知人。

人参远志丸

[**方源**]《圣济总录》卷四十三。

[**组成**]人参　远志(去心)　黄芪(薄切)　酸枣仁各一两　桂(去粗皮)　桔梗(去芦头,炒)　丹砂(别研)各半两　天门冬(去心,焙)　菖蒲　白茯苓(去黑皮)各一两半

[**用法**]上为细末,炼蜜为丸,如梧桐子大。每服十五丸至二十丸,米汤送下,不拘时候。

[**主治**]思虑过多,心气不安,惊悸恍惚,烦倦,神思不清。

归神丹

[**方源**]《普济方》卷二二四引孟氏方。

[**组成**]辰朱砂二两(捶作小粒,不可成粗粉)　猪心(大者)一枚(去筋膜,略批开,朱砂包于内,再合)

[**用法**]猪心用灯心遍缠合用,密以麻线缚定,入银石铛内,用酒同米醋二味各一升同煮令干,即取去灯心,缓缓收下朱砂,微炒干,乳钵内研令极细,将所煮余酒醋打清面糊为丸,如梧桐子大。每服九丸,同北枣煎汤吞下,半空心服。一法加茯苓二两为丸,每服十八丸。

[**功用**]引神归舍。

[**主治**]丈夫思虑过多,役损心气,致神不守舍,不能管摄,精气之失无常,精滑冷,遗白浊。

归神汤

[**方源**]《辨证录》卷四。

［**组成**］人参五钱　白术一两　巴戟天一两　茯神五钱　紫河车一具　半夏三钱　陈皮一钱　甘草一钱　丹砂一钱　菖蒲一钱　麦冬五钱　柏子仁三钱(不去油)　白芥子三钱

［**用法**］上各为末，先将紫河车净水煮熟，不可去血丝，捣烂，将各药末再捣为丸。每服五钱，白滚水送下，连服数日。

［**主治**］思虑过度，耗损心血，遂致失志之癫，或哭或笑，或裸体而走，或闭户自言，喃喃不已。

归脾丸

［**方源**］《医学六要·治法汇》卷七。

［**组成**］黄芪　龙眼肉　酸枣仁(炒)　人参各一钱　木香二分　甘草(炙)二分半

［**用法**］加生姜三片，水煎服。

［**主治**］思伤脾，神不归脾而健忘怔忡。

归脾汤

［**方源**］《济生方》卷四。

［**组成**］白术　茯苓(去木)　黄芪(去芦)　龙眼肉　酸枣仁(炒，去壳)各一两　人参　木香(不见火)各半两　甘草(炙)二钱半

［**用法**］上吹咀。每服四钱，水一盏半，加生姜五片，大枣一枚，煎至七分，去渣温服，不拘时候。

［**功用**］《便览》：解郁，养脾阴。

［**主治**］思虑伤脾。健忘怔忡，吐血下血。①《济生方》：思虑过度，劳伤心脾，健忘怔忡。②《得效方》：思虑伤脾，心多健忘，为脾不能统摄血，以致妄行，或吐血下血。③《杂病源流犀烛》：思虑伤脾而成劳淋。

归脾汤

［**方源**］《正体类要》卷下。

［**异名**］归脾散(《古今医鉴》卷八)、加味归脾汤(《古今医鉴》卷十一)、归脾饮(《痘学真传》卷七)、归脾养营汤(《疡科心得集》卷上)。

［**组成**］白术　当归　白茯苓　黄芪(炒)　龙眼肉　远志　酸枣仁(炒)各一钱　木香五分　甘草(炙)三分　人参一钱

［**用法**］加生姜、大枣，水煎服。

［**功用**］养血安神，补心益脾。

［**主治**］《证治汇补》：喜恐惊劳，气散于内，房劳后着气，厥逆不省，少顷复

醒，而脉虚细者。《杂病源流犀烛》：因思虑过度，而致癫狂。虚损劳瘵，而见泄泻。痆痨。《会约》：思虑伤脾，不思饮食；或少食即胀；或火不生土，而时食时吐，脾虚生痰，其痰易来，或满口痰水，或夜间更甚。思虑惊恐而阳痿者。

［**方论选录**］《绛雪园古方选注》：归脾者，调四脏之神志魂魄，皆归向于脾也。参、术、神、草四君子汤以健脾胃，佐以木香醒脾气，桂圆和脾血，先为调剂中州；复以黄芪走肺固魄，枣仁走心敛神，安固膈上二脏；当归入肝，芳以悦其魂；远志入肾，辛以通其志，通调膈下二脏，四脏安和，其神志魂魄自然归向于脾，而脾亦能受水谷之气，灌溉四旁，荣养气血矣。独是药性各奏一脏，足经方杂用手经药者，以黄芪与当归、枣仁与远志有相须之理，且黄芪味入脾而气走肺，枣仁味入肝而色走心，故借用不悖。四君子汤用茯苓，改用茯神者，以苓为死气，而神得松之生气耳。

安神复元汤

［**方源**］《寿世保元》卷六。

［**组成**］黄芪（蜜炙）一钱五分　人参一钱五分　当归（酒洗）一钱五分　柴胡一钱　升麻五分　黄连（酒炒）一钱　黄芩（酒炒）一钱　黄柏（酒炒）三钱　知母一钱　防风一钱　蔓荆子七分　麦门冬一钱　茯神一钱　酸枣（炒）一钱五分　川芎一钱　甘草五分　甘枸杞子一钱五分

［**用法**］上锉一剂，加龙眼肉三枚，水煎服。

［**主治**］思虑烦心而神散，精脱于下，真阴不上泥丸，而气不聚，耳鸣耳重听，及耳内痒。

远志丸

［**方源**］《魏氏家藏方》卷二。

［**组成**］酸枣仁（炒，别研）　远志（去心）　白附子（炮）　人参（去芦）　石菖蒲　白茯苓（去皮）　天南星（炮）　龙骨（煅）　麦门冬（去心）　天麻　半夏曲　铁粉各一两　辰砂半两（别研）

［**用法**］上为细末，炼蜜为丸，如梧桐子大，朱砂为衣。每服三十丸，温酒或人参汤送下，不拘时候。

［**功用**］安魂定魄，去风涎，镇惊气。

［**主治**］心气不宁。

远志丸

［**方源**］《太平惠民和剂局方》卷五（续添诸局经验秘方）。

［**组成**］远志（去心，姜汁炒）　牡蛎（煅，取粉）各二两　白茯苓（去

皮）　人参　干姜（炮）　辰砂（别研）各一两　肉苁蓉（净洗，切片，焙干）四两

［**用法**］上为细末，炼蜜为丸，如梧桐子大。每服三十丸，空心、食前煎灯心、盐汤送下；温酒亦可。

［**功用**］补益心肾，聪明耳目，定志安神，滋养气血。

［**主治**］丈夫、妇人心气不足，肾经虚损，思虑太过，精神恍惚，健忘多惊，睡卧不宁，气血耗败，遗沥泄精，小便白浊，虚汗盗汗，耳或聋鸣。

辰砂宁心散

［**方源**］《魏氏家藏方》卷二。

［**组成**］人参（去芦）　白茯苓（去皮）各一两半　木香（不见火）　白术（炒）　藿香叶（洗去土）　肉豆蔻（面裹煨）　酸枣仁（别研）　龙齿（别研）　白附子（炮）　远志（去心）　甘草（炙）　牡蛎粉各一两　辰砂（别研）　肉桂（去粗皮，不见火）各半两

［**用法**］上为细末。每服二钱，水一盏，加生姜三片，大枣一个，煎七分，空心、食前、临卧温服。

［**主治**］心疾。男子妇人心血久虚，阴阳不和，忧愁思虑，睡卧不安，精神恍惚，五心烦热，骨节酸痛，面如火槛，头目昏眩，耳内蝉鸣，虚气独行，中满气隘，口无津液，状若饮酒。

助思汤

［**方源**］《辨证录》卷七。

［**组成**］人参五钱　熟地一两　生地五钱　麦冬五钱　北五味一钱　黄连一钱　肉桂三分　茯苓二钱　菟丝子二钱　丹皮二钱　丹砂一钱（不可经火）　柏子仁三钱　炒枣仁二钱　莲子心一钱

［**用法**］水煎服。

［**主治**］思虑过多，心虚而无血养心，心头有汗，一身手足无汗者。

智意汤

［**方源**］《鸡峰普济方》卷十二。

［**组成**］肉豆蔻　白术　益智　半夏　附子　桂　干姜各一两　藿香　甘草　茴香　人参　木香　丁香　大麦蘖　破故纸　当归曲各半两　青皮　陈皮　毕澄茄　细辛　良姜半两

［**用法**］上为细末。每服三钱，水一盏，加生姜三片，大枣一个（劈破），同煎七分，去滓，空心温服。

［**主治**］脾胃虚弱，中满气痞，四肢怠惰，九窍不通，腰背疼痛，食下闷乱，

昏倦嗜卧，愁忧伤意，胃中痞闷，饮食无味，不为肌肤，面色萎黄，大便秘涩不调，面目四肢时肿，身重，喜饥吞酸，呕逆痰水，不能消谷。

琥珀定志丸

［**方源**］《饲鹤亭集方》。

［**组成**］人参二两　琥珀五钱　麦冬（辰砂三钱拌）一两　冬术一两五钱　茯苓二两　远志八钱　菖蒲五钱　甘草八钱

［**用法**］上炼蜜为丸。每服三钱，桂圆汤送下。

［**功用**］补益虚损。

［**主治**］思虑恐惧，神志不宁，疲倦喜忘，寐中多梦，盗汗遗精。

遂情汤

［**方源**］《辨证录》卷八。

［**组成**］香附三分　白芍一两　荆芥五分　麦冬三钱　茯神三钱　白术三钱　生枣仁三钱　人参五分　神曲三分　甘草一分　柴胡五分　白芥子五分

［**用法**］水煎服。十剂肝气开，又十剂心气开，又十剂脾胃之气大开矣。

［**主治**］思结于心中，魂驰于梦寐，渐而茶饭懒吞，语言无绪，悠悠忽忽，终日思眠，面色憔悴，精神沮丧，因而畏寒畏热，骨中似疼非疼，腹内似馁非馁，乃相思之恶症。

镇心丹

［**方源**］《鸡峰普济方》卷十一。

［**组成**］熟地黄　远志　茯苓　柏子仁　白术各一两半　人参　菖蒲　麦门冬　酸枣仁　木通　百部　贝母　茯神　甘草　朱砂　天门冬　赤石脂心　防风　桂各一两　枣仁四两

［**用法**］上为细末，炼蜜为丸，如梧桐子大。每服三十丸，人参汤送下；如血气虚弱，食少不眠，煎酸枣仁汤送下。

［**主治**］忧愁思虑，过伤心气，神色损变，志意沉伏，怔忪恍惚，眩冒恐怯惊怖；及治骨热诸劳，失精乱梦，飞尸鬼注，肌瘦色黄，食少倦怠，夜寝盗汗，胃府气痞；以至大怒小恐所伤，吐血失血，丈夫劳损，妇人血虚，产前产后虚损，种种心疾。

镇心丹

［**方源**］《卫生家宝》引俞山人方（见《普济方》卷十六）。

［**组成**］苁蓉一两（焙干）　牛膝一两（细锉，酒浸，焙）　菟丝子一两（酒浸，煮研）　五味子半两（拣）　人参二两（去芦头）　山药二两　鹿角霜二两　远志二两（去心）　龙齿一两（飞）　黄芪半两（蜜炙）　茯苓二两（白者）　石菖蒲半两　茯神二两（同茯苓一处用柏叶裹定蒸九次）

［**用法**］上为细末，炼蜜为丸，如梧桐子大。每服三十丸，空心盐汤米饮或酒盐汤吞下，渐加至四十丸；用辰砂为衣，食后人参汤送下，闭目良久。

［**功用**］常服安神，去百邪，调顺荣卫，补养真气。

［**主治**］忧愁思虑过伤，心气不足，恍惚惊悸，骨热诸劳，失精乱梦，飞尸鬼注，肌瘦色黄，食衰倦怠，心腑不利，以致大恐所伤，及吐血便血，种种心疾。

镇心丹

［**方源**］《普济方》卷十六引《卫生家宝》。

［**组成**］人参（洗净，去芦，切）　茯神（去皮）　绵黄芪（去芦）　当归（洗净，去芦）　酸枣仁（去皮，别研）　菖蒲（节密者）　熟干地黄　柏子仁（别研成膏）各一两　肉苁蓉半两（洗净）　远志半两（去心）　五味子半两　朱砂六钱（别研）

［**用法**］上为细末，与柏子仁一处和匀，炼蜜为丸，如梧桐子大。朱砂为衣。每服二十丸，食后、临卧温酒送下。

［**主治**］忧愁思虑繁多，以致心气不足。

镇神汤

［**方源**］《辨证录》卷九。

［**组成**］人参　炒枣仁　茯苓　山药各五钱　远志一钱　巴戟天三钱　甘草五分　黄连三分

［**用法**］水煎服。

［**主治**］怔忡善忘，口淡舌燥，发热多汗，四肢疲软，小便白浊，脉虚大而数，由思虑过度而成者。

人参丸

［**方源**］《医方类聚》卷十引《简要济众方》。

［**组成**］人参一两（去芦头）　远志一两（去心）　白茯苓一两　生干地黄一两

［**用法**］上为末，用枣肉为丸，如梧桐子大。每服十五丸，生姜、薄荷汤下，不拘时候。

［**功用**］镇心安神，化痰利胸膈。

[**主治**] 惊悸。

人参远志丸

[**方源**]《古今医统大全》卷五十引《太平圣惠方》。

[**组成**] 人参 远志 白茯苓 天门冬 黄芪 酸枣仁 石菖蒲 桔梗各一两 丹砂半两 官桂半钱

[**用法**] 上为末,炼蜜为丸,如绿豆大。每服二十丸至三十丸,米汤送下。

[**主治**] 神思不安,健忘惊悸。

人参远志散

[**方源**]《圣济总录》卷四十三。

[**组成**] 人参 远志(去心) 熟干地黄(焙)各三分 琥珀(研) 白茯苓(去黑皮)各一两 甘草(炙,锉)一分 铁粉(研)半两

[**用法**] 上为散。每服二钱匕,煎金银汤调下。

[**主治**] 心虚不足,惊悸不安,言语谬乱。

大定心散

[**方源**]《太平圣惠方》卷四。

[**组成**] 人参(去芦头) 茯神 熟干地黄 远志(去心) 龙齿 白术 琥珀 白芍 紫菀(净,去苗土) 防风(去芦头) 赤石脂各一两 柏子仁三分 甘草半两(炙微赤,锉)

[**用法**] 上为散,每服四钱,以水一中盏,加大枣三枚,煎至六分,去渣,不拘时候温服。

[**主治**] 心风虚悸,恍惚多忘,或梦寐惊魇。

小定心汤

[**方源**]《千金》卷十四。

[**组成**] 茯苓四两 桂心三两 甘草 芍药 干姜 远志 人参各二两 大枣十五枚

[**用法**] 上㕮咀。以水八升,煮取二升,分四服,日三夜一。

[**主治**] ①《千金》:虚羸,心气惊弱多魇;②《普济方》引《千金》:心劳虚寒,惊悸恍惚多忘,梦寐惊魇,神志不定。

小定志丸

[**方源**]《三因极一病证方论》卷九。

［**异名**］定志丸(《证治要诀类方》卷四)

［**组成**］菖蒲(炒)　远志(去心,姜汁淹)各二两　茯苓　茯神　人参各三两

［**用法**］上为末,炼蜜为丸,如梧桐子大,辰砂为衣。每服五十丸,米汤送下。

［**功用**］《普济方》:常服益心强志,令人不忘。

［**主治**］心气不定,五脏不足,甚者忧忧愁愁不乐,忽忽喜忘,朝瘥暮剧,暮愈朝发,及因事有所大惊,梦寐不祥,登高涉险,致神魂不安,惊悸恐怯。

太一归魂散

［**方源**］《幼幼新书》卷十引《吉氏家传》。

［**组成**］五灵脂(生)　木鳖肉　粉霜　朱砂各一分　腻粉一钱　巴豆二十五个(生)　川乌(取心)一小块如枣大

［**用法**］上为细末。每服一字,蛤粉冷水调下。

［**主治**］久积,惊痫诸疾。

心丹

［**方源**］《济生方》。

［**组成**］朱砂五十两　罗参　远志(去心,甘草煮)　熟地黄(酒蒸,焙)　白术　石菖蒲　黄芪　当归(酒浸,焙)　麦门冬(去心)　茯苓　茯神　柏子仁　木鳖子(炒,去壳)　石莲肉　益智仁各五两

［**用法**］上先以人参等十四味,各如法修制,锉碎拌匀,次将朱砂滚和,以夹生绢袋盛贮,线缚袋口,却用瓦锅一口,盛水七分,重安银罐一个于锅内,入白沙蜜二十斤,将药袋悬之中心,不令着底,使蜜浸过药袋,以桑柴火烧令滚沸,勿使火歇,煮三日蜜焦黑,再换蜜煮,候七日足,住火取出,淘去众药,洗净朱砂,令干,入牛心内,仍用银罐于重汤内蒸,如汤干,复以热水从锅弦添下,候牛心蒸烂,取砂再换牛心,如前去蒸,凡七次,其砂已熟,即用沸水淘净,焙干,入乳钵玉杵研至十分细,米粽为丸,如豌豆大,阴干。每服二十丸,食后参汤、枣汤、麦门冬汤任下。

［**主治**］《济生方》:男子妇人心气不足,神志不宁,怔忡惊悸,一切心疾;《普济方》:忧愁思虑,谋用过度,或因惊恐,伤神失志,耗伤心血,怔忡恍惚,梦寐不安。

巴戟丸

［**方源**］《太平惠民和剂局方》卷五(续添诸局经验秘方)。

［**组成**］良姜六两　紫金藤十六两　巴戟三两　青盐二两　肉桂(去粗皮)　吴茱萸各四两

［**用法**］上为末,酒糊为丸。每服二十丸,日午夜卧各一服,暖盐酒送下,盐汤亦得。

［**功用**］补肾脏,暖丹田,兴阳道,减小便,填精益髓,驻颜润肌。

［**主治**］元气虚惫,面目黧黑,口干舌涩,梦想虚惊,眼中冷泪,耳作蝉鸣,腰跨沉重,百节酸疼,项筋紧急,背胛劳倦,阴汗盗汗,四肢无力,及妇人子宫久冷,月脉不调,或多或少,赤白带下。

巴戟天汤

［**方源**］《辨证录》卷二。

［**组成**］人参　白术　茯神　巴戟天　车前子各三钱　半夏　肉桂各一钱　山药一两

［**用法**］水煎服。

［**主治**］风寒湿邪,结于心包,心下畏寒作痛,惕惕善惊,懒于饮食,以手按之,如有水声啯啯,心包之气较弱者

归神丹

［**方源**］《百一》卷一。

［**异名**］归神丸(《袖珍方》卷三)。

［**组成**］颗块朱砂二两　豮猪心二个　灯心三两

［**用法**］上将猪心切开,入朱砂、灯心在内,麻线系合,于银石器内煮一伏时,取出,不用猪心及灯心,只将朱砂研极细,用真茯神末二两,酒煮薄糊,合朱砂为丸,如梧桐子大。每服九丸至十五丸,加至二十一丸,用去心麦门冬煎汤送下;癫痫至甚者,乳香、人参汤送下;夜寝不安或多乱梦,炒酸枣仁汤送下。

［**功用**］《慈禧光绪医方选议》:养心安神。

［**主治**］一切惊忧思虑,或夜寝不安,梦思恍惚,作事多忘;心气不足,癫痫狂乱。

归神丹

［**方源**］《医方类聚》卷八十九引《经验秘方》。

［**组成**］丹参　人参(去芦)　石菖蒲各五钱　远志(去心,焙)　酸枣仁(炒)各六钱　柏子仁六钱半　天门冬(去心,焙)　麦门冬(去心,焙)各一两　熟地黄(焙)　干山药各三钱　生地黄三钱半　当归(酒洗,焙)四钱半　茯神　粉草各七钱　辰砂　地骨皮　五味子(焙)各五钱　白茯苓七钱半

［**用法**］上为细末，炼蜜为丸，如龙眼肉大。每服一二丸，临卧噙化。

［**主治**］一切惊忧思虑，作事多忘，怔忡恐怖；一切心气不足。

［**加减**］加金箔五片尤佳。

归神丹

［**方源**］《得效》卷八。

［**异名**］大归神丹（《丹溪心法附余》卷十九）。

［**组成**］颗块大朱砂二两（入猪心内，灯心缠缚，用无灰酒蒸二炊久，取出另研）　金箔二十片（另研）　真银箔十片（别研）　深红琥珀一两（别研）　酸枣仁（去壳）二两　大远志（取净皮，姜汁拌炒）一两　白茯神（去木）二两　罗参二两　大当归（去尾）二两　龙齿一两

［**用法**］上为末，酒煮稀糊为丸，如梧桐子大。每服二九丸至三九丸，去心麦门冬汤送下；癫痫至甚者，乳香人参汤送下；夜寝不安或多乱梦，炒枣仁汤送下。

［**功用**］①《得效》：养神思，益眼力。②《臞仙活人心方》：安神宁气，闭精气，固元气。

［**主治**］一切惊扰，思虑恍惚，作事多忘，心气不足，癫痫狂乱；及大病后心虚，神不守舍。

宁心丹

［**方源**］《普济方》卷十八引《卫生家宝》。

［**组成**］人参一两　茯神一两　雄黄一分　紫石英一分　麝香一钱（细研）　金箔五十片（研入药）　真珠末一分（细研）　桃奴一分　脑子半钱（细研）　朱砂（细研）　乳香（细研）　白附子（微炮）各半分

［**用法**］上为末，酒煮半夏糊为丸，如鸡头子大，别以金箔为衣。每服一丸，先用灯心汤浸，至睡时磨化，暖水温服；小儿半丸。

［**主治**］思虑悲伤忧心，惊悸怔松，睡卧不宁。

宁心散

［**方源**］《普济方》卷三七四。

［**组成**］辰砂（光明有墙壁者，研极细）一两　酸枣仁（微炒，为末）　乳香（光莹者，细研）各半两

［**用法**］上为末。小麦煎汤调下。

［**主治**］小儿惊风，手足动摇，精神不爽，一切惊邪，狂叫不宁，发热。

宁心膏

［**方源**］《普济方》卷三七三引《全婴方》。

［**组成**］人参　白术　白茯苓　茯神　山药　羌活　甘草(炙)各一钱　朱砂一钱　麝香一分　脑子一分

［**用法**］上为末,炼蜜为丸,如鸡头子大。每服一丸,薄荷汤化下。

［**功用**］①《普济方》引《全婴方》:镇心,除百病;②《奇效良方》:定神定志。

［**主治**］①《普济方》引《全婴方》:小儿精神不定,恍惚不宁,夜里多哭,怯人怕物,眠睡惊魇;②《奇效良方》:小儿惊悸不宁,心经有热,多啼。

宁志丸

［**方源**］《直指》卷十一。

［**组成**］人参　白茯苓　茯神　柏子仁　琥珀　当归　酸枣仁(温酒浸半日,去壳,隔纸炒香)　远志(酒浸半日,新布裹,捶取肉、焙)各半两　乳香　朱砂(别研)　石菖蒲各一分

［**用法**］上为末,炼蜜为丸,如梧桐子大。每服三十丸,食后枣汤送下。

［**功用**］定志宁神。

［**主治**］心虚血少、惊悸怔忡,癫痫。①《直指》:心虚血虚,多惊;②《景岳全书》:心虚血少,神志不宁而惊悸者;怔忡,癫痫。

宁静汤

［**方源**］《石室秘录》卷六。

［**组成**］人参一两　白术三钱　白芍一两　熟地一两　生枣仁五钱　白芥子三钱　麦冬五钱　玄参一两

［**用法**］水煎服。

［**主治**］怔忡之证,扰扰不宁,心神恍惚,惊悸不已者。

安神补心汤

［**方源**］《古今医鉴》卷八。

［**组成**］当归一钱二分　川芎七分　白芍(炒)一钱　生地黄一钱二分　白术一钱　茯神一钱二分　玄参五分　甘草三分　黄芩一钱二分　酸枣仁(炒)八分　麦门冬(去心)二钱　远志(甘草水泡,去心)八分　(一方无远志、麦门冬、黄芩、玄参,加陈皮、柏子仁、酒炒黄连)

［**主治**］怔忡惊悸。

安神定志丸

[**方源**]《活人心统》卷下。

[**组成**] 枣仁一两 当归一两 琥珀三钱 朱砂七钱 人参七钱 远志(去心)一两 生地(酒洗)一钱五分(焙干) 金箔十张 银箔十张 甘草五分 天竺黄五钱 茯神(去木) 龙齿七钱 麦冬(去心)五钱

[**用法**] 上为末,炼蜜为丸,如龙眼大,金银箔为衣。每服三丸,灯心汤化下。

[**主治**] 阴虚血少,神不守舍,恍惚怔忡。

安神定志丸

[**方源**]《医便》卷一。

[**组成**] 人参一两五钱 牛黄一钱(另研) 辰砂二钱五分(水飞,另研,为衣) 白茯苓(去皮) 白茯神(去心) 远志(去心) 白术(炒) 石菖蒲(去毛,忌铁) 酸枣仁(去壳,炒) 麦门冬(去心)各一两

[**用法**] 上为末,龙眼肉四两熬膏,和炼蜜三四两为丸,如梧桐子大,朱砂为衣。每服三十丸,清米汤送下,每日三次,不拘时候。

[**功用**] ①《医便》:清心肺,补脾肾,安神定志,消痰去热;②《寿世保元》:宁心保神,益血固精,壮力强志,清三焦,化痰涎,育养心神,大补元气。

[**主治**] ①《寿世保元》:咽干,惊悸,怔忡;②《医碥》:健忘。

安神定志丸

[**方源**]《医林绳墨大全》卷四。

[**组成**] 远志一两 人参一两 白茯三两 菖蒲二两 琥珀 天花粉 郁金各一两 贝母 瓜蒌各五钱

[**用法**] 上为末,姜汁、竹沥为丸,如绿豆大,朱砂为衣。每服二钱。

[**主治**] 肥人痰迷心隔,惊悸怔忡。

[**加减**] 火盛者,加黄连一两。

安神定志丸

[**方源**]《医学心悟》卷四。

[**组成**] 茯苓 茯神 人参 远志各一两 石菖蒲 龙齿各五钱

[**用法**] 炼蜜为丸,如梧桐子大,辰砂为衣。每服二钱,开水送下。

[**主治**] ①《医学心悟》:惊恐不安卧,其人梦中惊跳怵惕;②《医钞类编》:癫证心中愦乱。

安神镇心丸

［**方源**］《赤水玄珠》卷六。

［**组成**］石菖蒲　远志　人参　茯神　川芎　山药　麦门冬　铁粉　天麻　半夏　胆南星　茯苓各一两　细辛　辰砂各五钱

［**用法**］上为末，生姜五两取汁，入水煮糊为丸，如绿豆大，另以朱砂为衣。每服二十五丸，夜卧生姜汤送下，小儿减半。

［**功用**］消风痰。

［**主治**］惊悸。

安神镇惊丸

［**方源**］《万氏家抄方》卷五。

［**组成**］人参（去芦）　白术（炒）　白茯苓（去皮）　明天麻　胆南星　橘红　麦门冬各五钱（去心）　木香一钱半　辰砂二钱（水飞）　全蝎十个（洗，炙）　麝香一钱　酸枣仁五钱（炒）　甘草（炙）一钱　桔梗　僵蚕（炙）各二钱

［**用法**］上为细末，炼蜜为丸，如芡实大。每服一丸，惊风，薄荷汤送下；伤风，荆芥汤送下；夜啼，灯心汤送下；搐搦，防风汤送下；慢惊，冬瓜子仁汤送下；常服，薄荷、银花汤送下。

［**主治**］小儿脾胃虚弱，风痰壅塞，昏睡不醒，惊悸搐搦。

安魂定魄丹

［**方源**］《太平圣惠方》卷九十五。

［**组成**］水银　硫黄（细研）各一两　黑铅二两

［**用法**］上先销铅成水，次下水银搅令匀，良久，即下硫黄末，当为碧色，匀搅，即去火放冷，细研如粉，以软饭和丸，如绿豆大。每服七丸，以新汲水研服之。

［**主治**］惊邪癫痫，天行热病，心神狂乱。

安神熟地黄散

［**方源**］《医略六书》卷三十。

［**组成**］熟地五两　人参一两五钱　黄芪（蜜炙）三钱　龙齿（煅）三钱　炙草一两　远志一两五钱　茯神二两（去木）　桂心一两五钱　当归三两

［**用法**］上为散。水煎五钱，去滓温服。

［**主治**］悸病脉弦涩者。

［**方论选录**］熟地补肾水以上交乎心，人参补心气以下交乎肾，黄芪补气

实卫，当归养血益荣，龙齿安魂定魄，远志通肾交心，桂心温营暖血以平肝，茯神定志安神以宁悸，炙甘草缓中以益胃。为散水煎，使心肾交滋，则血气充足，而经脏得养，神志自雄，安有惕然心悸之患。

羊心汤

［**方源**］《圣济总录》卷一六三。

［**组成**］羊心一枚（以水五盏，煎取三盏汁用）　甘草（炙）一两　远志（去心）半两　生干地黄（焙）一两半　防风（去叉）一两　芍药（锉）　牡蛎（熬）各一两　人参一两半　羚羊角（镑屑）半两

［**用法**］上九味，将八味为粗末。每服三钱匕，以煮羊心汁一盏，煎至七分，去滓温服，不拘时候。

［**主治**］产后血气惊悸，神志不宁。

远志丸

［**方源**］《太平圣惠方》卷四。

［**组成**］远志一两（去心）　麦门冬一两（去心，焙）　人参一两（去芦头）　赤石脂一两　甘草半两（炙微赤，锉）　熟干地黄一两　茯神一两　白术一分　薯蓣一两

［**用法**］上为末，炼蜜为丸，如梧桐子大。每服三十丸，食后清粥饮送下。

［**主治**］心气不足，惊悸多忘。

远志丸

［**方源**］《太平圣惠方》卷二十八。

［**组成**］远志二两（去心）　茯神一两　石菖蒲一两　黄芪一两（锉）　熟干地黄一两　薯蓣一两　人参一两（去芦头）　麦门冬二两（去心，焙）　龙齿一两（细研）　紫石英一两（细研，水飞过）

［**用法**］上为末，入研了药令匀，炼蜜为丸，如梧桐子大。每服十五丸，以人参汤送下，不拘时候。

［**主治**］虚劳惊悸，神气不足，多忘不安。

远志丸

［**方源**］《太平圣惠方》卷七十八。

［**组成**］白茯苓　桂心　远志（去心）　黄芪（锉）　白术　钟乳粉　阿胶（捣碎，炒令黄燥）　菖蒲　熟干地黄　麦门冬（去心，焙）　独活　柏子仁　人参（去芦头）　薯蓣　当归（锉，微炒）各一两

［**用法**］上为末，炼蜜为丸，如梧桐子大。每服二十丸，温酒送下，不拘时候。

［**主治**］产后脏虚不足，心神惊悸，志意不安，腹中急痛，或时恐怖，夜卧不安。

远志丸

［**方源**］《圣济总录》卷十四。

［**组成**］远志（去心）　人参　白茯苓（去黑皮）　山萸　宁水石（碎研）各一两

［**用法**］上为末，用白面糊为丸，如梧桐子大。每服二十丸，人参汤送下。加至三十丸。

［**功用**］安魂神，化风痰，定心忪。

［**主治**］昏虚。

远志丸

［**方源**］《鸡峰普济方》卷七。

［**组成**］远志二两　茯神　石菖蒲　黄芪　熟干地黄　人参各一两

［**用法**］上为细末，水煮面糊为丸，如梧桐子大。每服十丸，米饮送下，不拘时候。

［**主治**］虚劳惊悸，神奇不宁。

远志丸

［**方源**］《鸡峰普济方》卷十一。

［**组成**］朱砂　远志　人参　茯苓　茯神　甘草　白石英　紫石英　干山药　龙齿各一两

［**用法**］上为细末，炼蜜为丸，如梧桐子大。每服三十丸，煎人参汤送下，寅、午、戌时服。

［**功用**］镇心安神，爽识强记。

［**主治**］心气不定，恍惚健忘，语言错乱，或即謇涩，惊悸心忪，神思不定。

远志丸

［**方源**］《普济本事方》卷二。

［**组成**］远志（去心，洗，锉，炒令黄色）　白附子（炮微黄）　胆南星　白茯苓（去皮）　人参（去芦）　酸枣仁（微炒，去皮，研）各半两　金箔五片　朱砂（水飞）半两（入麝香少许同研）

［**用法**］上为细末，炼蜜为丸，如梧桐子大，朱砂为衣。每服三十丸，食后、临卧薄荷汤送下。

［**主治**］因惊语言错乱。

远志丸

［**方源**］《三因极一病证方论》卷十三。

［**组成**］远志（去心，炒）　山药（炒）　熟地黄　天门冬（去心）　龙齿（水飞）各六两　麦门冬（去心）　五味子　车前子（炒）　白茯苓　茯神（去木）　地骨皮　桂心各五两

［**用法**］上为末，炼蜜为丸，如梧桐子大。每服三十丸至五十丸，空心温酒、米汤任下。

［**主治**］心肾气不足，惊悸健忘，梦寐不安，遗精，面少色，足胫酸疼。

远志丸

［**方源**］《医方大成》卷五引《济生方》。

［**组成**］远志（去心，姜汁腌）　石菖蒲各二两　茯神（去木）　白茯苓（去皮）　人参　龙齿各一两

［**用法**］上为末，炼蜜为丸，如梧桐子大，辰砂为衣。每服七十丸，食后、临卧热汤送下。

［**主治**］因事有惊，心神不定，夜梦惊堕，小便白浊。

远志丸

［**方源**］《直指》卷九。

［**组成**］远志（姜汁腌，取肉焙）　茯神（去木）　黄芪（炙）　熟地黄（洗）　人参各一两　石菖蒲半两　当归三分

［**用法**］上为末，粟米糊为丸，如梧桐子大。每服二十丸，米饮送下。

［**主治**］虚劳惊悸，神气不宁。

远志汤

［**方源**］《医心方》卷三引《小品方》。

［**异名**］远志散（《普济方》卷一〇二）。

［**组成**］远志三两（去心）　茯苓二两　独活四两　甘草二两　芍药三两　当归二两　桂肉三两　麦门冬三两半（去心）　生姜五两　人参二两　黄芪三两　附子一两（炮）

［**用法**］以水一斗二升，煮取四升，每服八合，人羸可服五合，日三夜一。

［**主治**］中风心气不定，惊悸，言语谬误，恍恍惚惚，心中烦闷，耳鸣。

远志汤

［**方源**］《千金》卷三。

［**组成**］远志　人参　甘草　当归（无当归，用芎䓖）　桂心　麦门冬各二两　芍药一两　茯苓五两　生姜六两　大枣二十枚

［**用法**］上㕮咀。以水一斗，煮取三升，去滓，分三次服，一日三次，羸者分四服。

［**主治**］产后忽苦，心中惊悸不定，志意不安，言语错误，惚惚愦愦，情不自觉。

远志汤

［**方源**］《千金》卷十四。

［**组成**］远志　干姜　铁精　黄芪　紫石英各三两　防风　当归　人参　茯苓　甘草　芎䓖　茯神　羌活各二两　麦门冬　半夏各四两　五味子二合　大枣十二枚

［**用法**］上㕮咀。以水一斗三升，煮取三升半，分五服，日三夜一。

［**功用**］补心。

［**主治**］心气虚，惊悸喜忘，不进食。

远志汤

［**方源**］《圣济总录》卷一六三。

［**组成**］远志　龙齿　麦门冬（去心，焙）　茯神（去木）　桂（去粗皮）　芍药（锉）　黄芪（锉）　人参各一两半

［**用法**］上为粗末。每服二钱匕，水一盏，煎七分，去滓温服，不拘时候。

［**主治**］产后心虚惊悸，梦寐不安。

远志散

［**方源**］《太平圣惠方》卷四。

［**组成**］远志半两（去心）　菖蒲半两　铁精半两　桂心三分　防风三分（去芦头）　当归三分（锉，微炒）　黄芪一两（锉）　人参半两（去芦头）　甘草半两（炙微赤，锉）　熟干地黄三分　芎䓖半两　茯神三分　独活半两　麦门冬三分（去心）　紫石英一两（细研如粉）　五味子半两　半夏半两（汤洗七遍去滑）

［**用法**］上为散。每服三钱，以水一中盏，加入生姜半分，大枣三枚，煎至

六分，去滓，食后温服。

［**主治**］心气虚，惊悸喜忘，不思饮食。

远志散

［**方源**］《圣济总录》卷十五。

［**组成**］远志（去心）　人参　细辛（去苗叶）　白茯苓（去黑皮）　黄芪（锉）　桂（去粗皮）各一两　熟干地黄（焙）　菖蒲　防风（去叉）　白术各半两

［**用法**］上为散。每服二钱匕，空心、晚食前以温酒调下。

［**主治**］风厥，多惊骇，背痛善欠。

远志煎

［**方源**］《太平圣惠方》卷八十三。

［**组成**］远志（去心）　羚羊角屑　茯神　甘草（炙微赤，锉）　龙骨　杏仁（汤浸，去皮尖双仁，麸炒微黄）　紫菀（洗去苗土）　防风（去芦头）各半两　龙胆一分（去芦头）　蜜半斤　蚱蝉一分（去翅足）　百合一分　牛黄一分（细研）　麝香一分（细研）　川升麻三分　川大黄一两（锉，微炒）　酥三两

［**用法**］上药先研牛黄、麝香为粉，除酥、蜜二味，粗捣。用水三升，入银锅内，煎至半升，以新棉滤去滓，却入锅内，下牛黄、麝香、酥、蜜等，以柳篦不住手搅，慢火熬如稠饧方止，入磁盒内盛。每服取两豆许大，用温水调下，一日三四次。

［**功用**］安心神。

［**主治**］小儿身体壮热，惊悸，心神不宁。

远志煎

［**方源**］《小儿病源》卷三。

［**组成**］远志（去苗骨，甘草水煮，焙）　茯神（去木）　羚羊角屑　甘草（炙）　芜荑各五钱　蝎梢十枚（去毒）

［**用法**］上为末，醋糊为丸，如黍米大。一周儿每服一百丸，乳汁或米饮送下。服讫后一时得吃乳食。

［**主治**］小儿身体壮热，惊悸，心神不宁。

远志饮子

［**方源**］《济生方》卷一。

［**异名**］远志引子（《金匮翼》卷三）。

［**组成**］远志（去心，甘草煮干）　茯神（去木）　桂心（不见火）　人参　酸

枣仁(炒,去壳)　黄芪(去芦)　当归(去芦,酒浸)各一两　甘草(炙)半两

[**用法**] 上㕮咀。每服四钱,水一盏半,加生姜五片,煎至七分,去滓温服,不拘时候。

[**主治**] 心劳虚寒,惊悸恍惚,多忘不安,梦寐惊魇。

辰砂宁志丸

[**方源**]《万病回春》卷四。

[**组成**] 辰砂二两(用无灰酒三升煮,酒将尽留二盏用之)　远志(去心)　石菖蒲(去毛)　酸枣仁(炒)　乳香(炙)　当归身(酒洗)各七钱　人参五分　白茯神(去皮木)七钱　白茯苓(去皮)七钱

[**用法**] 上为细末,用猪心一个研如泥,入前药末,并煮辰砂酒搅匀为丸,如绿豆大。每服六七十丸,临卧大枣汤送下。

[**主治**] 劳神过度,致伤心血,惊悸怔忡,梦寐不宁,如有人来捕捉,渐诚心疾,甚至癫狂者。

坚胆汤

[**方源**]《辨证录》卷四。

[**组成**] 白术五钱　人参五钱　茯神三钱　白芍二两　铁粉一钱　丹砂一钱　天花粉三钱　生枣仁三钱　竹茹一钱

[**功用**] 肝胆同治,补胆补心

[**主治**] 胆气虚怯,怔忡,心怦怦不安,似有人欲来捕之状。

辰砂妙圣丸

[**方源**]《普济方》卷三七四。

[**组成**] 麝香　川芎　羌活　天麻　当归　胆南星　半夏(汤洗七次,煮一伏时)各半钱　蝎梢　僵蚕　辰砂一钱半(一半入药,一半为衣)

[**用法**] 上为末,拌匀,糯米清糊为丸,如鸡头子大。每服一丸,荆芥汤送下;如噤口,用药擦牙上。

[**主治**] 小儿惊风生涎,时作搐搦,壮热惊掣,夜卧不安,牙关紧急。

辰砂远志丸

[**方源**]《普济本事方》卷二。

[**组成**] 石菖蒲(去须,洗)　远志(去心,洗,锉,炒令黄色)　人参(去芦)　茯神(去木)　川芎　山萸　铁粉　麦门冬(水邑,去心)　天麻　半夏曲　胆南星(锉骰子大,麸炒黄)　白附子(生)各一两　细辛(去叶)　辰砂(水

飞）各半两

［**用法**］上为细末，生姜五两取汁，入水煮糊为丸，如绿豆大，别以朱砂为衣，干之。每服三五十丸，夜卧生姜汤送下；小儿减丸服。

［**功用**］①《普济本事方》：安神镇心，消风痰，止头眩；②《御药院方》：补肾益志。

［**主治**］①《普济本事方》：惊悸；②《校注妇人良方》：产后中风惊狂，起卧不安，或痰涎上涌。

心肾交补丸

［**方源**］《会约》卷七。

［**组成**］熟地八两　枣皮四两　淮药四两　茯苓三两　枣仁（炒）三两　杜仲（盐炒）三两　北五味一两半　当归三两　远志二两

［**用法**］炼蜜为丸。淡盐水送下；心虚有火，灯心草煎服；心肺热，用麦冬；胆虚心烦，用枣仁炒，研末，竹叶汤送下。

［**主治**］心肾两虚，神志恍惚，梦遗膝软，夜卧不宁。

巴戟丸

［**方源**］《太平圣惠方》卷二十六。

［**组成**］巴戟一两　天门冬一两半（去心，焙）　五味子三分　肉苁蓉一两（酒浸，刮去粗皮，炙干）　柏子仁三分　牛膝三分（去苗）　菟丝子一两（酒浸一宿，焙干别捣为末）　远志三分（去心）　石斛三分（去根，锉）　薯蓣三分　防风三分（去芦头）　白茯苓三分　人参三分（去芦头）　熟干地黄一两　覆盆子三分　石龙芮三分　萆薢三分（锉）　五加皮三分　天雄（炮裂，去皮脐）　续断三分　石楠三分　杜仲三分（去粗皮，炙令微黄，锉）　沉香一两　蛇床子三分

［**用法**］上为细末，炼蜜为丸，如梧桐子大。每服三十丸，空心及晚食前以温酒送下。

［**功用**］除万病，久服延年

［**主治**］肾劳，腰脚酸疼，肢节苦痛，目暗䀮䀮，心中恍惚，夜卧多梦，觉则口干，食不得味，恒多不乐，常有恚怒，心腹胀满，四体痹疼，多吐酸水，小腹冷痛，尿有余沥，大便不利。

［**宜忌**］忌生冷、油腻、鲤鱼。

宁心膏

［**方源**］《何氏济生论》卷五。

［**组成**］白茯神（去木）　白茯苓　白术（土蒸）各二两　山药二两　辰砂一两　人参五钱　枣仁二两（炒）　寒水石（煅，研末）二两　远志　甘草（炙）各一两五钱

［**用法**］上为末，炼蜜为丸，如弹子大。临卧灯心汤化下。

［**主治**］通宵不寐者。

宁志膏

［**方源**］《普济方》卷一九〇引《如宜方》。

［**组成**］人参　酸枣仁各一两　辰砂半两

［**用法**］上为末，炼蜜为丸，如弹子大。每服一丸，薄荷汤送下。一方灯心汤调琥珀末送下。

［**主治**］出血失血过多，心神不安，睡卧不得，语言失当。

宁眠散

［**方源**］《幼幼新书》卷九引张涣方。

［**组成**］天南星（炮裂）　人参（去芦头）　白附子各半两　干蝎二十一个　干赤头蜈蚣一条（酒浸，酥炙微黄）

［**用法**］上为细末。次用乳香、血竭各研一分，同诸药拌匀。每服一字至半钱，用好酒少许，浸薄荷煎汤调下。每儿潮搐，服之得眠是验，次用辰砂膏相兼服之。

［**主治**］小儿慢惊潮搐，不得安卧。

宁眠膏

［**方源**］《诚书》卷八。

［**组成**］甜消　人参　辰砂　茯苓　山药各一两　甘草（炙）　寒水石（煅）各二钱半　龙脑一分　麝五分

［**用法**］上为末，加坏胭脂一钱，炼蜜为丸。薄荷汤送下。

［**主治**］小儿惊热痰盛，心神恍惚。

宁神安卧丸

［**方源**］《石室秘录》卷二。

［**组成**］人参五两　远志二两　枣仁（炒）二两　熟地八两　山茱萸四两　茯神三两　柏子仁一两　麦冬三两　陈皮五钱

［**用法**］上药各为末，炼蜜为丸。每日服一两，白滚水送下。五日即安。

［**主治**］卧不安枕。

安神复睡汤

［**方源**］《扶寿精方》卷下。

［**组成**］圆眼肉　当归　熟地黄　白芍药　益智　酸枣仁各一两　川芎　远志各五钱(皆照常制)

［**用法**］上为细末，山药糊为丸；或炼蜜为丸，如绿豆大。临卧沸汤、酒任下。

［**主治**］诸虚。

远志汤

［**方源**］《赤水玄珠》卷十四。

［**组成**］远志(去心)　黄芪　当归　麦冬　石斛　酸枣仁(炒)各一钱二分　人参　茯神各七分　甘草五分

［**用法**］水煎服。

［**主治**］心虚烦热，夜卧不宁，及病后虚烦。

仁熟散

［**方源**］《医学入门》卷七。

［**组成**］人参　枳壳　五味子　桂心　山茱萸　甘菊花　茯神　枸杞子各三分　柏子仁　熟地各一两

［**用法**］上为末，每服二钱，温酒调下。

［**主治**］胆虚，常多畏恐，不能独卧，头目不利。

宁志膏

［**方源**］《陈素庵妇科补解》卷五。

［**组成**］琥珀一两(炼成收用)　茯神三两　枣仁(炒)三两　丹皮三两　熟地五两　归身三两　川芎一两　白芍二两　半夏一两　麦冬一两　竹叶百片　丹参六两　郁金七钱

［**用法**］加生姜三片，辰砂一钱、金饰二钱，煎汤化一盏服。

［**功用**］补心血，安心神，定心气，兼消瘀祛痰清火。

［**主治**］产后心血虚，败血、痰火、瘀血冲心，心神恍惚怖畏，乍见鬼神。

大定志丸

［**方源**］《圣济总录》卷四十三。

［**组成**］消石一两　丹砂一分　白茯苓(去黑皮)　人参各二两

［用法］上为末，粟米饭为丸，如弹丸大。每服一丸，沙糖新汲水调下。

［主治］心脏实热，狂言妄语，心神不宁。

牛黄泻心汤

［方源］《御药院方》卷七。

［异名］南极延生汤（《臞仙活人方》卷下）、牛黄泻心散（《简明医彀》卷四）。

［组成］脑子二钱半　牛黄二钱半　大黄末（生）二两　朱砂二钱半

［用法］上为极细末，每服三钱，凉生姜蜜水调下。

［功用］《重订通俗伤寒论》：清心凉胃，泻火

［主治］《御药院方》：心经邪热狂语，精神不爽；《臞仙活人方》：癫痫；《重订通俗伤寒论》：伤寒发狂便结。

白鲜皮汤

［方源］《圣济总录》卷十四。

［组成］白鲜皮一分半　麻黄（去根节）半两　白茯苓（去黑皮）三分　防风（去叉）　独活（去芦头）　杏仁（汤浸，去皮尖双仁，研）　当归（锉，焙）　芍药各一分半　桂（去粗皮）一分

［用法］上为粗末。每服三钱匕，水一盏半，煎至八分，去滓，空腹温服，一日三次。服讫，取微汗为度。

［主治］风邪入脏，狂言妄语，精神错乱，腰疼骨痛。

白鲜皮散

［方源］《太平圣惠方》卷十五。

［组成］大青　羚羊角屑　玄参　栀子仁　子芩　川大黄（炙微赤，锉）　地骨皮各三分　白鲜皮一两半

［用法］上为散。每服五钱，以水一大盏，煎至五分，去滓温服，不拘时候。

［主治］时气大热，心狂欲走。

白鲜皮散

［方源］《太平圣惠方》卷十七。

［组成］川大黄半两（锉碎，微炒）　甘草半两（炙微赤，锉）　白鲜皮一两　麦门冬一两（去心，焙）　黄芩半两　大青半两

［用法］上为粗散。每服四钱，以水一中盏，加竹叶三七片，煎至六分，去滓温服，不拘时候。

［**主治**］热病，热毒在心脾，狂乱烦躁。

宁志膏

［**方源**］《百一》卷十八。

［**异名**］宁神膏（《医学入门》卷八）。

［**组成**］辰砂（研）　酸枣仁（炒）　人参　茯神（去木）　琥珀各一分　滴乳香一钱（别研）

［**用法**］上为细末，和匀，每服一钱，浓煎灯心、枣汤调下。

［**主治**］①《百一》：妇人因出血多，心神不安，不得睡，语言失常；②《女科指掌》：产后言语颠倒，狂言谵语者。

宁神汤

［**方源**］《会约》卷二十。

［**组成**］人参　当归　熟地各二钱　茯神　石菖蒲各一钱　枣仁（炒，研）八分　远志六分　炙草五分

［**用法**］上为末，猪心血为丸，辰砂（水飞）为衣。灯心汤送下。

［**主治**］痘成浆之时，气血外出，自心舍空虚，神无所依，或昏睡不醒，口中喃喃，狂言如祟。

宁神饮

［**方源**］《仙拈集》卷二。

［**组成**］茯苓　陈皮　瓜蒌各八分　黄芩　远志　枣仁各六分　半夏　贝母各一钱　甘草五分

［**用法**］生姜三片为引，水二钟煎，食远服。先服化痰丸，后服本方。

［**主治**］风狂痰迷心窍。

远志汤

［**方源**］《奇效良方》卷一。

［**组成**］人参（去芦）　石菖蒲　羌活（去芦）　细辛（洗，去苗）　麻黄（去根）各半两　赤芍药　白术各一两　远志（去心）二钱半

［**用法**］上为细末。每服二钱，煎小麦汤送下，不拘时候。

［**主治**］风中于心，多汗恶风，善怒，口不能言，但得偃卧，不可转侧，闷乱冒绝，汗出。

补虚定志丸

［**方源**］《太平圣惠方》卷十四。

［**组成**］茯神一两　远志半两（去心）　麦门冬一两半（去心，焙）　人参三分（去芦头）　熟干地黄一两　甘草半两（炙微赤，锉）　黄芪三分（锉）　桂心半两　牛膝半两（去苗）　泽泻半两

［**用法**］上为散，炼蜜为丸，如梧桐子大。每服三十丸，以粥饮送下，不拘时候。

［**主治**］伤寒后，或用心力劳倦，四肢烦弱，心虚惊悸，翕翕短气。

制心汤

［**方源**］《医钞类编》卷十四。

［**组成**］黄连（姜汁炒）　石菖蒲　胆南星　石膏（煅）　丹砂　大黄（酒炒）　枣仁　枳实　乳香

［**用法**］水煎服。

［**主治**］狂病，痰火蔽塞心窍。

制忡汤

［**方源**］《辨证录》卷四。

［**组成**］人参五钱　白术五钱　白芍一两　当归一两　生枣仁一两　北五味一钱　麦冬五钱　贝母五分　竹沥十匙

［**用法**］水煎服。一剂而怔忡少定，二剂更安，十剂痊愈。

［**功用**］补心肝，养肺金。

［**主治**］怔忡。心肝两虚，心弱不能制肺，一遇拂情之事，或听逆耳之言，便觉心气怦怦上冲，有不能自主之势，似烦而非烦，似晕而非晕。

定志丸

［**方源**］《医心方》引《深师方》。

［**组成**］人参二两　茯苓二两　菖蒲二两　远志二两　防风二两　独活二两

［**功用**］定风气。

［**主治**］恍惚健忘，怔忡恐悸，志不定。

定志丸

［**方源**］《杨氏家藏方》卷十。

［组成］人参（去芦头）　白茯苓（去皮）　石菖蒲　远志（去心）　龙齿　酸枣仁（微炒）　铁粉（别研）　麦门冬（去心，焙干）　朱砂（飞过）　乳香（别研）　琥珀（别研）各等分

［用法］上为细末，次入朱砂、铁粉同研匀，绞生地黄汁浸蒸饼为丸，如梧桐子大，别用朱砂为衣。每服二十丸，食后、临卧温熟水送下。

［主治］怔忡健忘，精神恍惚，睡卧不宁，一切心疾。

定志丸

［方源］《叶氏女科》卷二。

［组成］人参　远志肉（制）各一两　蒲黄二两　茯苓三两

［用法］上为末，炼蜜为丸。白汤送下。

［主治］妊娠怔忡，心虚神不安者。

定志丸

［方源］《医碥》卷七。

［组成］人参一两五钱　朱砂一钱　菖蒲　远志　茯苓　茯神各一两　白术　麦冬各五钱

［用法］炼蜜为丸服。

［功用］《方剂学》：补心益智，镇怯安神。

［主治］《杂病源流犀烛》：思虑太甚，致心气不足，忽忽喜忘，恐怯不安，梦寐不祥者。

定狂汤

［方源］《辨证录》卷六。

［组成］熟地三两　知母一两　荆芥五钱

［用法］水煎服。

［主治］头面红肿，下身自脐以下又现青色，口渴殊甚，似欲发狂。

定命丸

［方源］《幼幼新书》卷八引《庄氏家传》。

［组成］蝎七个　麝一钱　芦荟　熊胆　龙脑各半钱　瓜蒂七个　蟾酥一皂大（汤浸）　腻粉　牛黄各二钱　朱砂　蛇蜕（烧）　雄黄各一钱

［用法］上为末，薄面糊为丸，如黍米大。一岁每服一丸，临卧金银花、薄荷汤送下。有惊，用倒流水化二丸，滴鼻孔良久取嚏，搐定，人行一二里更化二丸，灌。

[主治] 小儿急惊慢搐搦。

定命丹

[方源]《太平惠民和剂局方》卷十。
[异名] 定命丸(《圣济总录》卷一七二)。
[组成] 青黛(研)半钱　蟾酥(干者,酒浸一宿)一钱　干蝎(全者,微炒)七个　麝香(研)一字　白附子(炮,为末)半分　天南星(炮,为末)一分(一本不用天南星)
[用法] 上为细末,以粟米粥为丸,如绿豆大,别以青黛为衣。每服一丸,荆芥、薄荷汤送下,后困睡无疑。但有患者,先化半丸,滴入鼻中,喷嚏者必愈。
[主治] 小儿急慢惊风,天钓撮口,潮发搐搦,奶痫壮热,昏塞不省。

定魂汤

[方源]《辨证录》卷十。
[组成] 白芍二两　炒栀子三钱　甘草一钱　半夏三钱　肉桂三分　枳壳一钱
[用法] 水煎服。
[主治] 人中木气之邪,口中大骂,以责自己,口吐顽涎,眼目上视,怒气勃勃,人不可犯。

定魂散

[方源]《幼科发挥》卷二。
[组成] 天水散二两三钱　真轻粉二钱
[用法] 上药研匀,申酉时煎淡姜汤服。
[功用] 去痰。
[主治] 小儿惊后成痫。

定魄散

[方源]《医学入门》卷六。
[组成] 人参　琥珀　茯苓　远志　朱砂　天麻　菖蒲　天门冬　酸枣仁　甘草各等分
[用法] 上为末,炼蜜为丸,如皂子大,朱砂为衣。每服一丸,灯心、薄荷煎汤化下。
[主治] 小儿惊风已退,神魂胆志未定者。

定志补心汤

［**方源**］《千金翼方》卷十五。

［**组成**］远志（去心）　菖蒲　人参　茯苓各四两

［**用法**］上㕮咀。以水一斗，煮取三升，分三服。

［**主治**］心气不足，心痛惊恐。

定志消痰丸

［**方源**］《幼科指掌》卷四。

［**组成**］石菖蒲二两　全蝎八钱　茯神　胆南星　天麻　陈皮　半夏各一两（用矾二两，同半夏煮，去矾不用）　远志肉　续断　甘草各五钱　雄黄　朱砂　硼砂　滑石各三钱　川乌　白附子各三钱　苍术　荆芥　薄荷各一钱

［**用法**］上为末，炼蜜为丸，朱砂为衣。生姜汤送下。

［**主治**］小儿惊痫。

定神至宝丹

［**方源**］《寿世保元》卷五。

［**组成**］生地黄（姜汁炒）五钱　橘红　贝母　白茯苓（去皮）　黄连　远志（去心）　石菖蒲　酸枣仁（炒）　枳实（麸炒）　瓜蒌仁　天花粉　甘草少许

［**用法**］上锉。加生姜三片，水煎服。

［**主治**］诸痫，神志不宁，时发狂躁，多言好怒，面容不泽。

养血安神汤

［**方源**］《济阳纲目》卷五十四。

［**组成**］当归身（酒洗）　川芎　白芍药（炒）　陈皮　黄连　柏子仁（炒）各五分　生地黄（酒洗）　茯神各一钱　白术　酸枣仁（炒）各七分　甘草（炙）三分

［**用法**］上锉一剂。水煎服。

［**主治**］血虚火动，惊悸怔忡。

祛风定志汤

［**方源**］《杏苑》卷三。

［**组成**］防风　酸枣仁　人参　当归各八分　石菖蒲　橘红各一钱　胆南星　茯神各七分　独活六分　甘草四分　生姜三片　远志一钱二分

[**用法**] 上㕮咀，用水煎熟，食后温服。

[**主治**] 中风，心血衰少，惊悸不能言。

清神散

[**方源**]《圣济总录》卷一七〇。

[**组成**]　牛黄（研）　天竺黄（研）　铅白霜（研）　郁金　麦门冬（去心，焙）　甘草（炙）各一分　人参半两

[**用法**] 上为细散。每服半钱匕，乳食后人参汤放冷调下。

[**主治**] 小儿惊热啼叫，睡卧不安。

琥珀多寐丸

[**方源**]《古今医统大全》卷七十。

[**组成**] 真琥珀　真羚羊角（细镑）　人参　白茯神　远志（制）　甘草各等分

[**用法**] 上为细末，猪心血和炼蜜为丸，如芡实子大，金箔为衣。每服一丸，灯心汤嚼下。

[**功用**]《饲鹤亭集方》：清心养营，安神定魄。

[**主治**]《古今医统大全》引《秘验》：健忘恍惚，神虚不寐。

舒愤汤

[**方源**]《辨证录》卷四。

[**组成**] 白芍二两　炒栀子五钱　玄参一两　天药粉三钱　柴胡一钱

[**用法**] 水煎服。一剂狂定，再剂愈，三剂痊愈。

[**主治**] 阳明胃土衰之狂病。多由为强者所折辱，愤懑不平，遂病心狂，时而持刀，时而逾屋，披头大叫。

琥珀定智丸

[**方源**]《古今医鉴》卷八引刘尚书方。

[**异名**] 琥珀定志丸（《万病回春》卷四）。

[**组成**] 胆南星半斤（先将地作坑，用炭十斤在坑内烧红，去灰净，用好酒十余斤倾在坑内，大瓦盆盖覆，周围以炭火拥定，勿令泄气，次日取出，为末）　真琥珀一两（皂角水洗去油）　石菖蒲二两（猪胆汁炒）　大朱砂二两（公猪心割开，入内，用线缚住，悬胎煮酒二碗）　干人乳（用姜汁制）　好拣参（去芦）三两　白茯苓（去皮）三两　白茯神（去皮木）三两　远志（水泡过，去心）二两（猪胆煮过，晒干，再用姜汁制）

［**用法**］上为末，炼蜜为丸，如梧桐子大。每服五七十丸，每夜临卧盐汤送下。

［**功用**］补心生血，定魄安魂，扶肝壮胆，管辖神魂。

［**主治**］惊战虚弱，气乏之病。

睡红散

［**方源**］《幼幼新书》卷九引《家宝》。

［**组成**］乌蛇（项下七寸，用酒浸一宿，去皮骨，炙黄色）一钱　青黛二钱　蝎梢十个（炒）　牛黄　硼砂　脑子　水银砂子　真珠末各半钱　麝香一字　金银箔各一十片　乌蛇尾（酒浸一宿，去皮骨，炙黄色）　蛇黄（入火内烧令红，于米醋浸入，煅，如此三度）　京墨（烧烟尽）　天南星末（用生姜汁浸）　半夏末（用生姜汁浸一宿）各一钱

［**用法**］上牛黄、麝香、硼砂、脑子、金银箔先研极匀，次入水银砂子再研，将余药捣罗为末，一处研匀。每服婴孩半字，半岁一字，一二岁半钱，二三岁一钱，以意加减，金银薄荷汤调下。如一服搐定，即用调胃观音散二三服；如小儿再作气粗发搐，宜进鸡舌香散二三服。

［**主治**］婴孩、小儿急慢惊风，手足搐搦，目瞪，口眼相引。

睡红散

［**方源**］《幼幼新书》卷九引郑愈方。

［**组成**］赤头蜈蚣一条（去足）　曼陀罗子一个　天南星二个（只取心，如指头大两块）　乳香一块（如指头大）　土狗子（去头足）　全蝎各七个　朱砂一钱　脑、麝各少许

［**用法**］上为末。每服一大钱，分二百服，用金银薄荷汤调下。

［**主治**］小儿慢惊。

睡惊丸

［**方源**］《博济方》卷四。

［**组成**］白龙脑　朱砂各一钱（末）　香墨（末）　青黛（末）　芦荟（末）各一钱　腻粉一钱　使君子二个

［**用法**］以寒食面糊为丸，如梧桐子大。每服一丸，用薄荷水化下。

［**主治**］小儿慢惊风，身体壮热，手足微瘛。

睡惊丸

［**方源**］《幼幼新书》卷九引《庄氏家传》。

［**组成**］水银(砂子)　朱砂(水飞)　牛黄(研)　雄黄(研)　麝香(研)　脑子(研)　芦荟(研)　轻粉(研)　天麻(末)　螺青各一钱　天南星(末)半钱　天竺黄(末)　川大黄(末)各三钱　石脑油少许

［**用法**］上为末,炼蜜为丸,如鸡头子大。每服一丸,薄荷汤化下。睡是应。

［**主治**］小儿急慢惊风。

睡惊丸

［**方源**］《幼幼新书》卷九引《孔氏家传》。

［**组成**］白附子(末)　蝉壳(末)各一钱匕　天麻(末)　朱砂(末)　大附子(炮裂,去皮脐,为末)　青黛(末)　天南星(以白矾汤浸一宿,焙干,为末)　雄黄(末)　全蝎(去尖毒,为末)各半钱匕　麝香(别研)半字匕　脑子一字匕(别研入药)

［**用法**］上为末,入飞罗面少许,滴冷水为丸,如米粒大。每服一丸,以薄荷汤磨破化下。

［**主治**］小儿慢惊风。

睡惊丸

［**方源**］《幼幼新书》卷九引丁时发方。

［**组成**］青黛三钱　僵蚕　乳香　天南星各半钱　蝎十四个　使君子七个　硼砂　芦荟各一钱半　轻粉　朱砂各一钱　龙脑薄荷一分　京墨少许　巴豆三个　脑、麝各少许

［**用法**］上为末,炼蜜为丸。看儿大小,金银煎汤化下。

［**主治**］小儿慢惊风。夜啼多热,口沫涎生。

睡惊丸

［**方源**］《普济方》卷三八四。

［**组成**］代赭石　蛇黄半两(淬)　铁粉胆南星(姜汁炮,浸七次)　金星石　银精石各三钱　黄连　麝香各一钱

［**用法**］上为末,加脑子半钱,炼蜜为丸,如鸡头子大。每服一丸,煎薄荷汤送下。

［**主治**］小儿惊热,夜啼,精神恍惚,睡卧不安,涎嗽心躁。

睡惊丸

［**方源**］《普济方》卷四〇一。

［**组成**］青黛　硼砂　脑子　麝香　山药　茯苓　甘草　金箔

［**用法**］上为末，炼蜜为丸，如皂角子大，朱砂为衣。临眠以薄荷汤化下。

［**主治**］小儿客忤惊热，夜啼烦躁，搐搦口噤，上视，或冷或热，痰涎壅盛。

睡惊十宝丹

［**方源**］《幼幼新书》卷十引《刘氏家传方》。

［**组成**］朱砂　轻粉　芦荟　青黛　京墨　寒食面　脑　麝各等分　使君子量加一倍（煨）　金箔十片

［**用法**］上为末，以寒食面煮糊为丸，如虎睛丸大，金箔为衣。临卧量大小，薄荷汤化下。

［**主治**］一切惊病。

镇心丸

［**方源**］《千金》卷十四。

［**组成**］紫石英　茯苓　菖蒲　苁蓉　远志　大黄　大豆卷　麦门冬　当归　细辛　卷柏　干姜各三分　防风　人参　泽泻　秦艽　丹参各六分　石膏　芍药　柏子仁各三分　乌头　桂心　桔梗　甘草　薯蓣各七分　白蔹　铁精　银屑　前胡　牛黄各二分　白术　半夏各八分　干地黄十二分　䗪虫十二枚　大枣十五枚

［**用法**］上为末，蜜、枣和丸，如梧桐子大。每服五丸，加至二十丸，一日三次。

［**主治**］虚损，梦寤惊悸，风邪鬼注、寒热往来，腹中积聚，忧恚结气；男子失精；妇人赤白注漏，或月水不利。

镇心丸

［**方源**］《医方类聚》卷十引《简要济众方》。

［**组成**］朱砂一两　乳香三分　白芥子半两

［**用法**］上各研令细，煮稀面糊为丸，如梧桐子大。每服十五丸，食后、临卧煎桃枝汤送下。

［**主治**］心脏邪热，恍惚惊怖，不得眠睡。

镇心丸

［**方源**］《幼幼新书》卷十九引《聚宝方》。

［**组成**］朱砂　铁粉（飞）　天竺黄　钩藤各半两　麝一分

［**用法**］上为细末，生蜜为丸，如小豆大。每服一丸，薄荷汤化下。

［**主治**］小儿心热涎生，眠睡不安。

镇心丸

［**方源**］《易简方》。

［**组成**］人参　茯苓　甘草各五两　山药十五两　紫河车二两半（黑豆水煮饮，切片，焙干）　朱砂（研）十两　麝香五分　龙脑一两　牙消一两半

［**用法**］上为细末，炼蜜为丸，如芡实大，用金箔一百二十片为衣。每服一丸，薄荷汤送下。

［**功用**］镇心神。

［**主治**］惊恐。

镇心丸

［**方源**］《圣济总录》卷十四。

［**组成**］紫石英（别研）　丹砂（别研）　茯神（去木）　银屑（别研）　雄黄（别研）　菖蒲　人参　桔梗（锉，炒）　干姜（炮）　远志（去心）　甘草（炙，锉）　当归（切，焙）　桂（去粗皮）各半两　防风（去叉）　细辛（去苗叶）　铁精（研）　防己各一两

［**用法**］上为末，入别研药和匀，炼蜜为丸，如小豆大。每服十五丸，渐加至二十丸，米饮送下。

［**主治**］心气虚弱，风热所乘，惊悸不宁，胸中逆气，魇梦参错，谬忘恍惚。

镇心丸

［**方源**］《圣济总录》卷四十三。

［**组成**］茯神（去木）　人参　甘草（炙，锉）　龙齿各一两半　升麻　枳壳（去瓤，麸炒）各一两　银箔二百片　麦门冬（去心，焙）二两

［**用法**］上为末，炼蜜为丸，如梧桐子大。每服十五至二十丸，早、晚食后米饮送下。

［**主治**］心虚惊悸，或因忧虑神气不安。

镇心丸

［**方源**］《审视瑶函》卷五。

［**组成**］牛黄一钱（另研）　生地（酒洗，炒）　当归身（酒洗，炒）　远志肉（去心）　茯神各五钱　金箔十五片　石菖蒲（九节者佳）　川黄连各二钱半　辰砂二钱（另研）

［**用法**］六味草药为细末，后入牛黄，辰砂为末，猪心血为丸，如黍米大，金箔为衣。每服五六十丸，煮猪心汤送下。

［**主治**］心痫惊悸，忧愁思虑伤心，惕然心跳，动振不安，面赤吐舌，目瞪。

镇心丹

［**方源**］《三因极一病证方论》卷九。

［**组成**］光明辰砂（研）　白矾（煅汁尽）各等分

［**用法**］上为末，水泛为丸，如芡实大。每服一丸，煎人参汤食后送服。

［**主治**］心气不足，惊悸自汗，烦闷短气，喜怒悲忧，悉不自知，亡魂失魄，状若神灵所扰；及男子遗泄，女子带下。

镇心丹

［**方源**］《杏苑》卷六。

［**组成**］芒硝（重煎，淡如白雪，另研）　人参　甘草（生）各五钱　白茯神　干山药各七钱五分　麝香　金箔　朱砂（一半为衣，另研）五钱　寒水石（烧红、放冷，另研）三钱

［**用法**］依法制度为末，炼蜜为丸，如芡实大，朱砂与金箔为衣。每服一丸，用薄荷汤化开，临时加龙脑米粒大一块，研细和匀同服。

［**主治**］惊悸，眠多异梦，随即惊觉者。

镇心爽神汤

［**方源**］《简易》引《叶氏方》（见《医方类聚》卷一五〇）。

［**组成**］石菖蒲（去毛）半两　甘草（炙）四钱　人参（去芦）　赤茯苓（去皮）　当归（酒浸）各三钱　胆南星（炮）一分　橘皮（去白）　干山药　紫菀（去芦）　半夏（汤洗七次）　川芎（不见火）　五味子（去梗）　细辛（去苗）　柏子仁（微炒）　枸杞子各二钱　酸枣仁（浸，去壳，炒）　通草　麦冬（去心）　覆盆子各一钱半

［**用法**］上为粗散。每服三钱，水一大盏，加蜜一匙，煎取五分，去滓，如麝香少许，再煎一二沸，放温服，不拘时候。

［**功用**］镇心安神。

［**主治**］心肾不交，上盛下虚，心神恍惚，多惊悸，小便频数，遗泄白浊。

镇心牛黄丸

［**方源**］《圣济总录》卷九十。

［**异名**］牛黄丸（《普济方》卷二三三）。

［**组成**］牛黄（研）　紫菀（去苗土）　菖蒲各二两　防风（去叉）　人参　细辛（去苗叶）　蜀椒（去目及闭口者，炒出汗）　茯神（去木）　附子（炮

裂，去皮脐）　紫石英（研）　防葵各一两　铁精一分半　桂（去粗皮）　干姜（炮）各一两半　丹参　远志（去心）　麦门冬（去心，焙）　甘草（炙）各一两一分

[**用法**] 上为末，炼蜜为丸，如梧桐子大。每服十丸，空腹米饮送下，一日二次。

[**主治**] 气虚惊悸，语则劳乏气短。

镇心至宝丹

[**方源**]《太平惠民和剂局方》卷十（续添诸局经验秘方）。

[**组成**] 天南星（煨）　白附子（炮）　雄黄（研）　干蝎各半两　白僵蚕（去丝嘴，炒）　郁金各一两　龙脑（研）　麝香（研）各二钱五分　辰砂（研）一分　腻粉二钱　滑石末二两

[**用法**] 上为细末，炼蜜为丸，如皂荚子大，金、银箔为衣。每服一丸，食后、临卧薄荷汤送下。

[**功用**] 常服镇心神，凉咽膈。

[**主治**] 小儿惊风搐搦，壮热涎多，鱼口鸦声，眼睛直视。

镇心当归汤

[**方源**]《圣济总录》卷十四。

[**组成**] 当归（切，焙）　羚羊角（镑）各二两　龙齿（碎）三两　茯神（去木）四两　人参一两　防风（去叉）　芎䓖　杏仁（汤退去皮尖双仁，炒）各二两　半夏（汤洗去滑七遍）　生姜（与半夏同捣，炒干）各四两　桔梗（炒）二两　石膏（炒）三两　防己（锉）二两　桂（去粗皮）一两半

[**用法**] 上为粗末。每服十钱匕，以水三盏煎至二盏，去滓，入竹沥一合更煎两沸，分三服，每日空心、午时、夜卧各一服。

[**主治**] 中风邪，虚悸恍惚，悲伤，或梦寐不安。

镇惊丸

[**方源**]《奇效良方》卷六十四。

[**组成**] 辰砂　铁粉　京墨各一两　片脑　麝香各一字

[**用法**] 上为末，面糊为丸，如梧桐子大。每服三四丸，用荆芥汤送下，不拘时候。

[**主治**] 小儿惊风咬牙，心神不宁。

镇惊丸

［**方源**］《丹溪治法心要》卷八。

［**组成**］珍珠一钱　琥珀三钱　金箔十片　胆南星五钱　牛黄二钱　麝香五分　天竺黄　雄黄各三钱　辰砂三钱半

［**用法**］上为末，姜汁糊丸，如梧桐子大。每服六丸，薄荷、姜、蜜汤送下。

［**功用**］宁神退热，化痰止嗽。

［**主治**］小儿急慢惊风。

巴戟天丸

［**方源**］《古今医统大全》卷五十

［**组成**］巴戟天（去心）半两　石菖蒲　地骨皮　白茯苓（为末作糊）　远志（制）　白茯神各一两　人参三钱

［**用法**］上为末，黏米粉同茯苓末作糊，以菖蒲酒调为丸，如梧桐子大。每服三十丸，酒、白汤任下，一日三次。

［**功用**］令人聪明善记。

［**主治**］健忘。

远志散

［**方源**］《圣济总录》卷一八六。

［**组成**］远志（去心）　黄连（去须）各二两　白茯苓（去黑皮）二两半　菖蒲（切，焙）三两　人参一两半

［**用法**］上为散。每服一钱匕，食后温酒调下。

［**功用**］补心气，强力益志。

［**主治**］健忘。

远志煎

［**方源**］《鸡峰普济方》卷十一。

［**组成**］薯蓣　远志　熟地黄　天门冬　茯神　龙齿　地骨皮　防风　茯苓　麦门冬　人参　桂三钱　五味子　车前子各五钱

［**用法**］上为细末，炼蜜为丸，如梧桐子大。每服二十丸，以酒送下。

［**功用**］安魂魄。

［**主治**］健忘。

失心丸

［**方源**］《续名家方选》。

［**组成**］郁金　大黄各五钱　黄连　干漆各一钱

［**用法**］上为细末，糊为丸，如梧桐子大。

［**主治**］失心癫、痫、狂症。

白鲜皮散

［**方源**］《太平圣惠方》卷十七。

［**组成**］白鲜皮一两　栀子仁三分　郁金三分　黄芩三分　铅霜一分（细研）　川大黄三分（锉碎，微炒）　甘草一分（炙微赤，锉）　麦门冬三分（去心，焙）

［**用法**］上为细散，入铅霜同研令匀，每服二钱，以熟水调下，不拘时候。

［**主治**］热病，心神烦躁不止。

宁神丹

［**方源**］《万氏家抄方》卷五。

［**组成**］胆南星一两　天竺黄八钱　僵蚕（炒）五钱　全蝎（炙）四钱　钩藤四钱　明天麻五钱　山药四钱　牛黄二钱　琥珀　珍珠各三钱　雄黄　麝香各一钱五分

［**用法**］上为细末，甘草煎膏为丸，如芡实大，辰砂为衣。每服一丸，薄荷汤送下；慢脾风，四君子汤送下。

［**主治**］小儿急慢惊风。

宁神汤

［**方源**］《痘疹心法》卷二十二。

［**组成**］人参　当归身　生地黄　麦门冬各一钱　山栀仁　甘草（炙）　黄连（炒）各五钱　石菖蒲三分　辰砂（末）一分

［**用法**］上锉细。加灯心半钱，水一盏，煎七分，去滓，调辰砂末搅匀，食后温服。

［**功用**］《痘疹传心录》：养血安神。

［**主治**］①《痘疹心法》：疮疹收靥之后，真气虚弱，火邪内攻，发惊者；②《景岳全书》：心虚火盛，热躁惊搐。

宁神汤

［**方源**］《嵩崖尊生》卷十四。

［**组成**］川芎一钱　当归三钱　炮姜四分　炙草四分　茯神一钱　桃仁十二个　人参二钱　益智八分　柏子仁一钱　陈皮三分

［**用法**］加大枣，水煎服。

［**主治**］产后气血两虚，妄言妄见，神魂无依，而痛未止者。

宁神膏

［**方源**］《诚书》卷八。

［**组成**］人参　茯苓　川芎　羌活　天麻（煨）　防风　甘草（炙）各二钱　朱砂五分　麝一字

［**用法**］上为末，炼蜜为丸。麦冬汤送下。

［**功用**］镇心，退热，镇惊。

宁神内托散

［**方源**］《不居集》上集卷十。

［**组成**］丹参一钱　人参五分　续断一钱　远志六分　茯神八分　柴胡八分　枣仁六分　当归八分　干葛八分　甘草三分　生姜　大枣

［**主治**］食少事烦，劳心过度，兼感外邪，寒热交作者。

宁神化毒汤

［**方源**］《痘疹全书》卷下。

［**组成**］人参　归身　生地　麦冬　木通　赤芍　石菖蒲　山栀子　灯心

［**用法**］上㕮咀，水煎服。

［**主治**］痘疹成浆后，脓血过多，心虚神无所主，口中谵语。

宁神生化汤

［**方源**］《胎产秘书》卷下。

［**组成**］川芎二钱　当归四钱　红枣二枚（去皮）　茯苓　枣仁　柏仁各一钱　炮姜　炙甘草各五分

［**用法**］水煎服。

［**主治**］产后气血两虚，轻则睡中呢喃，重则不睡妄言，或因痰客于上焦，视听言动虚妄，块痛者。

宁神生化汤

［**方源**］《胎产心法》卷下。

［**组成**］人参二钱　当归三钱（酒洗）　桃仁十粒（去皮、尖）　茯神　柏子仁　川芎各一钱　干姜（炙黑）　炙草各四分　益智仁八分　陈皮三分

［**用法**］加大枣二个，龙眼肉五个，水煎服。

［**主治**］产后块痛不止，妄言妄见，未可用芪、术者。

宁神导痰汤

［**方源**］《医学入门》卷七。

［**组成**］导痰汤加远志　菖蒲　芩　连　朱砂

［**功用**］宁神导痰。

［**主治**］①《医学入门》：癫狂，怒伤肝者；②《杏苑》：怒动肝火，风痰上盛，发狂叫呼者。

安神生化汤

［**方源**］《傅青主女科·产后篇》卷上。

［**组成**］川芎一钱　柏子仁一钱　人参一二钱　当归二三钱　黑姜四分　炙草四分　陈皮三分　益智八分（炒）　茯神二钱　桃仁十二粒

［**用法**］加大枣，水煎服。

［**主治**］产后块痛未止，妄言妄见。

安神代茶饮

［**方源**］《慈禧光绪医方选议》。

［**组成**］龙齿三钱（煅）　石菖蒲一钱。

［**用法**］水煎，代茶。

［**功用**］宁心安神。

［**主治**］心经病。

［**方论选录**］方中石菖蒲入心、脾经，具开窍安神之作用，《本经》称本药可“开心孔，补五脏”；龙齿归心、肝经，可镇惊安神、平肝潜阳，治心悸、惊痫诸证。

安神定智汤

［**方源**］《点点经》卷一。

［**组成**］益智　远志　当归　白芍　龙骨（煅，炙）　天冬　芡实　黄

芪　泽泻各一钱半　茯神　金杈各一钱　甘草三分

［**用法**］莲肉、粳米、大枣为引，水煎服。

［**主治**］酒伤心脾，传染膀胱，火熏精漏，神气不爽，饮食少进，赤白二浊。

安神滚痰丸

［**方源**］《明医指掌》卷七。

［**组成**］礞石一两（煅）　风化消一两　朱砂一两　沉香五钱　珍珠五钱

［**用法**］上为末，煎天麻膏为丸，如芡实大。每服三丸，姜汁、竹沥调下。

［**功用**］①《明医指掌》：利肺安心；②《重订通俗伤寒论》：逐痰醒神。

［**主治**］①《明医指掌》：痰升致癫；②《重订通俗伤寒论》：痰壅气逆，胸闷呕吐，静则迷蒙昏厥，躁则狂妄舞蹈，舌苔黄厚而滑。

［**方论选录**］《医略六书》：青礞石善化顽痰之固结；风化消专泻热结之壅痰；沉香顺气以降逆；朱砂镇心以安神；珍珠乃水精之所结，力能壮水制火，以安神定志；天麻煎膏糊丸，豁痰散结；姜汁、竹沥乃润液散痰，使痰化热降，则心包肃清，神明有主，癫妄自退。此安神下痰之剂，为痰热病癫之专方。

安神镇惊丸

［**方源**］《保婴撮要》卷三。

［**异名**］百益镇惊丸［《全国中药成药处方集》（杭州方）］。

［**组成**］天竺黄（另研）　人参　茯神　胆南星（姜制）各五钱　酸枣仁（炒）　麦门冬　当归（酒炒）　生地黄（酒洗）　赤芍药（炒）各三钱　薄荷　木通　黄连（姜汁炒）　山栀（炒）　辰砂（另研）　牛黄（另研）　龙骨（煅）各二钱　青黛一钱（另研）

［**用法**］上为末，炼蜜为丸，如绿豆大。每服三五丸，淡姜汤送下。

［**功用**］《保婴撮要》：安心神，养气血。

［**主治**］《保婴撮要》：小儿惊退后。

防风汤

［**方源**］《圣济总录》卷四十一。

［**组成**］防风（去叉）　麻黄（去根节）　半夏（汤洗七遍去滑，切，焙）　秦艽（去苗土）　独活（去芦头）各二两　当归（切，焙）　远志（去心）　甘草（炙，锉）　防己　人参　黄芩（去黑心）　升麻　芍药各一两　石膏（碎）半两

［**用法**］上为粗末。每服五钱匕，水一盏半，加麝香末少许，生姜一枣大（拍碎），煎至一盏，去滓温热服，不拘时候。

［**主治**］肝气壅逆，肢体沉重，面色多青，时欲嗔怒，甚者恍惚狂言，心神

不安。

远志丸

［**方源**］《圣济总录》卷四十三。

［**组成**］远志（去心）一两半　麦门冬（去心）一两　人参　熟干地黄（焙）　地榆　甘草（炙）各半两

［**用法**］上为末，炼蜜为丸，如梧桐子大。每服二十丸，食后、临卧煎茯苓汤送下。

［**功用**］镇心安神。

［**主治**］精神恍惚，坐卧不宁。

远志汤

［**方源**］《古今医彻》卷四。

［**组成**］远志肉一钱　枣仁一钱半　茯神一钱　丹参一钱　石菖蒲五分　牛膝一钱半　广皮一钱　杜仲一钱　益母草一钱半

［**用法**］加桂圆肉五枚，生姜一片，水煎服。

［**主治**］产后心神恍惚，恶露不尽。

远志饮

［**方源**］《不知医必要》卷三。

［**组成**］高丽参（去芦，米炒）二钱　怀山药（炒）三钱　龙齿（煅）一钱五分　石菖蒲一钱　正茯神（朱砂末拌）一钱五分　远志（去心）五分

［**主治**］心肾不足，恍惚不足，梦遗泄精。

太上延年万胜追魂散

［**方源**］《中藏经》卷下。

［**组成**］人参（去芦）　柴胡（去苗）　杏仁（去皮尖）　天灵盖（各一两）　蜀椒一分　桃柳心一小握

［**用法**］上为末。童子小便一升，末一两，置瓶中煎令熟。空心、日午各进一服，经五日效。

［**主治**］《普济方》：劳瘦垂死。

归魂饮

［**方源**］《辨证录》卷十。

［**组成**］白芍二两　人参五钱　贝母　香附各三钱　郁金一钱

［用法］水煎服。

［主治］终日思想情人，杳不可见，心肝之气郁，以致梦魂交接，日日相思，宵宵成梦，忽忽如失，遂觉身分为两，能知户外之事。

安魂琥珀丹

［方源］《丹溪心法附余》卷一。

［组成］全蝎　粉甘草　藿香　朱砂（细研，水飞）各半两　天麻　川芎　防风　细辛　白芷　羌活　川乌（炮，去皮脐）　荆芥穗　僵蚕各一两　麝香　珍珠　琥珀各一钱　薄荷叶三两

［用法］上为细末，炼蜜为丸，如弹子大，金箔为衣。每服一丸，空心茶清或酒送下。若蛇伤，狗咬，破伤风，牙关紧急，先用一丸擦牙，后用茶清调下一丸；如小儿初觉痘疹，即用茶清调一丸与服。

［功用］安魂定魄，疏风顺气。

［主治］中风，左瘫右痪，口眼歪斜，心神不宁；蛇伤，狗咬，破伤风，牙关紧急；小儿痘疹。

归脾汤

［方源］《辨证录》卷六。

［组成］人参三钱　茯神三钱　炒枣仁五钱　远志一钱　麦冬三钱　山药三钱　当归三钱　广木香（末）三分　黄芪二钱　甘草三分

［用法］水煎服。

［功用］补心。

［主治］心包膻中之火炽甚，口干舌燥，面红目赤，易喜易笑者。

巴戟丸

［方源］《医学发明》卷九。

［组成］五味子　川巴戟（去心）　肉苁蓉　人参　菟丝子　熟地黄　覆盆子　白术　益智仁（炒）　骨碎补（洗去毛）　白龙骨　茴香　牡蛎各等分

［用法］上为细末，炼蜜为丸，如梧桐子大。每服三十丸，空心、食前米饮送下。

［功用］①《医学发明》：收敛精气，补真戢阳，充越肌肤，进美饮食；②《医方大成》：补精神，止汗。

［主治］①《医学发明》：肝肾俱虚，面色白而不泽；②《杂病源流犀烛》：肝肾两伤，精气衰弱，脉象空虚，悲愁欲哭，面色夭白，为脱精脱神。

八物定志丸

[**方源**]《魏氏家藏方》卷二。

[**组成**] 人参(去芦) 远志(煮,去心) 茯神(去木) 酸枣仁(去皮,微炒)各一两(别研) 朱砂(别研) 紫石英(火煅,醋焠七次,别研水飞) 石菖蒲(米泔浸一宿) 乳香(别研)各半两

[**用法**] 上为细末,煮枣肉为丸,如梧桐子大。每服三十丸,枣汤或温酒送下,不拘时候。

[**主治**] 心气不足。

八物参术丸

[**方源**]《魏氏家藏方》卷十。

[**异名**] 八物定志丸(《御药院方》卷十一)、八味定志丸(《丹溪心法》卷三)、八物远志丸(古今《医统大全》卷五十)。

[**组成**] 麦门冬(去心) 远志(去心) 菖蒲 茯神(去木) 白茯苓(去皮)各一两 白术半两(炒) 人参一两(炒,去芦) 牛黄二钱(别研)

[**用法**] 上为细末,次研入牛黄,炼蜜为丸,如黍米大,以朱砂为衣。每服二三十丸,熟水送下。

[**功用**] 平补心气,安神镇惊,除膈热痰食。

归神定志丸

[**方源**]《活人心统》卷下。

[**组成**] 川归七分 茯神一两 人参五钱 远志(去心)一两 酸枣仁五钱 龙齿五钱 辰砂三钱 琥珀三钱 金银箔各十张 真珠三钱

[**用法**] 上为末,炼蜜为丸,如鸡头子大,金银箔为衣。每服一丸,麦冬汤化下,不拘时候。

[**主治**] 男妇癫痫;或用心过度,神驰出舍,怔忡失志。

宁志丸

[**方源**]《百一》卷一。

[**组成**] 好辰砂一两 人参 白茯苓 当归(去芦,洗去土) 石菖蒲 乳香(别研) 酸枣仁各半两(用酸枣仁五两,汤浸去皮,可剥半两净仁,炒令赤,香熟为度)

[**用法**] 好辰砂一两,将熟绢一小片包裹,以线扎定,獍猪心一枚,以竹刀子切破,不得犯铁,用纸拭去血,入朱砂包子在猪心内,却用麻线缚合猪心,

又以甜笋壳再裹了，麻皮扎定，无灰酒二升，入砂罐子或银器内，煮令酒尽为度，去线并笋壳，取辰砂别研，将猪心以竹刀细切，砂盆内研令烂，却入后药末并辰砂、枣肉为丸，如梧桐子大，留少辰砂为衣；药末须隔日先碾下，枣肉于煮猪心日绝早煮熟，剥去皮核，取肉四两用。每服五十丸，人参汤送下，不拘时候。

［**主治**］《百一》：①心气、心风；②《景岳全书》：心风癫痫。

宁志丸

［**方源**］《活人方》卷二。

［**组成**］枣仁五两　人参一两　黄芪一两　白术三两　茯神三两　莲须二两　远志二两　当归身三两五钱　朱砂一两　甘草一两　乳香五钱　益智仁一两

［**用法**］炼蜜为丸。每服二三钱，早晚空腹灯心汤送下；无睡，用陈酒送下。

［**主治**］性情抑郁，志气不扬，精神虚惫，形容枯萎，昼则贪眠，夜反不寐，虽寐而惊悸易醒，或谋虑不遂，劳烦过度，气逆膻中，而怔忡痞闷，彻夜无睡，及睡而神昏气惰，甚至饮食不思，肢体懈怠，盗汗怯寒，梦遗滑泄。

宁志膏

［**方源**］《普济本事方》卷二。

［**组成**］人参（去芦）一两　酸枣仁（微炒，去皮，研）一两　辰砂（水飞）半两　乳香一分（以乳钵坐水盆中研）

［**用法**］上为细末，炼蜜为丸，如弹子大。每服一丸，薄荷汤化下。

［**功用**］《普济方》：宁神定志，安眠止痛。

［**主治**］惊恐失志，心气虚耗，健忘，失眠，癫狂，赤白浊。①《普济本事方》：失心；②《太平惠民和剂局方》（淳祐新添方）：心脏亏虚，神志不守，恐怖惊惕，常多恍惚，易于健忘，睡卧不宁，梦涉危险，一切心疾；③《仁斋直指方》：因惊失心；④《普济方》：心气虚耗，赤白浊甚；⑤《寿世保元》：癫狂失心不寐。

宁心益志丸

［**方源**］方出《丹溪心法》，名见《丹溪治法心要》卷四。

［**异名**］人参丸（《景岳全书》卷五十三）。

［**组成**］人参　茯苓　茯神　牡蛎　酸枣仁　远志　益智各半两　辰砂二钱半

［**用法**］上为末，枣肉为丸服。

［**功用**］宁心益智。

宁志内托散

［**方源**］《不居集》上集卷十。

［**组成**］柴胡八分　茯神六分　葛根一钱　人参五分　当归八分　枣仁六分　远志六分　橘红六分　贝母八分　益智仁五分

［**用法**］加生姜、大枣，同煎服。

［**主治**］外感寒邪，内伤情志，忧思抑郁，矜持恐怖，神情不畅，意兴不扬，恶寒发热，身胀头疼者。

［**加减**］阳分虚者，加黄芪、白术各一钱；阴分虚者，加熟地、白芍一钱；气滞者，加木香三五分；虚火，加丹皮、栀子七分；肝脾两虚者，加何首乌、圆眼肉。

［**方论选录**］盖情志之病，本无用疏解之理，而外邪客之，不得不借人参之大力，以助柴、葛之托提。茯神、当归养血宁神，远志、枣仁交通心肾，益智启脾，贝母开郁，橘红除痰利气，姜、枣调和营卫，再与人参、柴、葛并用，则邪无不透也。

宁志化痰汤

［**方源**］《古今医鉴》卷七。

［**组成**］胆南星一钱　半夏（制）一钱　陈皮一钱　茯苓一钱　天麻一钱　人参一钱　黄连（姜汁炒）一钱　酸枣仁一钱　石菖蒲一钱

［**用法**］上锉一剂。加生姜五片，水煎服。再服养血清心汤。

［**主治**］癫狂，心虚痰盛之证。

安神养志丸

［**方源**］《玉案》卷四。

［**组成**］当归　生地　枣仁　黄连　玄参　白术各三两　人参　甘草　胆南星各一两二钱

［**用法**］上为末，荷叶汤为丸。每服二钱，空心白滚汤送下。

［**主治**］癫证。

安神益志汤

［**方源**］《鲁府禁方》卷一。

［**组成**］柴胡　人参　麦门冬　知母　五味子　竹茹　茯苓　远志　生地黄　当归　甘草　黄连（姜炒）

［**用法**］加生姜、大枣，水煎服。

远志丸

［**方源**］《圣济总录》卷一八六。

［**组成**］远志(去心)　山萸　柏子仁　巴戟天(去心)　续断　杜仲(去粗皮,炙,锉)各二两　荆实　山茱萸　菟丝子(酒浸,焙干,别捣)　五味子各二两半　肉苁蓉(酒浸,切,焙)　牛膝(酒浸,切,焙)各四两

［**用法**］上为细末,炼蜜为丸,如梧桐子大。每服三十丸,空心温酒送下。服之月余,气壮精倍。

［**功用**］补血益气,强力益志。

［**主治**］真元衰惫,耳焦面黑,精神不爽。

远志丸

［**方源**］《圣济总录》卷一八六。

［**组成**］远志(去心)一两　金箔　银箔各十片　山萸　人参　白茯苓(去黑皮)各半两

［**用法**］上为末,炼蜜为丸,如梧桐子大。每服十丸,茶、酒随意送下。

［**功用**］强力益志,延年。

远志丸

［**方源**］《鸡峰普济方》卷十一。

［**组成**］远志　菖蒲　龙齿　茯神　黄芪　人参　赤石脂各一两　干地黄二两　麦门冬半两

［**用法**］上为细末,炼蜜为丸,如梧桐子大。每服二三十丸,米饮送下。

［**主治**］心中恍惚不宁。

远志丸

［**方源**］《普济方》卷二二三。

［**组成**］远志　茯苓　细辛　菟丝子　木兰　续断　人参　菖蒲　龙骨　当归　芎䓖　茯神各五分

［**用法**］上为细末,炼蜜为丸,如梧桐子大。每服七丸至十丸,日二夜一。

［**功用**］明目益精,长志倍力,久服长生耐老。满三年益智。

远志汤

［**方源**］《圣济总录》卷一六〇。

［**组成**］远志(去心)　赤芍药　黄芩(去黑心)　白茯苓(去黑皮)　人

参　防风（去叉）　独活（去芦头）　甘草（炙）各一两　熟干地黄（焙）二两

［**用法**］上为粗末。每服五钱匕，水一盏半，煎至七分，去滓温服，不拘时候。

［**主治**］产后心虚，风邪所搏，语言妄乱。

宁神汤

［**方源**］《嵩崖尊生》卷九。

［**组成**］黄柏　当归　柴胡　升麻各三分　苍术　炙草各一钱　人参　青皮各五分　黄芪二钱　神曲七分

［**用法**］水煎服。

［**主治**］食后昏沉，懒动嗜卧。

远志丸

［**方源**］《太平圣惠方》卷三。

［**组成**］远志三分（去心）　人参（去芦头）一两　苦参三分（锉）　马头骨灰三分　茯神三分　菖蒲半两　朱砂半两（细研，水飞过）　铁粉半两

［**用法**］上为末，入朱砂等令匀，炼蜜为丸，如梧桐子大。每服十丸，食后煎木通汤送下。

［**主治**］胆热多睡。

远志丸

［**方源**］《圣济总录》卷四十二。

［**组成**］远志（去心）　人参　山萸　防风（去叉）　玄参各二两半　铁粉（研细）　苦参　乌头（烧炭存性）各三两

［**用法**］上为末，炼蜜为丸，如梧桐子大。每服二十丸，食后米饮送下，一日二次。渐加至三十丸。

［**主治**］气昏多睡，昼夜不足。

助勇丹

［**方源**］《石室秘录》卷三。

［**组成**］熟地九钱　山茱萸四钱　芍药五钱　当归五钱　茯神五钱　白芥子一钱　生枣仁一钱　肉桂一钱

［**用法**］水煎服。

［**功用**］补肾生肝。

［**主治**］少阳胆虚，肝木之衰，肾水不足，胆怯不敢见人。

助勇汤

［**方源**］《辨证录》卷四。

［**组成**］荆芥　当归各三钱　防风　天花粉各一钱　川芎　竹茹各二钱　枳壳　独活各三钱

［**用法**］水煎服。

［**主治**］胆虚风袭，心颤神摄，如处孤垒，而四面受敌，达旦不能寐，目哆哆无所见，耳聩聩无所闻，欲稍闭睫而不可得。

补心宁志丸

［**方源**］《广笔记》。

［**组成**］天竺黄（另研如面）五钱　沉香（另研如面）三钱　天门冬（去心，酒洗，蒸）二两　白芍药（酒炒）三两　白茯神（去心）四两　远志肉（甘草汁浸）二两　麦门冬（去心）二两　炙甘草六钱　旋覆花一两五钱　真苏子（研）一两　香附（醋浸，晒干，童便拌，瓦上炒）三两　半夏（姜汁拌，以明矾末少许同浸）二两　皂角荚（不蛀者，去黑皮，酥炒，去子取末）二两

［**用法**］上为末和匀，怀山药粉糊为丸，如豌豆大，朱砂一两（研如法）为衣。每服三钱，用竹沥点汤下。

［**主治**］痫证。

补心神效丸

［**方源**］《不知医必要》卷三。

［**组成**］党参（去芦，米炒）　怀山（炒）　茯神各六钱　远志（去心）一钱五分　熟地四钱　枣仁（炒，即杵）三钱　北味二钱

［**用法**］加另研柏子仁末三钱，炼蜜为丸，如绿豆大，朱砂为衣。每服三钱，党参、龙骨煎汤送下。

［**主治**］心神不安，夜梦遗泄。

转输汤

［**方源**］《辨证录》卷十。

［**组成**］人参三钱　甘草二钱　小麦五钱　大枣十枚　白术五钱　茯神三钱

［**用法**］水煎服。

［**主治**］肺虚脏躁，无故自悲，涕泣不止。

定志丸

［**方源**］《古今录验》引陈明方（见《外台秘要》卷十五）。

［**异名**］开心丸（《医心方》卷二十六引《医门方》）、远志丸（《扁鹊心书·神方》）。

［**组成**］菖蒲　远志（去心）　茯苓各二分　人参三两

［**用法**］上为末，炼蜜为丸，如梧桐子大。每服六七丸，一日三次。

［**功用**］《太平惠民和剂局方》：益心强志，令人不忘。

［**主治**］①《古今录验》引陈明方（见《外台秘要》）：心气不定，五脏不足，甚者忧愁悲伤不乐，忽忽喜忘，朝愈暮剧，或暮愈朝发，发则狂眩；②《证治准绳·类方》：能近视，不能远视。

［**宜忌**］忌酢物、羊肉、饧。

［**方论选录**］《医方集解》：此手少阴药也。人参补心气，菖蒲开心窍，茯苓能交心气于肾，远志能通肾气于心。心属离火，火旺则光能及远也。

定志丸

［**方源**］《医级》卷八。

［**组成**］人参一两　石菖蒲　茯神　远志各一两　麦冬　白术各五钱　朱砂　牛黄各一钱（研）

［**用法**］上为末，炼蜜为丸，朱砂为衣。每服五十丸，米饮送下。

［**功用**］补心神，安魂魄，定志，除痰。

定志汤

［**方源**］《杏苑》卷七。

［**组成**］菖蒲　茯神　当归　橘皮各一钱　远志　人参各一钱二分　甘草五分（炙）

［**用法**］上㕮咀，水煎，食前热服。

［**主治**］言语失伦，常常戏笑而不发狂，属心虚者。

保神丸

［**方源**］《御药院方》卷六。

［**组成**］白茯苓二两　黄连二两　菖蒲一两　远志一两　朱砂半两（为衣）

［**用法**］上为细末，水浸蒸饼为丸，如梧桐子大。每服五十丸，渐加至八十丸，临卧煎人参汤送下。

［**功用**］调和心肾，补养精神。

养命开心益智方

［**方源**］《千金》卷十四。

［**组成**］干地黄　人参　茯苓各二两　苁蓉　远志　菟丝子各三两　蛇床子二分

［**用法**］上为末。每服方寸匕，一日二次。

［**主治**］好忘。

［**宜忌**］忌兔肉。

［**方论选录**］《千金方衍义》：地黄滋心血，人参固中气，茯苓安神志，余皆滋补下元，收摄虚阳，不使上扰灵明也。

清神丹

［**方源**］《万氏家抄方》卷五。

［**组成**］山药　归身　远志（甘草汤浸，去骨）　白茯苓　辰砂各六钱　川黄连（姜汁炒）　贝母（去心）　人参　白术（炒）各四钱　酸枣仁（炒五钱）　甘草（炙）二钱　麦门冬（去心）五钱

［**用法**］上为细末，竹沥为丸，如豌豆大，辰砂为衣。米汤化下。

［**主治**］小儿夜啼。

清神丹

［**方源**］《古今医鉴》卷七。

［**组成**］石菖蒲（去毛）二两　辰砂六钱（研细，水飞过，以一半为衣）

［**用法**］上为末，猪心血打面糊为丸，如梧桐子大。每服七八十丸，空心白汤送下。

［**主治**］痫证。

清魂散

［**方源**］《古今医鉴》卷十二。

［**组成**］泽兰叶　荆芥各一钱　川芎八分　人参五分　甘草三分　陈皮七分　香附（醋炒）七分　白芷五分　益母草一钱　当归八分　生地八分　丹皮五分　红花三分　蒲黄（炒黑）七分

［**用法**］上锉一剂。以水一钟半，煎至七分，去滓，入童便半钟，温服。

［**主治**］产后血晕。由败血流入肺经，头旋目眩，昏闷不省者。

琥珀安神丸

［**方源**］《活人心统》卷三。

［**组成**］琥珀　真珠　生地　甘草各一钱　当归　黄连各三钱　朱砂二钱

［**用法**］上为末，米糊为丸，如粟米大。每服三十丸，食后麦门冬汤送下。

［**主治**］病后虚烦不寐。

强记汤

［**方源**］《辨证录》卷四。

［**组成**］熟地　麦冬　生枣仁各一两　远志二钱

［**用法**］水煎服。三十剂不忘矣。

［**功用**］补心肾。

［**主治**］健忘。因年老肾水竭，心血涸，致近事多不记忆，虽人述其前事，犹若茫然。

强志丸

［**方源**］《朱氏集验方》卷八。

［**组成**］菟丝子　熟地黄各二两　茯神　山药　黄芪　石莲　柏子仁　附子　远志　枸杞子　杜仲　破故纸　鹿角霜各一两

［**用法**］炼蜜为丸，如梧桐子大，或用朱砂为衣。每服四五十丸，空心酒送下；赤浊，用麦门冬煎汤送下。

［**功用**］益心血，活肾水。

［**主治**］虚损白浊。

增减定志丸

［**方源**］《传信适用方》卷二。

［**组成**］鹿茸半两（酥炙）　远志一两（去心，炒）　菖蒲（炒）　茯神（炒）　酸枣仁（炒）　干地黄（炒）　当归（炒）各一两　人参（炒）　白术（炒）各一两　麝香一分（研入）

［**用法**］上为末，炼蜜为丸，如梧桐子大。朱砂为衣。每服三十丸，人参汤送下。

［**功用**］养心肾，安魂魄，滋元气，益聪明

［**主治**］健忘差谬，梦寐不宁，怔忡恍惚，精神昏耗。

增减敛阳丹

［方源］《普济方》卷二二四引《经验良方》。

［组成］川楝子(去核皮，取净肉，微炒)一两半　沉香　木香(不见火)　茴香(去枝梗，净炒)　旧附子(炮裂，去皮脐)各一两　钟乳粉二帖　破故纸(去皮，炒)各一两半　肉豆蔻(面裹煨令赤，去面)一两　厚朴(去粗皮，不见火)一两　胡芦巴(酒炒干，净)一两二分　嫩鹿茸(酒炙，不令伤火)二两　当归头(去芦，酒炙，净)一两半　灵砂(拣墙壁多者，研细)四两

［用法］上为细末，用无灰小酒，煮糯米糊为丸，如梧桐子大，晒干，不可焙。每服五六十丸，空心盐汤或酒送下。

［功用］安神益志，顺气调荣卫。

［主治］诸虚不足，心肾不交。

镇心丸

［方源］《养老奉亲》。

［组成］辰砂一两　桂一两　远志(去心)　人参各一两　茯苓二两　麦门冬(去心)　石菖蒲　干地黄各一两半

［用法］上除辰砂外，并为末和匀，炼蜜为丸，如梧桐子大。朱砂为衣。每服十至十五丸，空心薄荷酒吞下。

［功用］益心气，养心神，聪明耳目。

［主治］老人心气不足，健忘。

镇心丸

［方源］《圣济总录》卷一〇〇。

［组成］紫石英二两(研)　丹砂一两(研)　雄黄(研)　白茯苓(去黑皮)　茯神(去木)　银屑　菖蒲　桔梗(去芦头，炒)　人参　干姜(炮)　远志(去心)　甘草(炙，锉)各二两　防风(去芦头)　防己　当归(切，焙)　桂(去粗皮)　铁精　细辛(去苗叶)各一两

［用法］上为末，炼蜜为丸，如梧桐子大。每服十丸，食后熟水送下，一日三次，稍增之。

［主治］心气怯弱，常多梦魇，恍惚谬忘。

镇心丹

［方源］《丹溪心法附余》卷十九引《济生方》。

［组成］远志(甘草水煮，去心)　熟地黄(酒洗，蒸，焙)　新罗人参　木

鳖子(炒,去壳)　白术各五两　麦门冬(去心)　当归(去芦,酒浸,焙)　石菖蒲　石莲肉(去心,炒)　黄芪(去芦)　茯神(去木)　柏子仁(拣净)　茯苓(去皮)　益智仁各三两　朱砂五十两

[**用法**]将人参等十四味各如法修制,锉碎拌匀,次将朱砂滚和,以夹生绢袋盛贮,用麻线紧系袋口,用瓦锅一只,盛水七分,重安银罐一只于锅内,入白蜜十斤,将药袋悬之中心,不令着底,使蜜浸过药袋,以柔柴火令滚沸,勿使火歇,主三日,蜜焦黑,候足七日住火,取出淘出众药,洗净朱砂令干,入牛心内,入白蜜于重汤内,蒸如汤干,复以热水从锅弦添下,候牛心蒸烂,取朱砂再换牛心,如上法蒸,凡七次,其砂已熟,用汤水淘净,焙干,入乳钵,玉杵研至十分,米粽为丸,如豌豆大,阴干。每服二十丸,食后参汤、麦门冬汤任下。

[**主治**]男子妇人心气不足,神志不宁,一切心疾。

镇心汤

[**方源**]《千金》卷十四。

[**组成**]防风　当归　大黄各五分　泽泻四分　白蔹四分(一方三两)　菖蒲　人参　桔梗各三分　白术　甘草各十分　紫菀　茯苓各二分(一方各三两)　秦艽六分　桂心　远志　薯蓣　石膏各三分　大豆卷四分　麦门冬五分(一方五两)　粳米五合　大枣十五枚　干姜二分　附子　茯神各二两

[**用法**]上㕮咀。以水一斗二升,先煮粳米令熟,去滓,纳药煮取四升,每服八合,日三夜一。

[**主治**]风虚劳冷,心气不足,喜忘恐怖,神志不定。

镇心汤

[**方源**]《外台秘要》卷十五引《崔氏方》。

[**组成**]茯神　半夏(洗)　生姜各四两　羚羊角(屑)　当归　人参　防风　芎䓖　杏仁(去皮尖)　桔梗各二两　龙齿(碎,绵裹)　石膏(碎,绵裹)各三两　防己　桂心各一两半　竹沥一升

[**用法**]上切。以水一斗,煮减半,纳竹沥,煎取二升八合,去滓,分温三服,相去如人行十里。

[**主治**]风邪虚悸,恍惚悲伤,梦寐不安。

[**宜忌**]忌酢物、羊肉、猪肉、饧、生葱等。

镇心汤

[**方源**]《扁鹊心书·神方》。

[**组成**] 人参　茯苓　石菖蒲(桑叶水拌炒)　远志　木香　丁香各一钱　甘草　干姜各五钱　大枣三枚

[**用法**] 水煎,空心服。

[**主治**] 心气不足,为邪气所乘,狂言多悲,梦中惊跳。

镇心散

[**方源**]《宋氏女科》。

[**组成**] 桂心　甘草　细辛　人参　干姜　生地　茯神　远志　归身　川芎　防风　辰砂一分(另研)

[**用法**] 用纹银十两,水二碗半,煎至一碗半,入药煎至七分。入辰砂调匀,空心温服,滓再煎。

[**主治**] 产后心气虚损,卒惊狂语,或歌笑嗔哭,骂詈,或因虚发为风痉者。

方剂索引

A

B

C

D

F

G